执业医师资格考试实践技能实战模考金卷丛书

# 中医执业助理医师资格考试实践技能实战模考金卷

主　编　徐　雅　杜庆红
副主编　李卫红　禄　颖　陈子杰
编　委　薛贝珊　李　雪　田　甜　汤轶波
　　　　许筱颖　韩　琳　李　悦　张　凡
　　　　胡艳红　穆　岩　杜烨君　王宇同
　　　　吴子彧　宋楚玉　唐博杰　穆　青
　　　　穆千祥　穆志超

扫码关注公众号
获取本书数字资源
看视频学操作
备考好书推荐
读者专属福利

中国中医药出版社
·北　京·

**图书在版编目（CIP）数据**

中医执业助理医师资格考试实践技能实战模考金卷 / 徐雅，杜庆红主编 . —北京：中国中医药出版社，2023.12
（执业医师资格考试实践技能实战模考金卷丛书）
ISBN 978 – 7 – 5132 – 8459 – 2

Ⅰ . ①中… Ⅱ . ①徐… ②杜… Ⅲ . ①中医师—资格考试—习题集 Ⅳ . ① R2-44

中国国家版本馆 CIP 数据核字（2023）第 189655 号

**融合出版说明**

本书为融合出版物，微信扫描右侧二维码，关注"悦医家中医书院"微信公众号，即可访问相关数字化资源和服务。

---

**中国中医药出版社出版**
北京经济技术开发区科创十三街 31 号院二区 8 号楼
邮政编码　100176
传　真　010-64405721
三河市同力彩印有限公司印刷
各地新华书店经销

开本 787×1092　1/16　印张 16.5　字数 339 千字
2023 年 12 月第 1 版　2023 年 12 月第 1 次印刷
书　号　ISBN 978 – 7 – 5132 – 8459 – 2

定　价　78.00 元
网址　www.cptcm.com

服 务 热 线　010-64405510
购 书 热 线　010-89535836
维 权 打 假　010-64405753

微信服务号　zgzyycbs
微商城网址　https://kdt.im/LIdUGr
官 方 微 博　http://e.weibo.com/cptcm
天猫旗舰店网址　https://zgzyycbs.tmall.com

如有印装质量问题请与本社出版部联系（010-64405510）
版权专有　侵权必究

# 编写说明

医师实践技能考试作为国家执业医师资格考试的首场考试，其成败直接决定考生能否参加之后的医学综合笔试，因此历来被广大考生所重视。而医师实践技能考试三站如何设置、每一站具体考查什么内容，在历年考试大纲中均没有明确规定。因此，为了帮助全国考生更好地了解医师实践技能考试的考试形式、考试内容、考试重点、答题技巧和评分标准等，使考生能够在准备实践技能考试的时候有的放矢、事半功倍，中国中医药出版社特组织在国家执业医师资格考试培训一线的著名专家编写了本书。

本书严格按照国家中医药管理局中医师资格认证中心中医类别医师资格考试专家委员会2020年最新颁布的《中医执业助理医师资格考试实践技能考试大纲（2020年版）》和《中医执业助理医师资格考试实践技能指导用书（具有规定学历）》进行编写。编者在对2010年至2020年全国各地实践技能考试真题大数据分析的基础上，针对考试的广度和深度，总结出近十年考试涉及的高频考点，编写了一定数量的模拟题，内容涵盖了考试热点和难点，体现了考试形式和特点。

本书分为两部分，第一部分是应试技巧，主要为读者讲解实践技能考试的形式，分析实践技能考试三站的内容和特点，以及每一站的具体要求和评分标准，以便读者更全面地了解实践技能考试，更好地适应考试，更有目的地准备考试。第二部分是模拟试题，完全模拟实践技能考试中三站的内容和出题形式，每一站分别设计了60号模拟题，这些考试题均是在对历年考试真题大数据分析的基础上，从高频考点中抽取的，并且在每一题后面附有由权威专家给出的答案解析，供广大考生应试使用。本书的特别之处在于，重点突出了2020年实践技能考试各站的最新变化，如：第一站考试时间由以往的60分钟调整为50分钟；第二站和第三站部分内容进行了调整换位，其所占分值和考试时间也有所调整。

本书内容翔实，紧贴最新考试大纲，权威性强，适合参加国家执业医师资格考试的考生复习备考使用。

编　者

2023年11月

# 目 录

**第一部分　应试技巧**············1

　第一站　病案分析　·········3

　第二站　中医临证　·········6

　第三站　西医临床　·········9

**第二部分　模拟试题**············13

　第一站　病案分析　······15

　第二站　中医临证　······89

　第三站　西医临床　······191

# 第一部分

# 应试技巧

# 第一站　病案分析

## 一、考试形式和分值分布

中医实践技能考试的第一站为病案（例）分析，主要考查考生运用中医思维进行中医诊断及辨证论治的能力。要求考生依据提供的病案（例）资料，运用中医思维进行病因、病机辨析，辨病、辨证分析，并给出治法、方药。

本站每年设置60号题，每号题中包含两个病案，其中一个是内科病案，另一个则是从外科、妇科、儿科疾病中任意选取。第一站设置项目及评分细则标准见表1和表2。

表1　第一站考试项目设置及有关内容一览表

| 站次 | 项目 | 中医执业助理医师 | | | |
|---|---|---|---|---|---|
| | | 考试内容 | 考试分数 | 考试方法 | 考试时间 |
| 第一站<br>病案分析 | 1 | 病案分析 | 20分 | 纸笔作答（以后逐渐改为机考） | 50分钟 |
| | 2 | 病案分析 | 20分 | | |

表2　第一站病案分析答题要求和评分标准

| 考试项目 | 评分标准 | |
|---|---|---|
| | 中医执业助理医师（具有规定学历） | 中医执业助理医师（师承或确有专长） |
| 中医疾病诊断 | 4分 | 4分 |
| 中医证候诊断 | 4分 | 4分 |
| 中医辨病辨证依据 | 4分 | 4分 |
| 中医类证鉴别 | | |
| 中医治法 | 3分 | 3分 |
| 方剂名称 | 2分 | 2分 |
| 药物组成、剂量及煎服法 | 3分 | 3分 |
| 分数合计 | 20分 | 20分 |

## 二、试题举例

**×× 号题**

【病案（例）摘要1】

闫某，男，46岁，干部。2019年7月20日初诊。

患者大便稀溏1年余，病情时轻时重，每因抑郁恼怒而加重。现症见泄泻，腹部攻窜作痛，大便溏泻，每日3次，伴见体倦乏力，胸胁胀闷，嗳气食少，脘腹胀痛，舌淡红，苔薄白，脉弦。

【答题要求】

根据上述摘要，在答题卡上完成书面分析。

【病案（例）摘要2】

苏某，男，45岁，工人。2020年5月18日初诊。

患者双手遇热或用肥皂水洗后皮肤剧痒难忍发作3年，伴有口干不欲饮，腹胀。查体：皮损色暗，粗糙肥厚，对称分布，舌淡，苔白，脉弦细。

【答题要求】

根据上述摘要，在答题卡上完成书面分析。

考试时间：50分钟。

【答案解析1】

**中医疾病诊断**：泄泻。

**中医证候诊断**：肝气乘脾证。

**中医辨病辨证依据**：患者以大便稀溏为主症，故诊断为泄泻。大便稀溏，病情时轻时重，每因抑郁恼怒而加重，腹部攻窜作痛，伴见体倦乏力，胸胁胀闷，嗳气食少，脘腹胀痛，舌淡红，苔薄白，脉弦，证属肝气乘脾证。

**病因病机分析**：肝气不疏，横逆犯脾，脾失健运，清浊混杂而下，则发生泄泻。

**中医治法**：抑肝扶脾。

**方剂**：痛泻要方加减。

**药物组成、剂量及煎服方法**：白芍15g，白术15g，陈皮12g，防风12g，党参15g，茯苓15g，扁豆15g，鸡内金12g。五剂，水煎服，日一剂，早晚分服。

【答案解析2】

**中医疾病诊断**：慢性湿疮。

**中医证候诊断**：血虚风燥证。

**中医辨病辨证依据**：患者双手遇热或用肥皂水烫洗后则皮肤剧痒难忍，反复发作3年为主症，故中医诊断为湿疮。伴有口干不欲饮，纳差，腹胀；皮损色暗，粗糙肥厚，对称分布；舌淡，苔白，脉弦细，故辨证为血虚风燥证。

**病因病机分析：** 病久耗伤阴血，血虚风燥，致肌肤甲错。

**中医治法：** 养血润肤，祛风止痒。

**方剂：** 当归饮子或四物消风饮加丹参、鸡血藤、乌梢蛇。

**药物组成、剂量及煎服法：** 当归20g，白芍12g，川芎9g，生地黄15g，白蒺藜12g，防风15g，荆芥穗15g，何首乌12g，白鲜皮12g，黄芪20g，蝉蜕12g，丹参20g，鸡血藤15g，乌梢蛇9g。五剂，水煎服，日一剂，早晚分服。

# 第二站　中医临证

## 一、考试形式和分值分布

第二站为中医临证，主要考查考生中医四诊信息采集能力、中医临床实际操作能力及中医临床思辨能力，包括中医操作和中医答辩。中医操作在被操作者或医用模具上进行，考查考生对中医望诊、切诊、闻诊、腧穴定位、针刺、艾灸、推拿、拔罐等中医技术的掌握情况。考生须根据要求动手操作，并回答考官提问。中医答辩是通过对考生临床接诊后围绕病情的问诊及特定临床问题辨析回答，分析其中医基础知识的扎实度、逻辑的严密性、语言的流畅度、反应的灵敏度等，判断其中医思辨能力水平。

总体要求：本站是综合模拟中医临床全过程，考查考生的综合运用及思考能力。

本站每年出60号考题，要求考生从中抽取一号考题，采取的是实际操作和现场口述的形式进行，考试时间为20分钟。中医执业助理医师（包括具有规定学历和师承或确有专长人员）考试本站所占分值是35分，而每一号考题又包括四个不同的问题，分别是：中医操作2题，病史采集1题，中医临床答辩1题。具体的考试项目及评分标准见表3。

表3　第二站考试项目及评分标准

| 中医执业助理医师（具有规定学历和师承或确有专长） | | | |
|---|---|---|---|
| 考试内容 | 考试分数 | 考试方法 | 考试时间 |
| 中医操作 | 10分 | 实际操作 | 20分钟 |
| 中医操作 | 10分 | 实际操作 | |
| 病史采集 | 10分 | 现场口述 | |
| 中医临床答辩 | 5分 | 现场口述 | |

## 二、试题举例

**××号题**

【题干】
1. 诊脉选指、布指。
2. 定喘、外关定位，定喘瘢痕灸。
3. 消渴的问诊。
4. 崩漏的治疗原则和治崩三法。

【答题要求】根据你所抽题号的要求，采用现场口述或边操作边口述的形式答题，时间20分钟。

【答案解析】

**1. 诊脉的选指和布指**

（1）选指：医生用左手或右手的食指、中指和无名指三个手指指目诊察。指目是指尖和指腹交界棱起之处，是手指触觉较灵敏的部位。诊脉者的手指指端要平齐，即三指平齐，手指略呈弓形，与受诊者体表约呈45°角为宜。这样的角度可以使指目紧贴于脉搏搏动处。

（2）布指：中指定关。医生先以中指按在掌后高骨内侧桡动脉处，然后食指按在关前（腕侧）定寸，无名指按在关后（肘侧）定尺。布指的疏密要与患者手臂长短和医生手指粗细相适应，如患者的手臂长或医者的手指较细，布指宜疏，反之宜密。定寸时可选取太渊穴所在位置（腕横纹上），定尺时可考虑按寸到关的距离确定关到尺的长度以明确尺的位置。寸关尺不是一个点，而是一段脉管的诊察范围。

**2. 定喘、外关定位，定喘瘢痕灸**

（1）定喘：在脊柱区，横平第7颈椎棘突下，后正中线旁开0.5寸。

（2）外关：在前臂后区，腕背侧远端横纹上2寸，尺骨与桡骨间隙中点。

（3）瘢痕灸：①选择体位，定取腧穴：以仰卧位或俯卧位为宜，体位要舒适，充分暴露待灸部位。②穴区皮肤消毒、涂擦黏附剂：对腧穴皮肤进行常规消毒，再将所灸穴位处涂以少量的大蒜汁、医用凡士林或少量清水。③点燃艾炷，每炷要燃尽：将艾炷平稳放置于腧穴上，用线香点燃艾炷顶部，待其自燃。要求每个艾炷都要燃尽，除灰，更换新艾炷继续施灸，灸满规定壮数为止。④轻轻拍打穴旁，减轻施灸疼痛：施灸中，当艾炷燃至底部，患者感觉局部灼痛难忍时，术者可用双手拇指在腧穴两旁用力按压，或在腧穴附近轻轻拍打，以减轻疼痛。⑤灸后预防感染：灸毕要在施灸处贴敷消炎药膏，局部覆盖无菌纱布，再用胶布固定，以防感染。⑥形成灸疮，待其自愈：灸后局部皮肤黑硬，周边红晕，继而起水疱。一般在7日左右局部出现无菌性炎症，其脓汁清稀色白，形成灸疮。灸疮5～6周可自行愈合，留有瘢痕。

**3. 消渴的问诊**

（1）现病史

①主症的时间、程度：每次喝多少水？每天小便几次，尤其是夜间？每天小便量是多少？体重下降多少？是否跟劳累、受寒、肥胖不运动、情绪波动等有关？

②伴随症状：多食否？心悸否？乏力否？失眠否？大小便正常否？出虚汗否？是否伴有发热？

③诊疗经过：是否进行过空腹血糖检测或口服葡萄糖耐量试验（OGTT）？确诊糖尿病否？口服降糖药否？注射胰岛素否？平时查血糖否？控制效果如何？

（2）其他病史：既往史、个人史、家族史、过敏史有无异常？家族中是否有糖尿病患者？

**4. 崩漏的治疗原则和治崩三法**

治疗原则是急则治标，缓则治本。治崩三法：塞流、澄源、复旧。

# 第三站　西医临床

## 一、考试形式和分值分布

第三站为西医临床，包括体格检查、西医操作和西医答辩，主要考查考生进行体格检查、西医操作的能力，以及针对西医临床问题的思辨能力、对辅助检查结果的判读分析能力等。体格检查要求考生直接在被检者身上或模具上进行查体操作，并回答相应问题。西医操作在医用模拟人或医用模具上进行。西医答辩是根据要求回答问题或针对辅助检查结果进行判读分析。

总体要求：本站考查考生的综合运用及思考能力。

本站每年出60号考题，要求考生从中抽取一号考题，采取的是实际操作和现场口述的形式进行。中医执业助理医师（包括具有规定学历和师承或确有专长人员）考试本站所占分值是25分，时间是20分钟，而每一号考题包括三个不同的问题：①体格检查；②西医操作；③西医临床答辩（含辅助检查结果判读分析）。考试项目及评分标准见表4。

表4　第三站考试项目及评分标准

| 中医执业助理医师（具有规定学历及师承及确有专长人员） | | | |
| --- | --- | --- | --- |
| 考试内容 | 考试分数 | 考试方法 | 考试时间 |
| 体格检查 | 10分 | 实际操作 | 20分钟 |
| 西医操作 | 10分 | 实际操作 | |
| 西医临床答辩（含辅助检查结果判读分析） | 5分 | 现场口述 | |

## 二、试题举例

### ××号题

【题干】

1.霍夫曼征。

2. 口对口人工呼吸。

3. 急性心肌梗死心电图的特点。

【答题要求】根据你抽取题号的要求进行操作，并进行口头答辩，时间20分钟。

【答案解析】

**1. 霍夫曼征**

［检查方法］检查者用左手托住被检者腕部，用右手食指和中指夹持被检者中指，稍向上提，使其腕部处于轻度过伸位，用拇指快速弹刮被检者中指指甲，引起其余四指掌屈反应为阳性。

［临床意义］阳性表示锥体束损伤。霍夫曼征多见于颈髓病变。

**2. 口对口人工呼吸**

在患者口部覆盖无菌纱布或一次性屏障消毒面膜（施救者戴着一次性口罩时不需要覆盖无菌纱布，可直接吹气）。

（1）施救者一只手的拇指和食指捏住患者鼻翼，用小鱼际肌按患者前额，另一只手固定患者下颌，开启口腔。

（2）施救者双唇严密包住患者口唇，平静状态下吹气，吹气时观察患者胸廓是否隆起。吹气时间每次不少于1秒，每次送气量为500～600mL，以胸廓抬起为有效。

（3）吹气完毕，松开患者口鼻，使其肺和胸廓自然回缩将气体排出，再重复吹气一次。吹气与心脏按压交替进行，按压吹气比为30∶2。

**3. 急性心肌梗死心电图的特点**

（1）缺血型T波改变："冠状T波"，两支对称的尖深倒置T波。

（2）损伤型S-T段移位：呈弓背向上的S-T段抬高，明显时可形成单向曲线。

（3）坏死型Q波改变：梗死区的导联上Q波异常加深、增宽（宽度＞0.04秒，深度≥R/4）。

附表　中医执业助理医师资格实践技能考试各站项目设置与有关内容一览表

| 站次 | 项目 | 中医执业助理医师 | | | |
| --- | --- | --- | --- | --- | --- |
| | | 考试内容 | 考试分数 | 考试方法 | 考试时间 |
| 第一站 | 1 | 病案分析 | 20分 | 纸笔作答（以后逐步改为机考） | 50分钟 |
| | 2 | 病案分析 | 20分 | | |
| 第二站 | 1 | 中医操作 | 10分 | 实际操作 | 20分钟 |
| | 2 | 中医操作 | 10分 | 实际操作 | |
| | 3 | 病史采集 | 10分 | 现场口述 | |
| | 4 | 中医临床答辩 | 5分 | 现场口述 | |

续表

| 站次 | 项目 | 中医执业助理医师 | | | |
|---|---|---|---|---|---|
| | | 考试内容 | 考试分数 | 考试方法 | 考试时间 |
| 第三站 | 1 | 体格检查 | 10分 | 实际操作 | 20分钟 |
| | 2 | 西医操作 | 10分 | 实际操作 | |
| | 3 | 西医临床答辩（含辅助检查结果判读分析） | 5分 | 现场口述 | |
| 合计 | | | 100分 | | 90分钟 |

# 第二部分

# 模拟试题

# 第一站 病案分析

## 001号题

**【病案（例）摘要1】**

张某，男，46岁，农民。2016年1月7日初诊。

患者于3天前因天气变化受凉后出现恶寒发热，无汗，头痛，肢节酸痛，鼻塞声重，鼻痒喷嚏，时流清涕，咽痒，咳嗽，痰吐稀薄色白，渴喜热饮，遂来就诊。舌苔薄白而润，脉浮紧。

**【答题要求】**

根据上述摘要，在答题卡上完成书面分析。

**【病案（例）摘要2】**

沈某，男，25岁，学生。2018年8月19日初诊。

患者昨日晨起出现上腹部疼痛，6小时后出现右下腹痛，呈持续性进行性加剧，伴恶心欲吐，纳差，二便正常，无发热。查体：右下腹麦氏点压痛，反跳痛及肌紧张。舌苔白腻，脉弦紧。血常规：白细胞$11\times10^9$/L，中性粒细胞0.81，尿常规正常。

**【答题要求】**

根据上述摘要，在答题卡上完成书面分析。

时间：50分钟。

**【答案解析1】**

**中医疾病诊断**：感冒。

**中医证候诊断**：风寒束表证。

**中医辨病辨证依据**：患者因气候变凉诱发，出现恶寒发热、无汗、鼻塞、流涕、喷嚏、咽痒，中医辨病为感冒。无汗、头痛、肢节酸痛、鼻塞声重、鼻痒喷嚏、时流清涕、咽痒、痰吐稀薄色白、渴喜热饮、舌苔薄白而润、脉浮紧为风寒束表证。

**病因病机分析**：外出受凉，感受寒邪，风寒外束，卫阳被郁，腠理闭塞，肺气不宣。病位在卫表肺系，病性属表属实。

**中医治法**：辛温解表。

**方剂**：荆防达表汤或荆防败毒散加减。

**药物组成、剂量及煎服法**：荆芥15g，防风12g，羌活9g，柴胡9g，前胡12g，川芎9g，枳壳9g，茯苓12g，桔梗6g，甘草6g。三剂，水煎服，日一剂，早晚分服。

【答案解析2】

**中医疾病诊断**：肠痈。

**中医证候诊断**：瘀滞证。

**中医辨病辨证依据**：患者以转移性右下腹痛，持续性加重，查体右下腹麦氏点压痛，反跳痛及肌紧张为主症，且白细胞$11×10^9/L$，中性粒细胞0.81，故诊断为肠痈。转移性右下腹痛，呈持续性进行性加剧，伴恶心欲吐，纳差，舌苔白腻，脉弦紧，证属病变初期瘀滞证。

**病因病机分析**：肠道传化失司，糟粕停滞，气滞血瘀，瘀久化热，热盛肉腐而成痈肿。

**中医治法**：行气活血，通腑泄热。

**方剂**：大黄牡丹汤合红藤煎加减。

**药物组成、剂量及煎服法**：大黄9g（后下），芒硝12g（冲服），桃仁15g，牡丹皮20g，冬瓜仁12g，红藤12g，延胡索15g，乳香15g，没药15g。五剂，水煎服，日一剂，早晚分服。

## 002号题

【病案（例）摘要1】

李某，女，20岁，学生。2015年12月17日就诊。

患者于2天前外出受凉后出现恶寒发热，鼻塞流涕，咳嗽，咽痒，咽痛。服用感冒药后，怕冷症状稍减，身热，少汗，头昏，心烦，口干，干咳少痰，遂来就诊。舌红少苔，脉细数。

【答题要求】

根据上述摘要，在答题卡上完成书面分析。

【病案（例）摘要2】

张某，女，35岁，已婚，教师。2015年9月2日就诊。

患者乳房肿块伴疼痛半年。乳房肿块月经前加重，经后缓减，伴有腰酸乏力，神疲倦怠，月经失调，量少色淡。查体：双侧乳房外上象限触及片状表面光滑、活动度好的肿块，有压痛，舌淡，苔白，脉沉细。

【答题要求】

根据上述摘要，在答题卡上完成书面分析。

时间：50分钟。

**【答案解析1】**

**中医疾病诊断**：感冒。

**中医证候诊断**：阴虚感冒。

**中医辨病辨证依据**：患者有外出受凉史，而致恶寒发热、咳嗽、鼻塞流涕、咽痒、咽痛，中医辨病为感冒。身热、少汗、头昏、心烦、口干、干咳少痰、舌红少苔、脉细数为阴虚证。

**病因病机分析**：阴亏津少，外受邪气，卫表失和，津液不能作汗。病位在卫表肺系，病性属表属虚。

**中医治法**：滋阴解表。

**方剂**：加减葳蕤汤化裁。

**药物组成、剂量及煎服法**：玉竹12g，甘草9g，大枣6g，豆豉12g，薄荷6g（后下），葱白6g，桔梗9g，白薇9g。三剂，水煎服，日一剂，早晚分服。

**【答案解析2】**

**中医疾病诊断**：乳癖。

**中医证候诊断**：冲任失调证。

**中医辨病辨证依据**：患者以乳房肿块伴疼痛为主症。查体：双侧乳房外上象限触及片状表面光滑、活动度好的肿块，且有压痛，故诊断为乳癖。乳房肿块月经前加重，经后缓减，伴有腰酸乏力，神疲倦怠，月经失调，量少色淡，舌淡，苔白，脉沉细，属冲任失调证。

**病因病机分析**：因冲任失调，使气血瘀滞，或阳虚痰湿内结，经脉阻塞，而致乳房结块、疼痛、月经不调。

**中医治法**：调摄冲任。

**方剂**：二仙汤合四物汤加减。

**药物组成、剂量及煎服法**：淫羊藿9g，当归9g，白芍12g，巴戟天12g，肉苁蓉9g，制香附6g，郁金12g，天冬12g，贝母9g，知母12g。五剂，水煎服，日一剂，早晚分服。

## 003号题

**【病案（例）摘要1】**

王某，男，37岁，教师。2015年3月12日就诊。

患者反复咳嗽3年，每年咳嗽3～5个月。最近两个月咳嗽复发，尤其在发怒时加重，出现上气咳逆阵作，咳时面赤，咽干口苦，常感痰滞咽喉而咳之难出，量少质黏如絮条，胸胁胀痛，咳时引痛，遂来就诊。舌边红，舌苔薄黄少津，脉弦数。

【答题要求】

根据上述摘要，在答题卡上完成书面分析。

【病案（例）摘要2】

姜某，女，52岁，已婚，教师。2019年6月21日初诊。

患者月经紊乱1年，经量多，色暗，有块，面色晦暗，精神萎靡，时而畏寒恶风，时而烘热汗出，腰酸乏力，头晕耳鸣，五心烦热，舌淡苔薄，脉沉细。

【答题要求】

根据上述摘要，在答题卡上完成书面分析。

时间：50分钟。

【答案解析1】

**中医疾病诊断**：咳嗽。

**中医证候诊断**：肝火犯肺证。

**中医辨病辨证依据**：患者有3年咳嗽病史，目前以咳嗽为主症，中医辨病为咳嗽。发怒时加重，出现上气咳逆阵作，咳时面赤，咽干口苦，常感痰滞咽喉而咳之难出，量少质黏如絮条，胸胁胀痛，咳时引痛，舌边红，舌苔薄黄少津，脉弦数，为肝火犯肺证。

**病因病机分析**：郁怒伤肝，肝失条达，气机不畅，肝郁化火，上逆侮肺。病位在肝、肺，病性属里属实。

**中医治法**：清肺泻肝，顺气降火。

**方剂**：黛蛤散合黄芩泻白散加减。

**药物组成、剂量及煎服法**：桑白皮10g，地骨皮10g，黄芩15g，山栀子15g，青黛9g（冲服），海蛤壳9g，粳米6g，五味子9g，甘草6g，白茯苓9g，人参6g（另煎）。五剂，水煎服，日一剂，早晚分服。

【答案解析2】

**中医疾病诊断**：绝经前后诸证。

**中医证候诊断**：肾阴阳两虚证。

**中医辨病辨证依据**：患者年龄52岁，且以月经紊乱为主症，故诊断为绝经前后诸证。月经紊乱，经量多，色暗，有块，面色晦暗，精神萎靡，时而畏寒恶风，时而烘热汗出，腰酸乏力，头晕耳鸣，五心烦热，舌淡苔薄，脉沉细，证属肾阴阳两虚证。

**病因病机分析**：肾藏元阴而寓元阳，阴损及阳，或阳损及阴，真阴真阳不足，不能濡养、温煦脏腑，或激发、推动机体的正常生理活动，而致诸症丛生。

**中医治法**：补肾扶阳，滋肾养血。

**方剂**：二仙汤加减。

**药物组成、剂量及煎服法**：仙茅9g，淫羊藿9g，巴戟天9g，当归9g，黄柏6g，知母 6g，生龟甲 30g（先煎），女贞子 9g，补骨脂 9g。五剂，水煎服，日一剂，早晚分服。

## 004 号题

**【病案（例）摘要 1】**

陈某，女，43 岁。2018 年 1 月 25 日就诊。

患者 3 天前外出受凉，出现咳嗽频剧，气粗，喉燥咽痛，咳痰不爽，痰黏稠黄，咳时汗出，鼻流黄涕，口渴，头痛，伴有恶风、身热等，遂来就诊。舌苔薄黄，脉浮数。

**【答题要求】**

根据上述摘要，在答题卡上完成书面分析。

**【病案（例）摘要 2】**

曾某，女，3 岁。2019 年 9 月 4 日初诊。

患儿腹泻 6 天，大便日行 10 余次，水样便。现症：精神不振，啼哭少泪，口渴多饮，无呕吐，目眶轻度凹陷，皮肤干燥，四肢尚温，小便短少，口唇干，舌红少津，苔少。

**【答题要求】**

根据上述摘要，在答题卡上完成书面分析。

时间：50 分钟。

**【答案解析 1】**

**中医疾病诊断**：咳嗽。

**中医证候诊断**：风热犯肺证。

**中医辨病辨证依据**：患者有外出受风史，而致咳嗽、咳痰，伴有恶风、身热、舌苔薄黄、脉浮数等表证，中医辨病为咳嗽（外感咳嗽）。咳嗽频剧，气粗，喉燥咽痛，咳痰不爽，痰黏稠，咳时汗出，鼻流黄涕，口渴，头痛，伴有恶风、身热，舌苔薄黄，脉浮数为风热犯肺证。

**病因病机分析**：寒温失宜，风热犯肺，肺失宣肃。病位在肺，病性属表属实。

**中医治法**：疏风清热，宣肺止咳。

**方剂**：桑菊饮加减。

**药物组成、剂量及煎服法**：桑叶 15g，菊花 10g，薄荷 6g（后下），连翘 10g，牛蒡子 10g，杏仁 10g（后下），桔梗 6g，大贝母 10g，甘草 10g，芦根 15g。三剂，水煎服，日一剂，早晚分服。

**【答案解析 2】**

**中医疾病诊断**：小儿泄泻。

**中医证候诊断**：气阴两伤证。

**中医辨病辨证依据**：患儿以大便次数增多为主症，故诊断为小儿泄泻。精神不振，啼哭少泪，口渴引饮，目眶轻度凹陷，皮肤干燥，小便短少，口唇干，舌红少津，脉细数，为气阴两伤证。

**病因病机分析**：泻下日久，伤津耗气，最终致气阴两伤。

**中医治法**：益气养阴。

**方剂**：人参乌梅汤加减。

**药物组成、剂量及煎服法**：太子参6g，乌梅10g，木瓜6g，山药6g，莲子6g，茯苓6g，甘草4.5g。五剂，水煎服，日一剂，早晚分服。

## 005号题

【病案（例）摘要1】

傅某，男，48岁，已婚，工人。2018年3月19日初诊。

患者平素性情急躁易怒，3天前与家人吵架后，出现头部胀痛，无呕吐，无意识障碍，前来就诊。现症：头昏胀痛，两侧为重，面红口苦，心烦易怒，夜寐不宁，舌红苔黄，脉弦。

【答题要求】

根据上述摘要，在答题卡上完成书面分析。

【病案（例）摘要2】

商某，男，2岁。2019年2月11日就诊。

患儿2天前过食生冷瓜果及肉食后数小时出现腹痛，腹泻，一日6~7次，粪质稀薄，大便酸臭，泻后痛减，伴嗳气酸腐，食欲不振，恶心呕吐，腹胀，遂来就诊。舌苔厚腻，脉滑实，指纹滞。

【答题要求】

根据上述摘要，在答题卡上完成书面分析。

时间：50分钟。

【答案解析1】

**中医疾病诊断**：头痛。

**中医证候诊断**：肝阳头痛。

**中医辨病辨证依据**：患者以头痛为主症，故诊断为头痛。头胀痛，两侧为重，面红口苦，心烦易怒，夜寐不宁，舌红苔黄，脉弦数，证属肝阳头痛。

**病因病机分析**：郁怒伤肝，肝失条达，气郁化火，阳亢风动。

**中医治法**：平肝潜阳息风。

**方剂**：天麻钩藤饮加减。

**药物组成、剂量及煎服法**：天麻9g，钩藤12g（后下），石决明30g（先煎），栀子 12g，黄芩 12g，丹皮 15g，桑寄生 15g，杜仲 15g，牛膝 6g，益母草 15g，白芍 12g，首乌藤 15g。五剂，水煎服，日一剂，早晚分服。

**【答案解析2】**

**中医疾病诊断**：小儿泄泻。

**中医证候诊断**：伤食泻。

**中医辨病辨证依据**：患儿因过食生冷瓜果和肉食诱发，出现腹痛，大便次数增多，粪质稀薄，中医辨病为泄泻。大便酸臭，泻后痛减，伴嗳气酸腐，食欲不振，恶心呕吐，腹胀，舌苔厚腻，脉滑实，指纹滞，辨证为伤食泻。

**病因病机分析**：饮食不节，脾胃虚弱，水谷不化，精微不布，清浊不分，合污而下。病位在脾胃，病性属里属实。

**中医治法**：运脾和胃，消食化滞。

**方剂**：保和丸加减。

**药物组成、剂量及煎服法**：焦山楂 3g，焦神曲 6g，鸡内金 3g，陈皮 6g，清半夏 3g，茯苓 6g，连翘 3g，莱菔子 3g。三剂，水煎服，日一剂，早晚分服。

## 006 号题

**【病案（例）摘要1】**

马某，男，51 岁，农民。2011 年 2 月 18 日就诊。

患者家族中有哮病史，幼年时反复出现发作性喉中痰鸣气喘，2 天前因天气转凉而出现喉中哮鸣，声如拽锯，呼吸困难，喘急胸满，但坐不得卧，咳痰黏腻难出，咳白色泡沫痰，无明显寒热倾向，自觉鼻、咽、眼、耳发痒，鼻塞，流涕，胸部憋塞，遂来就诊。舌苔厚浊，脉滑实。

**【答题要求】**

根据上述摘要，在答题卡上完成书面分析。

**【病案（例）摘要2】**

庞某，女，8 岁。2016 年 1 月 4 日初诊。

患儿 2 周前患肺炎，发热，咳嗽，喘促。在当地医院使用抗生素治疗 8 天，热退无喘，但仍咳嗽，欲求中医治疗来诊。症见干咳少痰，低热盗汗，面色潮红，五心烦热，舌质红乏津，舌苔少，脉细数。

**【答题要求】**

根据上述摘要，在答题卡上完成书面分析。

时间：50 分钟。

**【答案解析1】**

**中医疾病诊断**：哮病，发作期。

**中医证候诊断**：风痰哮证。

**中医辨病辨证依据**：患者家族中有哮病史，幼年时反复发作，加上天气转凉诱发，出现喉中有哮鸣声，呼吸困难，不能平卧，咳痰黏腻难出，白色泡沫痰，鼻痒，流涕，胸部憋塞，中医辨病为哮病发作期。咳痰黏腻难出，咳白色泡沫痰，无明显寒热倾向，自觉鼻、咽、眼、耳发痒，鼻塞，流涕，胸部憋塞，舌苔厚浊，脉滑实，为风痰哮证。

**病因病机分析**：痰浊伏肺，风邪引触，肺气郁闭，升降失司。

**中医治法**：祛风涤痰，降气平喘。

**方剂**：三子养亲汤加味。

**药物组成、剂量及煎服法**：麻黄6g，半夏6g，杏仁6g（后下），僵蚕6g，厚朴9g，白芥子10g，苏子10g，莱菔子10g，陈皮9g，茯苓6g。五剂，水煎服，日一剂，早晚分服。

【答案解析2】

**中医疾病诊断**：肺炎喘嗽。

**中医证候诊断**：阴虚肺热证。

**中医辨病辨证依据**：已明确肺炎诊断，经治疗后现仍以发热、咳嗽为主症，故诊断为肺炎喘嗽。干咳少痰，低热盗汗，面色潮红，五心烦热，舌质红乏津，舌苔少，脉细数，属于阴虚肺热证。

**病因病机分析**：肺热日久，耗伤肺阴，形成阴虚肺热证。

**中医治法**：养阴清肺，润肺止咳。

**方剂**：沙参麦冬汤加减。

**药物组成、剂量及煎服法**：沙参6g，麦冬6g，玉竹6g，天花粉9g，桑白皮6g，款冬花6g，芦根6g。五剂，水煎服，日一剂，早晚分服。

### 007号题

【病案（例）摘要1】

姜某，男，39岁。2020年1月8日就诊。

患者素有痰鸣气喘史，1个月前受凉后喉中哮鸣又作，胸膈烦闷，呼吸急促，不能平卧，喘咳气逆，咳痰不爽，痰黏色黄，烦躁，伴有发热，恶寒，无汗，身痛，口干欲饮，大便偏干，遂来就诊。舌边尖红，舌苔白腻罩黄，脉弦紧。

【答题要求】

根据上述摘要，在答题卡上完成书面分析。

【病案（例）摘要2】

王某，女，19岁，未婚，学生。2019年3月9日初诊。

患者13岁月经初潮，初潮后月经基本正常。近1年来，月经紊乱，经来无期，时而量多如注，时而量少淋沥不尽，色淡质清，伴畏寒肢冷，面色晦暗，腰肢酸软，小便清长。末次月经：2019年2月22日，至今未净。舌质淡，苔薄白，脉沉细。

【答题要求】

根据上述摘要，在答题卡上完成书面分析。

时间：50分钟。

【答案解析1】

**中医疾病诊断**：哮病。

**中医证候诊断**：寒包热哮证。

**中医辨病辨证依据**：患者有痰鸣气喘病史，加上1个月前受凉诱发，出现喉中有哮鸣声，呼吸急促，不能平卧，中医辨病为哮病，应属于发作期。咳痰不爽，痰黏色黄，烦躁，发热，恶寒，无汗，身痛，口干欲饮，大便偏干，舌尖边红，舌苔白腻罩黄，脉弦紧为寒包热哮证。

**病因病机分析**：痰热壅肺，复感风寒，客寒包火，肺失宣降。病位在肺系，病性属表里同病。

**中医治法**：解表散寒，清化痰热。

**方剂**：小青龙加石膏汤或厚朴麻黄汤加减。

**药物组成、剂量及煎服法**：麻黄9g，桂枝9g，石膏6g（先煎），干姜6g，半夏9g，甘草6g，细辛6g，芍药9g，五味子6g。三剂，水煎服，日一剂，早晚分服。

【答案解析2】

**中医疾病诊断**：崩漏。

**中医证候诊断**：肾阳虚证。

**中医辨病辨证依据**：患者以月经紊乱，经来无期，时而量多如注，时而量少淋沥不尽为主要表现，故而诊断为崩漏。月经色淡质清，伴有畏寒肢冷，面色晦暗，腰肢酸软，小便清长，舌质淡，苔薄白，脉沉细，辨证为肾阳虚证。

**病因病机分析**：命门火衰，肾阳虚损，封藏失职，冲任不固，不能制约经血，而致崩漏。病变部位在肾，病性属虚属寒。

**中医治法**：温肾固冲，止血调经。

**方剂**：右归丸去肉桂加补骨脂、淫羊藿。

**药物组成、剂量及煎服法**：熟地黄24g，山药12g，山茱萸9g，枸杞子9g，菟丝子12g，鹿角胶12g（烊化），杜仲12g，补骨脂6g，当归9g，制附子6g（先煎），淫羊藿9g，三七9g。七剂，水煎服，日一剂，早晚分服。

## 008 号题

**【病案（例）摘要 1】**

吴某，女，49 岁，已婚，干部。2019 年 12 月 16 日初诊。

患者近一年来，能食与便溏并见，口渴引饮，精神不振，四肢乏力，形体逐渐消瘦，舌质淡红，苔白而干，脉弱。

**【答题要求】**

根据上述摘要，在答题卡上完成书面分析。

**【病案（例）摘要 2】**

钱某，女，6 岁。2019 年 3 月 15 日初诊。

患儿 3 天前患感冒后皮肤出现瘀点瘀斑，色泽鲜红，伴有鼻衄、齿衄、便血、尿血，血色鲜红，同时见心烦、口渴、便秘、腹痛，有发热症状，遂来就诊。舌质红，苔薄黄，脉数有力。

**【答题要求】**

根据上述摘要，在答题卡上完成书面分析。

时间：50 分钟。

**【答案解析 1】**

**中医疾病诊断**：消渴。

**中医证候诊断**：中消，气阴亏虚证。

**中医辨病辨证依据**：患者以多食、多饮、消瘦为主症，故诊断为消渴（中消）。能食与便溏并见，口渴引饮，精神不振，四肢乏力，形体逐渐消瘦，舌质淡红，苔白而干，脉弱，故属于气阴亏虚证。

**病因病机分析**：气阴不足，脾失健运。

**中医治法**：益气健脾，生津止渴。

**方剂**：七味白术散加减。

**药物组成、剂量及煎服法**：黄芪 30g，党参 15g，白术 15g，茯苓 15g，山药 15g，甘草 9g，木香 6g，广藿香 12g，葛根 20g，天冬 15g，麦冬 15g。五剂，水煎服，日一剂，早晚分服。

**【答案解析 2】**

**中医疾病诊断**：紫癜。

**中医证候诊断**：血热妄行证。

**中医辨病辨证依据**：患儿以皮肤黏膜出现瘀点瘀斑，压之不褪色为主症，中医辨病为紫癜。瘀点瘀斑色泽鲜红，且心烦、口渴、便秘、腹痛，舌红，苔薄黄，脉数有力，证属血热妄行证。

**病因病机分析**：小儿素体正气亏虚是发病之内因，外感风热时邪及其他异气是发病之外因。火热之邪与气血相搏，热伤血络，迫血妄行，溢于脉外，渗于皮下，发为紫癜。

**中医治法**：清热解毒，凉血止血。

**方剂**：犀角地黄汤加减。

**药物组成、剂量及煎服法**：犀角（用水牛角代）15g，生地黄9g，牡丹皮6g，赤芍6g，紫草6g，玄参9g，黄芩6g，炙甘草6g。七剂，水煎服，日一剂，早晚分服。

## 009号题

【病案（例）摘要1】

赵某，女，65岁，退休。2019年12月23日就诊。

患者冬季反复咳喘多年。两周前因天气变化受凉后，咳喘又作，喘逆上气，胸胀，息粗，鼻翼扇动，不能平卧，咳而不爽，吐痰稠黏，伴有形寒，身热，烦闷，身痛，口渴，遂来就诊。舌边红，苔薄白，脉浮数。

【答题要求】

根据上述摘要，在答题卡上完成书面分析。

【病案（例）摘要2】

林某，女，38岁，已婚，教师。2019年1月13日初诊。

患者月经紊乱2年。2年来，经血非时暴下，量多如注，血色鲜红质稠，夹血块，唇红目赤，烦热口渴，大便干结，小便黄。舌红苔黄，脉滑数。

【答题要求】

根据上述摘要，在答题卡上完成书面分析。

时间：50分钟。

【答案解析1】

**中医疾病诊断**：喘证。

**中医证候诊断**：表寒肺热证。

**中医辨病辨证依据**：患者有慢性咳喘病史，体质较差，因遇气候变凉诱发，出现喘逆上气，胸胀，鼻翼扇动，不能平卧，中医辨病为喘证。咳痰不爽，吐痰稠黏，伴有形寒，身热，烦闷，身痛，口渴，舌边红，苔薄白，脉浮，为表寒肺热证。

**病因病机分析**：天气变化受凉，寒邪束表，热郁于肺，肺气上逆。病位在肺系，病性属表里同病，属实。

**中医治法**：解表清里，化痰平喘。

**方剂**：麻杏石甘汤加味。

**药物组成、剂量及煎服法**：麻黄9g，桑白皮6g，石膏18g(先煎)，杏仁9g(后下)，苏子9g，半夏6g，款冬花6g，甘草6g。三剂，水煎服，日一剂，早晚分服。

**【答案解析2】**

**中医疾病诊断：**崩漏。

**中医证候诊断：**实热证。

**中医辨病辨证依据：**患者以月经周期异常、行经期异常、经量异常为主症，故诊断为崩漏。经血色鲜红质稠，夹血块，唇红目赤，烦热口渴，大便干，小便黄，舌红苔黄，脉滑数，属于实热证。

**病因病机分析：**素体阳盛，或情志不遂，肝郁化火，或感受热邪，或过食辛辣助阳之品，致火热内盛，热伤冲任，迫血妄行，非时而下，遂致崩漏。

**中医治法：**清热凉血，止血调经。

**方剂：**清热固经汤加减。

**药物组成、剂量及煎服法：**生地黄15g，牡蛎30g（先煎），栀子15g，黄芩15g，地骨皮12g，阿胶15g（烊化），地榆15g，藕节15g。五剂，水煎服，日一剂，早晚分服。

## 010号题

**【病案（例）摘要1】**

郑某，男，45岁，工人。2019年1月24日就诊。

患者3天前因天气变化受凉，出现发热。1天前出现咳喘，喘息气逆，呼吸急促，胸部胀闷，不能平卧，痰多稀薄而带泡沫，色白质黏，常有头痛，恶寒，无汗，口不渴，遂来就诊。苔薄白而滑，脉浮紧。

**【答题要求】**

根据上述摘要，在答题卡上完成书面分析。

**【病案（例）摘要2】**

李某，女，14岁，学生。2016年5月12日初诊。

患者无明显诱因皮肤出现青紫斑点1周。现症：皮肤青紫斑点，时作时止，伴有鼻衄、齿衄，心烦易怒，口微渴，手足心热，舌质红，苔少，脉细数。

**【答题要求】**

根据上述摘要，在答题卡上完成书面分析。

时间：50分钟。

**【答案解析1】**

**中医疾病诊断：**喘证。

**中医证候诊断：**风寒壅肺证。

**中医辨病辨证依据：**患者因气候变凉诱发，出现咳喘，喘息气逆，不能平卧，中医辨病为喘证。痰多稀薄而带泡沫，色白质黏，常有头痛，恶寒，无汗，口不渴，苔薄白而滑，脉浮紧，为风寒壅肺证。

**病因病机分析**：风寒上受，内舍于肺，邪实气壅，肺气不宣。病位在肺系，病性属表属实。

**中医治法**：宣肺散寒。

**方剂**：麻黄汤合华盖散加减。

**药物组成、剂量及煎服法**：麻黄9g，陈皮6g，桑白皮6g，杏仁9g（后下），苏子9g，半夏6g，赤茯苓6g，甘草6g。五剂，水煎服，日一剂，早晚分服。

【答案解析2】

**中医疾病诊断**：血证，紫斑。

**中医证候诊断**：阴虚火旺证。

**中医辨病辨证依据**：患者以皮肤青紫斑点，时作时止，伴有鼻衄、齿衄为主症，故中医辨病为血证（紫斑）。患者心烦易怒，口微渴，手足心热，舌质红，苔少，脉细数，故辨证为阴虚火旺证。

**病因病机分析**：虚火内炽，灼伤脉络，血溢肌腠，发为紫斑。病变部位在皮肤，病理性质属于虚热证。

**中医治法**：滋阴降火，宁络止血。

**方剂**：茜根散加减。

**药物组成、剂量及煎服法**：茜草根9g，黄芩6g，侧柏叶15g，生地黄15g，阿胶9g（烊化），甘草6g。五剂，水煎服，日一剂，早晚分服。

## 011号题

【病案（例）摘要1】

周某，男，32岁，教师。2020年7月19日就诊。

患者近1个月来呛咳气急，痰少质黏，偶有咯血，血色鲜红。最近几天疲劳乏力，食欲不振，形体逐渐消瘦，午后潮热，五心烦热，夜寐盗汗，遂来就诊。舌干而红，苔薄黄而剥，脉细数。

【答题要求】

根据上述摘要，在答题卡上完成书面分析。

【病案（例）摘要2】

王某，女，45岁，已婚，干部。2019年3月9日初诊。

患者13岁月经初潮，初潮后月经基本正常。近1年来，经血非时而至，崩中暴下继而淋沥，血色淡而质薄，气短神疲，面色㿠白，面浮肢肿，手足不温。末次月经：2019年2月22日，至今未净。舌质淡，苔薄白，脉弱。

**【答题要求】**

根据上述摘要，在答题卡上完成书面分析。

时间：50 分钟。

**【答案解析1】**

**中医疾病诊断：**肺痨。

**中医证候诊断：**虚火灼肺证。

**中医辨病辨证依据：**患者最近1个月呛咳气急，咯血，潮热，盗汗，形体逐渐消瘦，中医辨病为肺痨。偶有咯血，血色鲜红，午后潮热，五心烦热，急躁易怒，夜寐盗汗，舌干而红，苔薄黄而剥，脉细数，为虚火灼肺证。

**病因病机分析：**感受痨虫，肺肾阴伤，水亏火旺，燥热内灼，络损血溢。病位在肺，病理性质以阴虚为本。

**中医治法：**滋阴降火。

**方剂：**百合固金汤合秦艽鳖甲散加减。

**药物组成、剂量及煎服法：**麦冬15g，玉竹10g，百合10g，百部15g，白及10g，生地黄15g，五味子10g，玄参15g，川贝母10g，芍药10g，秦艽10g，鳖甲30g（先煎），丹皮10g，熟地黄10g。五剂，水煎服，日一剂，早晚分服。

**【答案解析2】**

**中医疾病诊断：**崩漏。

**中医证候诊断：**脾虚证。

**中医辨病辨证依据：**患者以月经周期、行经期、经量均异常为主症，故中医辨病为崩漏。血色淡而质薄，气短神疲，面色㿠白，面浮肢肿，手足不温，舌质淡，苔薄白，脉弱，证属脾虚证。

**病因病机分析：**忧思过度，劳倦伤脾，脾气亏虚，统摄无权，冲任失固，不能约制经血而成崩漏。

**中医治法：**补气升阳，止血调经。

**方剂：**举元煎合安冲汤加炮姜炭。

**药物组成、剂量及煎服法：**人参9g，黄芪15g，炙甘草6g，升麻6g，白术9g，生龙骨15g（先煎），生牡蛎15g（先煎），海螵蛸15g，续断15g，炮姜6g，生地黄15g，白芍9g，茜草9g。五剂，水煎服，日一剂，早晚分服。

### 012 号题

**【病案（例）摘要1】**

孙某，女，60岁。2019年8月12日就诊。

患者有慢性肺病史10年，近日来感受风寒而加重。现症见咳逆喘满，不得平卧，气短，呼吸急促，咳痰白稀量多，呈泡沫状，胸部膨满，口干不欲饮，面色青暗，周身酸楚，头痛，恶寒，无汗，舌质暗淡，苔白滑，脉浮紧。

**【答题要求】**

根据上述摘要，在答题卡上完成书面分析。

**【病案（例）摘要2】**

王某，男，5岁。2019年12月9日就诊。

患儿3天前出现发热、咳嗽、气喘、痰多，外院用抗生素治疗，高热持续未退，咳喘加重。现症见壮热不退，咳嗽剧烈，气急喘憋，鼻翼扇动，鼻孔干燥，烦躁口渴，嗜睡便秘，舌红少津，苔黄燥，脉滑数。

**【答题要求】**

根据上述摘要，在答题卡上完成书面分析。

时间：50分钟。

**【答案解析1】**

**中医疾病诊断：** 肺胀。

**中医证候诊断：** 外寒里饮证。

**中医辨病辨证依据：** 患者有慢性肺病史10年，近日来感受风寒而加重，现症见咳逆喘满，不得平卧，气短，呼吸急促，胸部膨满，故中医辨病为肺胀。咳痰白稀量多，呈泡沫状，口干不欲饮，面色青暗，周身酸楚，头痛，恶寒，无汗，舌质暗淡，苔白滑，脉浮紧，证属外寒里饮证。

**病因病机分析：** 寒邪束表，痰饮阻遏，气机壅滞，肺气上逆。

**中医治法：** 温肺散寒，化痰降逆。

**方剂：** 小青龙汤加减。

**药物组成、剂量及煎服法：** 麻黄6g，桂枝9g，干姜9g，细辛3g，五味子6g，半夏9g，陈皮9g，白术12g，荆芥9g，防风9g。五剂，水煎服，日一剂，早晚分服。

**【答案解析2】**

**中医疾病诊断：** 肺炎喘嗽。

**中医证候诊断：** 毒热闭肺证。

**中医辨病辨证依据：** 患者以发热、咳嗽、咳痰、喘息、鼻扇为主症，故中医辨病为肺炎喘嗽。壮热不退，咳嗽剧烈，气急喘憋，鼻翼扇动，鼻孔干燥，烦躁口渴，嗜睡便秘，舌红少津，苔黄燥，脉滑数，证属毒热闭肺证。

**病因病机分析：** 毒热闭肺，肺气郁闭。病变部位在肺，病理性质属于实证、热证。

**中医治法：** 清热解毒，泻肺开闭。

**方剂：** 黄连解毒汤合麻杏石甘汤加减。

**药物组成、剂量及煎服法：** 麻黄6g，苦杏仁6g（后下），生石膏10g（先煎），甘草 6g，黄芩 6g，黄连 3g，栀子 6g，虎杖 6g，浙贝母 9g。五剂，水煎服，日一剂，早晚分服。

### 013 号题

**【病案（例）摘要1】**

胡某，男，46 岁，工人。2019 年 6 月 27 日就诊。

患者近 5 年工作压力大，忧愁烦闷，出现心中悸动不安，情绪不宁，失眠，健忘，多梦，五心烦热，盗汗，口咽干燥，遂来就诊。舌红少苔，脉细数。

**【答题要求】**

根据上述摘要，在答题卡上完成书面分析。

**【病案（例）摘要2】**

陈某，女，8 岁。2020 年 3 月 9 日初诊。

患儿发热 2 天，胸背部皮肤出疹 1 天，偶有咳嗽，胸背部皮肤见红斑、丘疹、疱疹，少许结痂，疱疹壁薄，疱浆清亮，痘疹稀疏，舌质淡，苔薄白，脉浮数。

**【答题要求】**

根据上述摘要，在答题卡上完成书面分析。

时间：50 分钟。

**【答案解析1】**

**中医疾病诊断**：心悸。

**中医证候诊断**：阴虚火旺证。

**中医辨病辨证依据**：患者由于工作压力大、精神紧张，出现心中悸动不安、失眠多梦，中医辨病为心悸。五心烦热，盗汗，口咽干燥，舌红少苔，脉细数，为阴虚火旺证。

**病因病机分析**：长期忧愁烦闷，郁久化火，肝肾阴虚，水不济火，心火内动，扰动心神。病位在心，病性属里属虚。

**中医治法**：滋阴清火，养心安神。

**方剂**：天王补心丹合朱砂安神丸加减。

**药物组成、剂量及煎服法**：麦冬 15g，生地黄 15g，五味子 6g，桔梗 10g，当归 10g，远志 6g，柏子仁 10g，丹参 15g，茯苓 10g，甘草 6g，酸枣仁 10g，天冬 10g，人参 10g（另煎兑服），玄参 10g，朱砂 2g（冲服）。七剂，水煎服，日一剂，早晚分服。

**【答案解析2】**

**中医疾病诊断**：水痘。

**中医证候诊断**：邪犯肺卫证。

**中医辨病辨证依据**：患儿以发热，皮肤出现红斑、丘疹、疱疹，少许结痂为主症，中医辨病为水痘。胸背部皮肤见红斑、丘疹、疱疹，少许结痂，疱疹壁薄，疱浆清亮，痘疹稀疏，舌质淡，苔薄白，脉浮数，故属于邪犯肺卫证。

**病因病机分析**：本病因感受水痘时邪所致。水痘时邪从口鼻而入，蕴郁肺脾，外邪袭肺，肺失宣发，则见发热、流涕、咳嗽；病邪深入，郁于脾胃，与湿相搏，外透肌肤，则致水痘布露。

**中医治法**：疏风清热，利湿解毒。

**方剂**：银翘散加减。

**药物组成、剂量及煎服法**：金银花9g，连翘6g，竹叶9g，薄荷6g（后下），荆芥6g，牛蒡子6g，桔梗6g，芦根6g，甘草6g，车前子6g（包煎）。五剂，水煎服，日一剂，早晚分服。

### 014号题

**【病案（例）摘要1】**

贾某，男，67岁，退休。2019年11月17日就诊。

患者有心脏病病史10余年，常感心中悸动不安，伴有胸闷不舒，心烦寐差。近1周来病情加重，出现眩晕，胸闷痞满，渴不欲饮，小便短少，下肢浮肿，形寒肢冷，伴恶心、欲吐、流涎，遂来就诊。舌淡胖，苔白滑，脉象沉细而滑。

**【答题要求】**

根据上述摘要，在答题卡上完成书面分析。

**【病案（例）摘要2】**

王某，女，28岁，已婚，公务员。2019年8月14日初诊。

患者右下腹痛36小时，伴发热12小时来诊，现症见腹痛加剧，壮热，纳呆，恶心呕吐，呕吐物为胃内容物，二便正常，月经史无异常，末次月经8月2日。查体：T 38.4℃，右下腹有压痛，反跳痛，腹皮挛急，右下腹可摸及包块；舌红，苔黄腻，脉滑数。血常规：白细胞$15×10^9$/L，中性粒细胞0.85；尿常规正常。

**【答题要求】**

根据上述摘要，在答题卡上完成书面分析。

时间：50分钟。

**【答案解析1】**

**中医疾病诊断**：心悸。

**中医证候诊断**：水饮凌心证。

**中医辨病辨证依据**：患者既往有10余年心脏病史，近1周感到心中悸动不安，伴有胸闷不舒、心烦寐差，中医辨病为心悸。眩晕，胸闷痞满，渴不欲饮，小便短少，下肢浮肿，形寒肢冷，伴恶心、欲吐、流涎，舌淡胖，苔白滑，脉象沉细而滑，为水饮凌心证。

**病因病机分析**：久病体虚，脾肾阳虚，水饮内停，上凌于心，扰乱心神。病位在心，病性属本虚标实。

**中医治法**：振奋心阳，化气行水，宁心安神。

**方剂**：苓桂术甘汤加减。

**药物组成、剂量及煎服法**：泽泻15g，茯苓15g，半夏10g，陈皮6g，桂枝10g，甘草6g，白术15g，生姜9g，黄芪10g，人参6g（另煎）。七剂，水煎服，日一剂，早晚分服。

【答案解析2】

**中医疾病诊断**：肠痈。

**中医证候诊断**：湿热证。

**中医辨病辨证依据**：患者以右下腹疼痛，伴有压痛、反跳痛为主症，故中医辨病为肠痈。舌红，苔黄腻，脉滑数，故辨证属湿热证。

**病因病机分析**：暴饮暴食，嗜食生冷油腻，损伤脾胃，导致肠道功能失调，糟粕积滞，湿热内生，积结肠道而成痈。

**中医治法**：通腑泄热，解毒利湿透脓。

**方剂**：复方大柴胡汤加减。

**药物组成、剂量及煎服法**：柴胡6g，黄芩6g，枳壳9g，川楝子9g，大黄6g（后下），延胡索9g，白芍9g，蒲公英15g，木香6g，丹参15g，甘草6g。三剂，水煎服，日一剂，早晚分服。

### 015号题

【病案（例）摘要1】

杨某，女，53岁。2019年12月5日就诊。

患者半年来常感心慌不适。最近1周因工作事务繁忙而加重，出现心悸不宁，善惊易恐，坐卧不安，不寐多梦而易惊醒，恶闻声响，食少纳呆，遂来就诊。苔薄白，脉细略数。

【答题要求】

根据上述摘要，在答题卡上完成书面分析。

【病案（例）摘要2】

朱某，男，48岁，干部。2020年3月18日初诊。

患者1周前过食辛辣刺激之物后，出现皮肤灼热，瘙痒无休，抓破渗液流水，伴心烦口渴，身热不扬，大便干，小便短赤。查体：皮损潮红、丘疱疹，对称分布。舌红，苔薄白，脉滑数。

【答题要求】

根据上述摘要,在答题卡上完成书面分析。

时间:50分钟。

【答案解析1】

**中医疾病诊断**:心悸。

**中医证候诊断**:心虚胆怯证。

**中医辨病辨证依据**:患者由于工作繁忙诱发,经常感到心慌不适,不寐多梦,并且容易惊醒,中医辨病为心悸。善惊易恐,坐卧不安,不寐多梦而易惊醒,恶闻声响,食少纳呆,苔薄白,脉细略数,为心虚胆怯证。

**病因病机分析**:劳倦过度,气血亏损,心虚胆怯,心神失养,神摇不安。病位在心,病性属里属虚。

**中医治法**:镇惊定志,养心安神。

**方剂**:安神定志丸加减。

**药物组成、剂量及煎服法**:茯苓15g,茯神10g,远志10g,龙齿6g(先煎),石菖蒲10g,朱砂2g(冲服),人参6g(另煎)。三剂,水煎服,日一剂,早晚分服。

【答案解析2】

**中医疾病诊断**:湿疮。

**中医证候诊断**:湿热蕴肤证。

**中医辨病辨证依据**:患者以皮肤灼热、瘙痒无休、抓破渗液流水为主症,中医辨病为湿疮。伴心烦口渴,身热不扬,大便干,小便短赤,舌红,苔薄白,脉滑数,属于湿热蕴肤证。

**病因病机分析**:食辛辣刺激荤腥动风之物,脾胃受损,失其健运,湿热内生,又兼外受风邪,内外两邪相搏,风湿热邪浸淫肌肤所致。

**中医治法**:清热利湿止痒。

**方剂**:龙胆泻肝汤合萆薢渗湿汤加减。

**药物组成、剂量及煎服法**:龙胆9g,栀子9g,黄芩9g,黄柏9g,薏苡仁9g,萆薢6g,车前草6g,牡丹皮9g,茯苓皮9g,苍术9g,苦参9g,生甘草6g。五剂,水煎服,日一剂,早晚分服。

## 016号题

**【病案(例)摘要1】**

林某,女,51岁。2019年12月30日就诊。

患者有胸闷胸痛病史5年,遇阴雨天而易发作或加重。1天前因过食油腻诱发胸闷,胸闷重而心痛微,痰多气短,肢体沉重,形体肥胖,伴有心悸,气短,自汗,倦怠乏力，纳呆便溏，咳吐痰涎，遂来就诊。舌体胖大且边有齿痕，苔浊腻，脉滑。

**【答题要求】**

根据上述摘要，在答题卡上完成书面分析。

**【病案（例）摘要2】**

谭某，女，38岁，干部。2019年4月6日初诊。

患者双手遇热或用肥皂水烫洗后皮肤剧痒难忍，反复发作3年，伴有口干不欲饮，纳差，腹胀，月经史无异常。查体：皮损色暗，粗糙肥厚，对称分布。舌淡，苔白，脉弦细。

**【答题要求】**

根据上述摘要，在答题卡上完成书面分析。

时间：50分钟。

**【答案解析1】**

**中医疾病诊断**：胸痹。

**中医证候诊断**：痰浊闭阻证。

**中医辨病辨证依据**：患者胸闷胸痛，过食油腻而诱发，结合患者人到中年，既往有胸闷胸痛病史，中医辨病为胸痹。胸闷重而心痛微，痰多气短，肢体沉重，形体肥胖，遇阴雨天而易发作或加重，伴有倦怠乏力，纳呆便溏，咳吐痰涎，舌体胖大且边有齿痕，苔浊腻，脉滑，为痰浊闭阻证。

**病因病机分析**：久病体虚，痰浊盘踞，胸阳失展，气机痹阻，脉络阻滞。病位在心，病性属于本虚标实证。

**中医治法**：通阳泄浊，豁痰宣痹。

**方剂**：瓜蒌薤白半夏汤合涤痰汤加减。

**药物组成、剂量及煎服法**：瓜蒌10g，薤白10g，半夏6g，白酒6g（兑服），竹茹9g，人参6g（另煎），茯苓10g，甘草6g，石菖蒲9g，陈皮6g，枳实6g，胆南星12g。五剂，水煎服，日一剂，早晚分服。

**【答案解析2】**

**中医疾病诊断**：慢性湿疮。

**中医证候诊断**：血虚风燥证。

**中医辨病辨证依据**：患者以双手遇热或用肥皂水烫洗后皮肤剧痒难忍，反复发作3年为主症，故中医诊断为慢性湿疮。伴有口干不欲饮，纳差，腹胀，皮损色暗、粗糙肥厚、对称分布，舌淡，苔白，脉弦细，故辨证为血虚风燥证。

**病因病机分析**：病久耗伤阴血，血虚风燥，致肌肤甲错。

**中医治法**：养血润肤，祛风止痒。

**方剂**：当归饮子或四物消风饮加丹参、鸡血藤、乌梢蛇。

**药物组成、剂量及煎服法：** 当归 20g，白芍 12g，川芎 9g，生地黄 15g，白蒺藜 12g，防风 15g，荆芥穗 15g，何首乌 12g，白鲜皮 12g，黄芪 20g，蝉蜕 12g，丹参 20g，鸡血藤 15g，乌梢蛇 9g。五剂，水煎服，日一剂，早晚分服。

### 017 号题

**【病案（例）摘要 1】**

王某，男，56 岁，已婚，职员。2019 年 10 月 12 日初诊。

患者自觉午后或夜晚发热，也时感身体某些部位发热，口燥咽干，但不多饮，肢体和躯干有固定痛处，面色晦暗，遂来就诊。舌质青紫，边尖有瘀点、瘀斑，脉弦涩。

**【答题要求】**

根据上述摘要，在答题卡上完成书面分析。

**【病案（例）摘要 2】**

张某，女，35 岁。2016 年 6 月 23 日确诊。

患者结婚 10 年不孕，经期先后不定，经来腹痛，行而不畅，量少色暗，有小血块，经前乳房胀痛，精神抑郁，烦躁易怒，舌质暗红，苔薄白，脉弦。

**【答题要求】**

根据上述摘要，在答题卡上完成书面分析。

时间：50 分钟。

**【答案解析 1】**

**中医疾病诊断：** 内伤发热。

**中医证候诊断：** 血瘀发热证。

**中医辨病辨证依据：** 患者以自觉午后或夜晚发热，也时感身体某些部位发热为主症，不伴有恶寒、鼻塞、流涕等表证表现，故中医辨病为内伤发热。发热在午后夜间，或身体某个局部发热，且面色晦暗，舌质青紫，边尖有瘀点、瘀斑，脉弦涩，辨证为瘀血发热证。

**病因病机分析：** 血行瘀滞，瘀热内生，遂致发热。

**中医治法：** 活血化瘀。

**方剂：** 血府逐瘀汤加减。

**药物组成、剂量及煎服法：** 当归 20g，川芎 9g，赤芍 15g，地黄 15g，桃仁 15g，红花 15g，牛膝 12g，柴胡 9g，枳壳 12g，桔梗 12g。七剂，水煎服，日一剂，早晚分服。

**【答案解析 2】**

**中医疾病诊断：** 不孕症。

**中医证候诊断：** 肝气郁结证。

**中医辨病辨证依据**：患者婚后多年不孕，中医诊断为不孕症。经期先后不定，经来腹痛，行而不畅，量少色暗，有小血块，经前乳房胀痛，精神抑郁，烦躁易怒，舌质暗红，苔薄白，脉弦，证属肝气郁结证。

**病因病机分析**：情志不畅，肝气郁结，疏泄失常，气血不和，冲任不能相资，难以成孕。

**中医治法**：疏肝解郁，理血调经。

**方剂**：开郁种玉汤加减。

**药物组成、剂量及煎服法**：白芍10g，香附10g，丹皮10g，茯苓10g，天花粉10g。七剂，水煎服，日一剂，早晚分服。

## 018 号题

【病案（例）摘要1】

李某，男，59岁。2020年1月27日就诊。

患者反复发作胸闷疼痛2年，每次疼痛持续2～3分钟，服用硝酸甘油后可缓解。2天前因劳累症状加重，心悸而痛，胸闷气短，动则更甚，自汗，面色㿠白，神倦怯寒，四肢欠温，遂来就诊。舌质淡胖，边有齿痕，苔白腻，脉沉细迟。

【答题要求】

根据上述摘要，在答题卡上完成书面分析。

【病案（例）摘要2】

李某，女，32岁。2019年6月23日初诊。

患者婚后2年，夫妻有正常性生活，未采取任何避孕措施，至今未孕，男方检查未见异常，遂来就诊。患者月经后期，量少色淡，面色晦暗，腰膝酸软，性欲淡漠，小便清长，大便不实，舌淡苔白，脉沉细弱。

【答题要求】

根据上述摘要，在答题卡上完成书面分析。

时间：50分钟。

【答案解析1】

**中医疾病诊断**：胸痹。

**中医证候诊断**：心肾阳虚证。

**中医辨病辨证依据**：患者以胸闷胸痛，因劳累而诱发为主症，且持续时间短，服用硝酸甘油后可缓解，结合患者中年以上，中医辨病为胸痹。自汗，面色㿠白，神倦怯寒，四肢欠温，舌质淡胖，边有齿痕，苔白腻，脉沉细迟，诊为心肾阳虚证。

**病因病机分析**：久病体虚，阳气虚衰，胸阳不振，气机痹阻，血行瘀滞。病位在心，病性属本虚标实证。

**中医治法：** 温补阳气，振奋心阳。

**方剂：** 参附汤合右归饮加减。

**药物组成、剂量及煎服法：** 人参 6g（另煎），制附子 6g（先煎），肉桂 3g（后下），补骨脂 9g，熟地黄 12g，甘草 6g，生姜 6g，淫羊藿 6g，枸杞子 10g，山药 10g，杜仲 9g，山茱萸 10g，大枣 6g。三剂，水煎服，日一剂，早晚分服。

**【答案解析2】**

**中医疾病诊断：** 不孕症。

**中医证候诊断：** 肾阳虚证。

**中医辨病辨证依据：** 患者婚后 2 年有正常性生活，未避孕未孕，且男方检查未见异常，故中医辨病为不孕症。月经后期，量少色淡，面色晦暗，腰膝酸软，性欲淡漠，小便清长，大便不实，舌淡苔白，脉沉细弱，辨证为肾阳虚证。

**中医治法：** 温肾补气养血，调补冲任。

**方剂：** 温胞饮或右归丸加减。

**药物组成、剂量及煎服法：** 熟地黄 24g，山药 12g，山茱萸 9g，枸杞子 9g，菟丝子 12g，鹿角胶 12g（烊化），杜仲 12g，黄芪 6g，当归 9g，制附子 6g（先煎），党参 9g，三七 9g。七剂，水煎服，日一剂，早晚分服。

## 019 号题

**【病案（例）摘要1】**

孟某，男，41 岁。2020 年 10 月 8 日就诊。

患者平素嗜食肥甘滋腻之品，近半年来常常入睡困难，睡后易醒，心烦不寐，胸闷脘痞，泛恶嗳气，伴心悸，健忘，神疲乏力，口苦，头重，目眩，遂来就诊。舌偏红，苔黄腻，脉滑数。

**【答题要求】**

根据上述摘要，在答题卡上完成书面分析。

**【病案（例）摘要2】**

郭某，未婚，21 岁。2019 年 12 月 3 日初诊。

患者素喜冷食，经行小腹冷痛拒按，得热痛减，经量少，色暗黑有块，面色青白，肢冷畏寒。舌暗苔白，脉沉紧。

**【答题要求】**

根据上述摘要，在答题卡上完成书面分析。

时间：50 分钟。

**【答案解析1】**

**中医疾病诊断：** 不寐。

**中医证候诊断：**痰热扰心证。

**中医辨病辨证依据：**患者以入睡困难、睡后易醒为主症，中医辨病为不寐。胸闷脘痞，泛恶嗳气，心悸，健忘，神疲乏力，口苦，头重，目眩，舌偏红，苔黄腻，脉滑数，为痰热扰心证。

**病因病机分析：**饮食不节，湿食生痰，郁痰生热，扰动心神。病位在心，病性属里属实。

**中医治法：**清化痰热，和中安神。

**方剂：**黄连温胆汤加减。

**药物组成、剂量及煎服法：**半夏10g，陈皮6g，茯苓15g，枳实10g，竹茹10g，黄连3g，白术6g，甘草6g，焦山楂10g，莱菔子10g。三剂，水煎服，日一剂，早晚分服。

【答案解析2】

**中医疾病诊断：**痛经。

**中医证候诊断：**寒凝血瘀证。

**中医辨病辨证依据：**患者经行出现周期性小腹疼痛，故中医辨病为痛经。经行小腹冷痛，得热痛减，经量少，色暗黑有块，畏冷身痛，舌苔白腻，脉沉紧，故辨证属寒凝血瘀证。

**病因病机分析：**贪食生冷，内伤于寒，风冷寒湿客于冲任、胞宫，以致经血凝滞不畅，不通则痛。

**中医治法：**温经暖宫，化瘀止痛。

**方剂：**少腹逐瘀汤加减。

**药物组成、剂量及煎服法：**小茴香12g，延胡索6g，没药9g，当归12g，川芎9g，官桂6g（后下），赤芍9g，蒲黄12g（包煎），五灵脂9g。五剂，水煎服，日一剂，早晚分服。

## 020号题

【病案（例）摘要1】

李某，女，39岁。2020年9月5日就诊。

患者2周前因思想负担重，开始出现夜间入睡困难，睡后易醒，而致虚烦不寐，触事易惊，终日惕惕，胆怯心悸，伴气短自汗、倦怠乏力，遂来就诊。舌淡，脉弦细。

【答题要求】

根据上述摘要，在答题卡上完成书面分析。

【病案（例）摘要2】

沈某，男，25岁，学生。2019年8月19日初诊。

患者3天前出现上腹部疼痛，6小时后出现右下腹痛，呈持续性进行性加剧，伴恶心欲吐，纳差，二便正常，无发热。现症见腹痛剧烈，全腹压痛、反跳痛，腹皮挛急，高热不退，时时汗出，烦渴，恶心呕吐，腹胀，便秘，舌红绛而干，苔黄厚干燥，脉洪数。

【答题要求】

根据上述摘要，在答题卡上完成书面分析。

时间：50分钟。

【答案解析1】

**中医疾病诊断**：不寐。

**中医证候诊断**：心胆气虚证。

**中医辨病辨证依据**：患者以常常入睡困难、睡后易醒为主症，中医辨病为不寐。虚烦不寐，触事易惊，终日惕惕，胆怯心悸，伴气短自汗、倦怠乏力，舌淡，脉弦细，为心胆气虚证。

**病因病机分析**：忧思伤脾，气血亏虚，心虚胆怯，心神失养，神魂不安。病位在心，病性属里属虚。

**中医治法**：益气镇惊，安神定志。

**方剂**：安神定志丸合酸枣仁汤加减。

**药物组成、剂量及煎服法**：川芎10g，知母6g，甘草6g，酸枣仁30g，茯苓15g，远志10g，人参6g（另煎），石菖蒲10g，龙齿6g（先煎），茯神10g。七剂，水煎服，日一剂，早晚分服。

【答案解析2】

**中医疾病诊断**：肠痈。

**中医证候诊断**：热毒证。

**中医辨病辨证依据**：患者以转移性右下腹痛，腹痛剧烈，全腹压痛、反跳痛，腹皮挛急为主症，中医辨病为肠痈。高热不退，时时汗出，烦渴，恶心呕吐，腹胀，便秘，舌红绛而干，苔黄厚干燥，脉洪数，证属热毒证。

**病因病机分析**：饮食不节，或饱食后急剧奔走，或跌仆损伤，或寒温不节，或情志所伤，损伤肠胃，导致肠道传化失司，糟粕停滞，气滞血瘀，瘀久化热，热盛肉腐而成痈肿。

**中医治法**：通腑排脓，养阴清热。

**方剂**：大黄牡丹汤合透脓散加减。

**药物组成、剂量及煎服法**：大黄9g（后下），牡丹皮12g，桃仁12g，冬瓜仁12g，芒硝15g（冲服），当归9g，皂角刺9g，穿山甲6g，川芎9g，黄芪12g，生甘草12g。五剂，水煎服，日一剂，早晚分服。

## 021号题

**【病案（例）摘要1】**

黄某，女，17岁。2020年5月8日就诊。

患者4岁时高烧后出现抽搐。近半年来每隔1～2个月发作一次，发作时突然昏倒，不省人事，两目上视，四肢抽搐，吐涎，伴有吼叫。平时急躁易怒，心烦失眠，咳痰不爽，口苦咽干，便秘溲黄。病发后，症情加重，彻夜难眠，目赤，醒后如常人，醒后对发作时情况不知，遂来就诊。舌红，苔黄腻，脉弦滑而数。

**【答题要求】**

根据上述摘要，在答题卡上完成书面分析。

**【病案（例）摘要2】**

唐某，女，49岁，已婚，教师。2019年6月21日初诊。

患者月经紊乱1年，头晕耳鸣，头部面颊阵发性烘热、汗出，五心烦热，腰膝酸痛，月经先期，经色鲜红，量时多时少，皮肤干燥瘙痒，口干，大便干结，尿少色黄。舌红少苔，脉细数。

**【答题要求】**

根据上述摘要，在答题卡上完成书面分析。

时间：50分钟。

**【答案解析1】**

**中医疾病诊断**：痫病。

**中医证候诊断**：痰火扰神证。

**中医辨病辨证依据**：患者以突然昏倒，不省人事，两目上视，四肢抽搐，吐涎，吼叫，醒后如常人，反复发作为主症，中医辨病为痫病。急躁易怒，心烦失眠，咳痰不爽，口苦咽干，便秘溲黄，彻夜难眠，目赤，舌红，苔黄腻，脉弦滑而数，为痰火扰神证。

**病因病机分析**：有抽搐病史，积痰内伏，郁久化火，痰随火升，痰热上扰清窍，神明昏乱。病位在心，病性属里属实。

**中医治法**：清热泻火，化痰开窍。

**方剂**：龙胆泻肝汤合涤痰汤加减。

**药物组成、剂量及煎服法**：龙胆12g，竹茹9g，茯苓10g，甘草6g，石菖蒲9g，陈皮6g，枳实6g，胆南星12g，栀子10g，黄芩9g，人参6g（另煎）。三剂，水煎服，日一剂，早晚分服。

**【答案解析2】**

**中医疾病诊断**：绝经前后诸证。

**中医证候诊断：** 肾阴虚证。

**中医辨病辨证依据：** 患者年龄49岁，月经紊乱为主症，故中医辨病为绝经前后诸证。头晕耳鸣，头部面颊阵发性烘热、汗出，五心烦热，腰膝酸痛，月经先期，经色鲜红，量时多时少，皮肤干燥瘙痒，口干，大便干结，尿少色黄，舌红少苔，脉细数，证属肾阴虚证。

**病因病机分析：** 天癸渐竭，肾阴不足，素体阴虚，或数脱于血，多产房劳者，可出现肾阴亏虚，阳失潜藏之证；若肾水不能上济心火，可致心肾不交；若肾阴不足以涵养肝木，或情志不畅，郁结化热，灼烧真阴，可致肝肾阴虚，肝阳上亢。

**中医治法：** 滋养肾阴，佐以潜阳。

**方剂：** 左归饮加减。

**药物组成、剂量及煎服方法：** 熟地黄9g，山药6g，枸杞子6g，炙甘草3g，茯苓4.5g，山茱萸6g，制首乌6g，龟甲30g（先煎）。五剂，水煎服，日一剂，早晚分服。

### 022号题

**【病案（例）摘要1】**

高某，男，38岁。2020年10月17日就诊。

患者3小时前大量饮酒后胃脘灼痛，痛势急迫，口干口苦，口渴而不欲饮，纳呆恶心，小便色黄，大便不畅，遂来就诊。舌红，苔黄腻，脉滑数。

**【答题要求】**

根据上述摘要，在答题卡上完成书面分析。

**【病案（例）摘要2】**

历某，女，33岁，已婚，职员。2019年5月24日初诊。

患者因家务琐事长期操劳。2个月前出现带下量多，色白，质稀薄，无臭气，绵绵不断，面色萎黄，四肢不温，精神疲惫，纳少便溏，两足浮肿，舌淡苔白，脉缓弱。

**【答题要求】**

根据上述摘要，在答题卡上完成书面分析。

时间：50分钟。

**【答案解析1】**

**中医疾病诊断：** 胃痛。

**中医证候诊断：** 湿热中阻证。

**中医辨病辨证依据：** 患者以胃脘部灼痛为主症，中医辨病为胃痛。口干口苦，口渴而不欲饮，纳呆恶心，小便色黄，大便不畅，舌红，苔黄腻，脉滑数，为湿热中阻证。

**病因病机分析：** 饮酒过度，湿热蕴结，胃气瘀阻。病位在胃，病性属里属实。

**中医治法：** 清化湿热，理气和胃。

**方剂：** 清中汤加减。

**药物组成、剂量及煎服法：** 香附 9g，陈皮 9g，黑山栀 6g，川楝子 6g，延胡索 6g，炙甘草 6g，川黄连 6g。三剂，水煎服，日一剂，早晚分服。

**【答案解析 2】**

**中医疾病诊断：** 带下过多。

**中医证候诊断：** 脾虚证。

**中医辨病辨证依据：** 患者以出现带下量多，绵绵不断为主症，中医辨病为带下过多。带下色白，质稀薄，无臭气，面色萎黄，四肢不温，精神疲惫，纳少便溏，两足浮肿，舌淡苔白，脉缓弱，故辨证为脾虚证。

**病因病机分析：** 脾运化失常，水谷之精微不能上输以化血，反聚而成湿，流注下焦，伤及任、带而为带下。

**中医治法：** 健脾益气，升阳除湿。

**方剂：** 完带汤加减。

**药物组成、剂量及煎服法：** 白术 12g，山药 15g，党参 15g，炒白芍 10g，苍术 10g，柴胡 12g，车前子 20g（包煎），黑芥穗 9g，陈皮 10g，延胡索 15g，白芷 12g。五剂，水煎服，日一剂，早晚分服。

## 023 号题

**【病案（例）摘要 1】**

钱某，女，45 岁。2020 年 1 月 23 日就诊。

患者近两年来进食或腹部受凉后出现上腹部疼痛。3 天前因天气寒冷受凉后，突然出现胃脘部冷痛 2 小时，恶寒喜暖，得温痛减，遇寒加重，口淡不渴，喜热饮，遂来就诊。舌淡苔薄白，脉弦紧。

**【答题要求】**

根据上述摘要，在答题卡上完成书面分析。

**【病案（例）摘要 2】**

李某，女，28 岁，职员。2019 年 4 月 25 日初诊。

患者平素月经正常，末次月经：2019 年 3 月 3 日。现停经 53 天，阴道不规则出血 3 天，停经后有明显早孕反应。3 天前阴道有少量出血，色淡红，质稀薄，遂到医院就诊。查尿妊娠试验阳性。B 超示宫内妊娠。曾服安络血效果不明显，现阴道仍有少量出血，腰酸腹痛，并伴见神疲肢倦，面色㿠白，气短懒言，舌淡苔白，脉细滑。

**【答题要求】**

根据上述摘要，在答题卡上完成书面分析。

时间：50 分钟。

【答案解析1】

**中医疾病诊断**：胃痛。

**中医证候诊断**：寒邪客胃证。

**中医辨病辨证依据**：患者以上腹胃脘部疼痛为主症，中医辨病为胃痛。有受凉史，且恶寒喜暖，得温痛减，遇寒加重，口淡不渴，喜热饮，舌淡苔薄白，脉弦紧，为寒邪客胃证。

**病因病机分析**：天气变化受凉，寒凝胃脘，阳气被遏，气机阻滞，不通则痛。病位在胃，病性属里属实。

**中医治法**：温胃散寒，行气止痛。

**方剂**：香苏散合良附丸加减。

**药物组成、剂量及煎服法**：香附 9g，陈皮 6g，高良姜 9g，紫苏叶 9g，炙甘草 6g。三剂，水煎服，日一剂，早晚分服。

【答案解析2】

**中医疾病诊断**：胎动不安。

**中医证候诊断**：气血虚弱证。

**中医辨病辨证依据**：患者在妊娠期间出现阴道有少量出血，伴腰酸腹痛，故中医辨病为胎动不安。患者神疲肢倦，面色㿠白，气短懒言，舌淡苔白，脉细滑，辨证为气血虚弱证。

**病因病机分析**：因故损伤气血，气虚不摄，血虚失养，胎气不固，以致胎动不安。

**中医治法**：补气养血，固肾安胎。

**方剂**：胎元饮去当归，加黄芪、阿胶。

**药物组成、剂量及煎服法**：人参（另煎）、杜仲、芍药各 6g，熟地黄 9g，白术、炙甘草各 6g，陈皮 9g，黄芪 20g，阿胶 12g（烊化）。五剂，水煎服，日一剂，早晚分服。

## 024 号题

【病案（例）摘要1】

张某，女，51岁，工人。2019年8月11日就诊。

患者素体偏胖，喜食生冷。2天前饮食生冷，胃脘部不舒，呕吐频频，呕吐清水痰涎，脘闷不食，头眩心悸，遂来就诊。舌苔白腻，脉滑。

【答题要求】

根据上述摘要，在答题卡上完成书面分析。

【病案（例）摘要2】

杨某，女，26岁，已婚，职员。2018年7月23日初诊。

患者停经59天，阴道出血伴小腹下坠3天。末次月经：2018年5月25日。半月前出现恶心，呕吐酸苦水，头晕目眩。经某医院检查，尿妊娠试验阳性，并服用中药，上症略有减轻。3 天前出现不规则阴道出血，量少色鲜红，腹部坠胀疼痛，心烦不安，手足心热，口干咽燥，时有潮热，小便短黄，大便稀溏。舌红，苔黄而干，脉滑数。B 超提示：宫内早孕，胚胎存活。

【答题要求】

根据上述摘要，在答题卡上完成书面分析。

时间：50 分钟。

【答案解析 1】

**中医疾病诊断**：呕吐。

**中医证候诊断**：痰饮中阻证。

**中医辨病辨证依据**：患者以胃脘部不舒，呕吐频频，呕吐清水痰涎为主症，中医辨病为呕吐。呕吐清水痰涎，脘闷不食，头眩心悸，舌苔白腻，脉滑，为痰饮中阻证。

**病因病机分析**：饮食生冷，损伤脾胃，脾失健运，痰饮内停，中阳不振，胃气上逆。病位在胃，病性属里属实。

**中医治法**：温中化饮，和胃降逆。

**方剂**：小半夏汤合苓桂术甘汤加减。

**药物组成、剂量及煎服法**：半夏 10g，生姜 6g，茯苓 12g，白术 6g，甘草 6g，桂枝 9g。三剂，水煎服，日一剂，早晚分服。

【答案解析 2】

**中医疾病诊断**：胎动不安。

**中医证候诊断**：血热证。

**中医辨病辨证依据**：患者妊娠期间出现不规则阴道出血，量少色鲜红，腹部坠胀疼痛，B 超显示胎儿存活，故中医辨病为胎动不安。心烦不安，手足心热，口干咽燥，时有潮热，小便短黄，大便稀溏，舌红，苔黄而干，脉滑数，辨证为血热证。

**病因病机分析**：素体阳虚，或七情郁结化热，或外感邪热，或阴虚生热，热扰冲任，损伤胎气，以致胎动不安。

**中医治法**：滋阴清热，养血安胎。

**方剂**：保阴煎加苎麻根。

**药物组成、剂量及煎服法**：生地黄 12g，黄芩 6g，白芍（酒炒）9g，柴胡 9g，丹皮 6g，甘草 6g，地骨皮 12g，苎麻根 12g。五剂，水煎服，日一剂，早晚分服。

## 025 号题

【病案（例）摘要 1】

吴某，男，46 岁，公务员。2020 年 1 月 18 日就诊。

患者两天前与家人吵架生气后，出现呕吐频频，呕吐吞酸，嗳气频繁，胸胁胀痛，遂来就诊。舌质红，苔薄腻，脉弦。

**【答题要求】**

根据上述摘要，在答题卡上完成书面分析。

**【病案（例）摘要2】**

杜某，女，28岁。2019年6月23日初诊。

患者平素月经正常，因工作劳累，近6个月来经行后1～2日内小腹绵绵作痛，腰部酸胀，经色暗淡，量少，质稀薄，偶有潮热，耳鸣。苔薄白，脉细弱。

**【答题要求】**

根据上述摘要，在答题卡上完成书面分析。

时间：50分钟。

**【答案解析1】**

**中医疾病诊断：**呕吐。

**中医证候诊断：**肝气犯胃证。

**中医辨病辨证依据：**患者以呕吐为主症，中医辨病为呕吐。吞酸，嗳气，胸胁胀痛，舌质红，苔薄腻，脉弦，为肝气犯胃证。

**病因病机分析：**情志不畅，肝气不疏，横逆犯胃，胃失和降。病位在胃，病性属里属实。

**中医治法：**疏肝理气，和胃降逆。

**方剂：**四七汤加减。

**药物组成、剂量及煎服法：**苏叶6g，厚朴9g，半夏12g，生姜6g，茯苓10g，大枣6g。三剂，水煎服，日一剂，早晚分服。

**【答案解析2】**

**中医疾病诊断：**痛经。

**中医证候诊断：**肾气亏虚证。

**中医辨病辨证依据：**患者以经行后小腹绵绵作痛，伴腰部酸胀为主症，故中医辨病为痛经。经色暗淡，量少，质稀薄，偶有潮热，耳鸣，苔薄白，脉细弱，故属于肾气亏虚证。

**病因病机分析：**多因禀赋素弱，肝肾本虚，或因多产房劳，损及肝肾，精亏血少，冲任不足，胞脉失养，行经之后，精血更虚，冲任、胞宫失于濡养，而致不荣则痛。

**中医治法：**补肾益气止痛。

**方剂：**益肾调经汤加减。

**药物组成、剂量及煎服法：**杜仲、续断、熟地黄各9g，当归6g，白芍9g（炒），益母草12g，焦艾叶、巴戟天、乌药各9g。五剂，水煎服，日一剂，早晚分服。

## 026 号题

**【病案（例）摘要1】**

李某，男，63岁，退休。2019年4月3日就诊。

患者15年前腹部手术，术后5年右下腹反复疼痛，按之疼痛加剧，伴有腹泻或便秘。最近1周腹痛较剧，痛如针刺，痛处固定，经久不愈，遂来就诊。舌质紫暗，脉细涩。

**【答题要求】**

根据上述摘要，在答题卡上完成书面分析。

**【病案（例）摘要2】**

患儿，女，7岁。2020年10月9日初诊。

患儿3天前外出受凉后出现发热，体温高达39℃，家长予服小柴胡冲剂及退热药后热退复起，遂来就诊。现症见发热无汗，呛咳不爽，呼吸气急，痰白而稀，口不渴，咽不红，舌苔薄白，脉浮紧。

**【答题要求】**

根据上述摘要，在答题卡上完成书面分析。

时间：50分钟。

**【答案解析1】**

**中医疾病诊断**：腹痛。

**中医证候诊断**：瘀血内停证。

**中医辨病辨证依据**：患者以右下腹反复疼痛为主症，无反跳痛和腹肌紧张，中医辨病为腹痛。痛如针刺，痛处固定，经久不愈，按之疼痛加剧，舌质紫暗，脉细涩，为瘀血内停证。

**病因病机分析**：患者有腹部手术病史，术后气滞血瘀，瘀血内停，气机阻滞，脉络不通。病位在腹部，病性属里属实。

**中医治法**：活血化瘀，和络止痛。

**方剂**：少腹逐瘀汤加减。

**药物组成、剂量及煎服法**：干姜6g，当归20g，肉桂3g（后下），小茴香6g，川芎12g，赤芍12g，蒲黄15g（包煎），延胡索6g，没药12g，五灵脂12g。三剂，水煎服，日一剂，早晚分服。

**【答案解析2】**

**中医疾病诊断**：肺炎喘嗽。

**中医证候诊断**：风寒闭肺证。

**中医辨病辨证依据**：患儿以发热、呛咳不爽、呼吸气急、痰白而稀为主症，故中医辨病为肺炎喘嗽。咳吐白痰，口不渴，咽不红，舌苔薄白，脉浮紧，辨证为风寒闭肺证。

**病因病机分析**：风寒之邪由口鼻或皮毛而入，侵犯肺卫，致肺失清肃，闭郁不宣，化热灼津，炼液成痰，阻于气道，肃降无权。

**中医治法**：辛温宣肺，化痰止咳。

**方剂**：华盖散加味。

**药物组成、剂量及煎服法**：麻黄6g，苦杏仁4.5g（后下），甘草3g，荆芥4.5g，防风4.5g，前胡4.5g，苏叶6g，桔梗6g。三剂，水煎服，日一剂，早晚分服。

## 027号题

【病案（例）摘要1】

范某，男，49岁，干部。2019年12月17日就诊。

患者昨天下午受凉后开始出现阵发性腹痛，遇寒痛甚，得温痛减，口淡不渴，形寒肢冷，小便清长，大便清稀，遂来就诊。舌质淡，苔白腻，脉沉紧。

【答题要求】

根据上述摘要，在答题卡上完成书面分析。

【病案（例）摘要2】

张某，女，2岁。2020年3月4日初诊。

患儿2天前因外感后出现发热、咳嗽、喘促，给予退热止咳等对症处理后，病情不减。现症见壮热烦躁，咳嗽喘憋，气促鼻扇，喉间痰鸣，痰稠色黄，口唇发绀，咽红肿。舌质红，苔黄，脉滑数，指纹紫滞、显于气关。

【答题要求】

根据上述摘要，在答题卡上完成书面分析。

时间：50分钟。

【答案解析1】

**中医疾病诊断**：腹痛。

**中医证候诊断**：寒邪内阻证。

**中医辨病辨证依据**：患者以阵发性腹痛为主症，故中医辨病为腹痛。遇寒则痛甚，得温则痛减，伴形寒肢冷，口淡不渴，小便清长，大便清稀，舌质淡，苔白腻，脉沉紧，为寒邪内阻证。

**病因病机分析**：患者有受凉史，风寒直中经脉，寒邪凝滞，中阳被遏，脉络痹阻。病位在腹部，病性属里属实。

**中医治法**：散寒温里，理气止痛。

**方剂**：良附丸合正气天香散加减。

**药物组成、剂量及煎服法**：高良姜 12g，香附 12g，乌药 6g，陈皮 6g，苏叶 6g，干姜 9g。三剂，水煎服，日一剂，早晚分服。

【答案解析2】

**中医疾病诊断**：肺炎喘嗽。

**中医证候诊断**：痰热闭肺证。

**中医辨病辨证依据**：患儿以发热、咳嗽、咳痰、喘息为主症，故中医辨病为肺炎喘嗽。壮热烦躁，咳嗽喘憋，气促鼻扇，喉间痰鸣，痰稠色黄，口唇发绀，咽红肿，舌质红，苔黄，脉滑数，指纹紫滞、显于气关，故属于痰热闭肺证。

**病因病机分析**：外感风邪，由口鼻或皮毛而入，侵犯肺卫，致肺失清肃，闭郁不宣，化热灼津，炼液成痰，阻于气道，肃降无权。

**中医治法**：清热涤痰，开肺定喘。

**方剂**：麻杏石甘汤合葶苈大枣泻肺汤加减。

**药物组成、剂量及煎服法**：麻黄 3g，苦杏仁 4.5g（后下），生石膏 6g（包煎），甘草 3g，葶苈子 6g，桑白皮 6g，前胡 4.5g，黄芩 6g，百部 4.5g，海浮石 6g（先煎）。五剂，水煎服，日一剂，早晚分服。

### 028 号题

【病案（例）摘要1】

罗某，男，49岁，公务员。2020年2月3日就诊。

患者于2天前因赴宴饮食过量，之后感到脘腹胀满，疼痛拒按，嗳腐吞酸，恶食呕恶，痛而欲泻，泻后痛减，大便酸臭，遂来就诊。苔厚腻，脉滑。

【答题要求】

根据上述摘要，在答题卡上完成书面分析。

【病案（例）摘要2】

张某，女，35岁。2019年6月23日初诊。

患者3天前因过食辛辣炙煿之品出现小便黄赤灼热，尿血鲜红，伴有心烦口渴，面赤口疮，夜寐不安，舌质红，脉数。

【答题要求】

根据上述摘要，在答题卡上完成书面分析。

时间：50分钟。

【答案解析1】

**中医疾病诊断**：腹痛。

**中医证候诊断**：饮食内停证。

**中医辨病辨证依据**：患者以脘腹胀痛，疼痛拒按，痛而欲泻，泻后痛减为主症，中医辨病为腹痛。嗳腐吞酸，恶食呕恶，痛而欲泻，泻后痛减，大便酸臭，苔厚腻，脉滑，为饮食内停证。

**病因病机分析**：饮食不节，食滞内停，运化失司，胃肠不和。病位在腹部，病性属里属实。

**中医治法**：消食导滞，理气止痛。

**方剂**：枳实导滞丸加减。

**药物组成、剂量及煎服法**：大黄 15g（后下），枳实 9g，神曲 9g，茯苓 6g，黄芩 6g，黄连 6g，白术 6g，泽泻 6g。三剂，水煎服，日一剂，早晚分服。

【答案解析 2】

**中医疾病诊断**：血证（尿血）。

**中医证候诊断**：下焦湿热证。

**中医辨病辨证依据**：患者以尿血鲜红，不伴有排尿疼痛为主症，故中医辨病为尿血。小便黄赤灼热，尿血鲜红，伴有心烦口渴，面赤口疮，夜寐不安，舌质红，脉数，证属下焦湿热证。

**病因病机分析**：过食辛辣炙煿之品酿成湿热，湿热蕴结下焦，热伤阴络，血渗膀胱，故见尿血。

**中医治法**：清热利湿，凉血止血。

**方剂**：小蓟饮子加减。

**药物组成、剂量及煎服法**：小蓟 9g，生地黄 9g，藕节 6g，木通 6g，甘草 6g，栀子 9g，滑石 6g（包煎），当归 9g，蒲黄 6g（包煎），淡竹叶 9g。五剂，水煎服，日一剂，早晚分服。

## 029 号题

【病案（例）摘要1】

马某，女，23岁，学生。2020年6月11日就诊。

患者昨晚与同学聚餐，进食无节制，半夜出现腹痛肠鸣，泻下3～4次，粪质稀溏，泻下粪便臭如败卵，泻后痛减，脘腹胀满，嗳腐酸臭，不思饮食，遂来就诊。舌苔厚腻，脉滑。

【答题要求】

根据上述摘要，在答题卡上完成书面分析。

【病案（例）摘要2】

张某，男，30岁，工人。2019年6月11日就诊。

患者1天前上肢局部突然肿胀，光软无头，迅速结块，皮肤焮红灼热疼痛，之后逐渐扩大，变成高肿发硬，伴有恶寒发热，头痛，泛恶，口渴，舌苔黄腻，脉弦滑。

【答题要求】

根据上述摘要，在答题卡上完成书面分析。

时间：50分钟。

【答案解析1】

**中医疾病诊断**：泄泻。

**中医证候诊断**：食滞胃肠证。

**中医辨病辨证依据**：患者以大便次数增多，每日3～4次，粪质稀溏为主症，中医辨病为泄泻。泻下粪便臭如败卵，泻后痛减，脘腹胀满，嗳腐酸臭，不思饮食，舌苔厚腻，脉滑，为食滞胃肠证。

**病因病机分析**：饮食不节，宿食内停，阻滞肠胃，传化失司。病位在肠，病性属里属实。

**中医治法**：消食导滞，和中止泻。

**方剂**：保和丸加减。

**药物组成、剂量及煎服法**：神曲12g，山楂12g，莱菔子15g，半夏9g，陈皮9g，茯苓12g，连翘9g，谷芽6g，扁豆9g，甘草6g。三剂，水煎服，日一剂，早晚分服。

【答案解析2】

**中医疾病诊断**：痈。

**中医证候诊断**：火毒凝结证。

**中医辨病辨证依据**：患者上肢局部突然肿胀，光软无头，迅速结块，皮肤焮红灼热疼痛，之后逐渐扩大，变成高肿发硬，故中医辨病为痈。伴有恶寒发热，头痛，泛恶，口渴，舌苔黄腻，脉弦滑，故诊断为火毒凝结证。

**病因病机分析**：外感六淫邪毒，或皮肤受外来伤害感染毒邪，或过食膏粱厚味，聚湿生浊，邪毒湿浊留阻肌肤，郁结不散，营卫不和，气血凝滞，经络壅遏，化火成毒，而成痈肿。

**中医治法**：清热解毒，行瘀活血。

**方剂**：仙方活命饮加减。

**药物组成、剂量及煎服法**：白芷9g，贝母9g，防风9g，赤芍9g，当归尾9g，甘草节9g，皂角刺9g，穿山甲6g，天花粉12g，乳香9g，没药9g，金银花9g，陈皮12g。三剂，水煎服，日一剂，早晚分服。

## 030号题

【病案（例）摘要1】

金某，女，21岁。2019年5月7日就诊。

患者2天前进食较杂，夜卧不安，凌晨突然呕吐1次，为胃内容物，继而泄泻腹痛，泻下急迫，至就诊时3小时已大便4次，泻而不爽，大便粪质稀溏，粪色黄褐，气味臭秽，伴肛门灼热，烦热口渴，小便短黄，遂来就诊。舌质红，苔黄腻，脉滑数。

**【答题要求】**

根据上述摘要，在答题卡上完成书面分析。

**【病案（例）摘要2】**

高某，男，38岁。2019年12月2日初诊。

患者饮食稍有不节即皮肤瘙痒，反复发作2个月，抓后糜烂渗出，伴纳少，腹胀便溏。查体：皮损潮红，丘疹对称分布，可见鳞屑。舌淡胖，苔白腻，脉濡缓。

**【答题要求】**

根据上述摘要，在答题卡上完成书面分析。

时间：50分钟。

**【答案解析1】**

**中医疾病诊断**：泄泻。

**中医证候诊断**：湿热伤中证。

**中医辨病辨证依据**：患者由于进食不当诱发腹痛，大便次数增多，粪质稀溏，中医辨病为泄泻。泻下急迫，泻而不爽，粪色黄褐，气味臭秽，肛门灼热，烦热口渴，小便短黄，舌质红，苔黄腻，脉滑数，为湿热伤中证。

**病因病机分析**：饮食不节，宿食内停，湿热壅滞，损伤脾胃，传化失常。病位在肠，病性属里属实。

**中医治法**：清热利湿，分利止泻。

**方剂**：葛根芩连汤加减。

**药物组成、剂量及煎服法**：葛根9g，黄芩9g，黄连6g，砂仁3g（后下），芦根3g，麦芽6g，甘草6g。三剂，水煎服，日一剂，早晚分服。

**【答案解析2】**

**中医疾病诊断**：湿疮。

**中医证候诊断**：脾虚湿蕴证。

**中医辨病辨证依据**：患者以饮食稍有不节即皮肤瘙痒，反复发作2个月，抓后糜烂渗出为主症，中医辨病为湿疮。纳少，腹胀便溏，舌淡胖，苔白腻，脉濡缓，辨证为脾虚湿蕴证。

**病因病机分析**：由于禀赋不耐，饮食失节，或过食辛辣刺激、荤腥动风之物，脾胃受损，失其健运，湿热内生，又兼外受风邪，内外两邪相搏，风湿热邪浸淫肌肤，脾虚湿恋所致。

**中医治法**：健脾利湿止痒。

**方剂**：除湿胃苓汤加减。

**药物组成、剂量及煎服法**：苍术 6g，厚朴 6g，陈皮 9g，滑石 12g（包煎），炒白术 12g，猪苓 12g，炒黄柏 12g，炒枳壳 9g，泽泻 9g，赤苓 12g，炙甘草 9g。七剂，水煎服，日一剂，早晚分服。

## 031 号题

**【病案（例）摘要1】**

江某，男，37 岁，工人。2018 年 7 月 13 日就诊。

患者昨晚与朋友在路边摊吃烧烤，5 小时后感到腹部疼痛，泻下稀便 6 次，里急后重，痢下赤白脓血，黏稠如胶冻，腥臭难闻，肛门灼热，小便短赤，遂来就诊。苔黄腻，脉滑数。

**【答题要求】**

根据上述摘要，在答题卡上完成书面分析。

**【病案（例）摘要2】**

王某，女，3 岁。2019 年 4 月 13 日就诊。

患儿 3 天前因为受寒出现发热，咳嗽，喘息，经服用退热止咳药物效果不佳。现症见壮热不退，四肢抽搐，神昏谵语，口唇发绀，气促痰鸣，双目上视，舌红，苔黄，脉数，指纹青紫，可达命关。

**【答题要求】**

根据上述摘要，在答题卡上完成书面分析。

时间：50 分钟。

**【答案解析1】**

**中医疾病诊断**：痢疾。

**中医证候诊断**：湿热痢。

**中医辨病辨证依据**：患者因在路边摊吃烧烤，有饮食不洁史，加之出现腹痛，大便次数增多，里急后重，痢下赤白脓血，急性起病，发生在夏季，中医辨病为痢疾。痢下黏稠如胶冻，腥臭难闻，肛门灼热，小便短赤，苔黄腻，脉滑数，辨证为湿热痢。

**病因病机分析**：饮食不节，湿热蕴结，熏灼肠道，气血壅滞，肠络损伤。病位在肠，病性属里属实。

**中医治法**：清肠化湿，调气和血。

**方剂**：芍药汤加减。

**药物组成、剂量及煎服法**：黄芩 12g，黄连 6g，大黄 9g（后下），芍药 15g，当归 12g，甘草 6g，木香 6g，槟榔 10g，肉桂 3g（后下）。三剂，水煎服，日一剂，早晚分服。

【答案解析2】

**中医疾病诊断**：肺炎喘嗽。

**中医证候诊断**：邪陷厥阴证。

**中医辨病辨证依据**：患者以发热、咳嗽、喘息为主症，中医辨病为肺炎喘嗽。壮热不退，四肢抽搐，神昏谵语，口唇发绀，气促痰鸣，双目上视，舌红，苔黄，脉数，指纹青紫，可达命关，证属邪陷厥阴证。

**病因病机分析**：热炽化火，内陷厥阴，引动肝风，则又可致神昏、抽搐之变证。

**中医治法**：平肝息风，清心开窍。

**方剂**：羚角钩藤汤合牛黄清心丸加减。

**药物组成、剂量及煎服法**：羚羊角粉3g（冲服），钩藤6g（后下），桑叶6g，川贝母4.5g，生地黄6g，菊花6g，茯神6g，牛黄3g（冲服），黄芩4.5g，黄连3g，栀子4.5g，白芍4.5g。五剂，水煎服，日一剂，早晚分服。

## 032 号题

【病案（例）摘要1】

方某，女，26岁，学生。2018年8月3日就诊。

患者平素喜欢冷食，昨夜食冷饮水果后出现腹痛拘急，大便次数增多，痢下赤白黏冻，白多赤少，里急后重，口淡乏味，脘胀腹满，头身困重，遂来就诊。舌质淡，舌苔白腻，脉濡缓。

【答题要求】

根据上述摘要，在答题卡上完成书面分析。

【病案（例）摘要2】

陈某，女，8岁。2019年3月9日初诊。

患者发热4天，胸背部皮疹3天，现症见壮热不退，烦躁不安，口渴欲饮，面红目赤，皮疹分布较密，形态多样，有斑疹、丘疹、疱疹，部分结痂，疹色紫暗，疱浆混浊，大便干结，小便短黄，舌红绛，苔黄糙而干，脉数有力。

【答题要求】

根据上述摘要，在答题卡上完成书面分析。

时间：50分钟。

【答案解析1】

**中医疾病诊断**：痢疾。

**中医证候诊断**：寒湿痢。

**中医辨病辨证依据**：患者因食冷饮水果出现腹痛，大便次数增多，里急后重，泻下赤白脓血，中医辨病为痢疾。白多赤少，里急后重，口淡乏味，脘胀腹满，头身困重，舌质淡，舌苔白腻，脉濡缓，为寒湿痢。

**病因病机分析**：饮食不节，寒湿客肠，气血凝滞，传导失司。病位在肠，病性属里属实。

**中医治法**：温中燥湿，调气和血。

**方剂**：不换金正气散加减。

**药物组成、剂量及煎服法**：广藿香10g，苍术10g，半夏6g，厚朴6g，陈皮9g，炮姜6g，桂枝4.5g，大枣6g，甘草6g，木香3g，枳实6g。五剂，水煎服，日一剂，早晚分服。

【答案解析2】

**中医疾病诊断**：水痘。

**中医证候诊断**：邪炽气营证。

**中医辨病辨证依据**：患者以发热，皮肤出现红斑、丘疹、疱疹为主症，故中医辨病为水痘。壮热不退，烦躁不安，口渴欲饮，面红目赤，皮疹分布较密，疹色紫暗，疱浆混浊，大便干结，小便短黄，舌红绛，苔黄糙而干，脉数有力，故属于邪炽气营证。

**病因病机分析**：水痘时邪从口鼻而入，蕴郁肺脾，邪毒炽盛，毒热内传气营，气分热盛，则见壮热、烦躁、口渴。毒传营分，毒热夹湿外透肌表，则见水痘密集、疹色暗紫、疱浆混浊。

**中医治法**：清气凉营，解毒化湿。

**方剂**：清胃解毒汤加减。

**药物组成、剂量及煎服方法**：升麻6g，黄连6g，黄芩6g，石膏9g（先煎），牡丹皮9g，生地黄9g，紫草6g，赤芍6g，栀子6g，车前草6g。五剂，水煎服，日一剂，早晚分服。

### 033号题

【病案（例）摘要1】

于某，男，72岁，农民。2019年9月5日就诊。

患者近半年大便干结难解，经常三四日一行。近1周来虽有便意，但排便困难，欲大便而艰涩不畅，大便并不干硬，用力努挣则汗出短气，便后乏力，面白神疲，肢倦懒言，遂来就诊。舌淡苔白，脉弱。

【答题要求】

根据上述摘要，在答题卡上完成书面分析。

【病案（例）摘要2】

苏某，女，2岁。2018年5月10日初诊。

患儿因受凉流清涕，恶寒，发热。今晨起啼哭不安，泻下稀水样大便4次，多泡沫，臭气轻，纳少。舌质淡，苔薄白，指纹淡红。

【答题要求】

根据上述摘要，在答题卡上完成书面分析。

时间：50分钟。

【答案解析1】

**中医疾病诊断**：便秘。

**中医证候诊断**：气虚秘。

**中医辨病辨证依据**：患者年老体虚，两次排便时间间隔3天以上，大便粪质干结，排出困难，欲大便而艰涩不畅，中医辨病为便秘。虽有便意，但排便困难，大便并不干硬，用力努挣则汗出短气，便后乏力，面白神疲，肢倦懒言，舌淡苔白，脉弱，辨为气虚秘。

**病因病机分析**：患者年高体弱，脾肺气虚，传送无力。病位在大肠，病性属里属虚。

**中医治法**：益气润肠。

**方剂**：黄芪汤加减。

**药物组成、剂量及煎服法**：黄芪10g，麻仁10g，白蜜6g（兑服），陈皮6g，人参6g（另煎），白术6g。三剂，水煎服，日一剂，早晚分服。

【答案解析2】

**中医疾病诊断**：小儿泄泻。

**中医证候诊断**：风寒泻。

**中医辨病辨证依据**：患儿以受凉而泻下稀水样大便为主症，中医辨病为小儿泄泻。大便多泡沫，臭气轻，纳少，舌质淡，苔薄白，指纹淡红，辨证为风寒泻。

**病因病机分析**：外感寒邪，则脾胃运化功能失职，水谷不分，精微不布，清浊不分，水反为湿，谷反为滞，合污而下，而致泄泻。

**中医治法**：疏风散寒，化湿和中。

**方剂**：藿香正气散加减。

**药物组成、剂量及煎服法**：广藿香9g，白芷6g，川芎6g，紫苏叶6g，半夏6g，苍术6g，白术3g，白茯苓3g，陈皮6g，厚朴（姜制）3g，甘草1g。三剂，水煎服，日一剂，早晚分服。

## 034号题

【病案（例）摘要1】

郭某，女，39岁，教师。2019年4月5日就诊。

患者3年前患肝炎，反复发作。近3年来右胁肋部隐隐作痛，悠悠不休，遇劳加重，口干咽燥，心中烦热，头晕目眩，遂来就诊。舌红少苔，脉细弦而数。

【答题要求】

根据上述摘要，在答题卡上完成书面分析。

【病案（例）摘要2】

霍某，女，28岁，职员。2019年6月25日初诊。

患者平素月经正常，末次月经2019年5月3日。现停经53天，阴道不规则出血3天，停经后有明显早孕反应。3天前阴道有少量出血，色淡红，质稀薄，遂到医院就诊。查尿妊娠试验阳性。B超示宫内妊娠，子宫肌内可见一2.0cm×0.8cm大小的肌瘤。曾服安络血效果不明显，现阴道不时少量下血，色暗红，胸腹胀满，皮肤粗糙，口干不欲饮，舌暗红，边尖有瘀斑，苔白，脉沉涩。

【答题要求】

根据上述摘要，在答题卡上完成书面分析。

时间：50分钟。

【答案解析1】

**中医疾病诊断**：胁痛。

**中医证候诊断**：肝络失养证。

**中医辨病辨证依据**：患者有肝炎病史，并且反复发作，近3年来右胁肋部一直隐隐作痛，中医辨病为胁痛。遇劳加重，口干咽燥，心中烦热，头晕目眩，舌红少苔，脉细弦而数，为肝络失养证。

**病因病机分析**：久病耗伤，肝肾阴亏，精血耗伤，肝络失养，不荣则痛。病位在肝胆，病性属里属虚。

**中医治法**：养阴柔肝。

**方剂**：一贯煎加减。

**药物组成、剂量及煎服法**：生地黄15g，枸杞子10g，黄精15g，沙参15g，麦冬15g，当归15g，白芍15g，川楝子10g，制香附10g。三剂，水煎服，日一剂，早晚分服。

【答案解析2】

**中医疾病诊断**：胎漏。

**中医证候诊断**：癥瘕伤胎证。

**中医辨病辨证依据**：患者以阴道不时下血为主症，不伴腰酸腹痛，故中医辨病为胎漏。阴道不时少量下血，色暗红，胸腹胀满，皮肤粗糙，口干不欲饮，舌暗红，边尖有瘀斑，苔白，脉沉涩，且B超显示有子宫肌瘤，故诊断癥瘕伤胎证。

**中医治法**：祛瘀消癥，固冲安胎。

**方剂**：桂枝茯苓丸合寿胎丸。

**药物组成、剂量及煎服法：**桂枝 9g，茯苓 12g，牡丹皮 12g，桃仁 12g，赤芍 15g，菟丝子 12g，桑寄生 15g，川续断 15g，阿胶 12g（烊化）。七剂，水煎服，日一剂，早晚分服。

## 035 号题

**【病案（例）摘要1】**

唐某，男，40 岁，公务员。2018 年 5 月 9 日就诊。

患者脘腹坚满，青筋显露，胁下癥结痛如针刺，面色晦暗黧黑，见赤丝血缕，面、颈、胸、臂出现血痣和蟹爪纹，口干不欲饮水，大便色黑。舌质紫暗有紫斑，脉细涩。

**【答题要求】**

根据上述摘要，在答题卡上完成书面分析。

**【病案（例）摘要2】**

张某，女，43 岁，已婚，职员。2019 年 5 月 24 日初诊。

患者 1 周前游泳后出现带下量多，色黄，质黏稠，有臭气，伴有胸闷口腻，纳食较差，小腹作痛，阴痒，小便黄少，舌苔黄腻，脉濡略数。

**【答题要求】**

根据上述摘要，在答题卡上完成书面分析。

时间：50 分钟。

**【答案解析1】**

**中医疾病诊断：**鼓胀。

**中医证候诊断：**瘀结水留证。

**中医辨病辨证依据：**患者脘腹坚满，青筋显露，胁下癥结痛如针刺，故中医辨病为鼓胀。面色晦暗黧黑，见赤丝血缕，面、颈、胸、臂出现血痣和蟹爪纹，口干不欲饮水，大便色黑，舌质紫暗有紫斑，脉细涩，故诊断为瘀结水留证。

**病因病机分析：**肝脾瘀结，络脉滞涩，水气停留，遂成鼓胀。

**中医治法：**活血化瘀，行气利水。

**方剂：**调营饮加减。

**药物组成、剂量及煎服法：**当归 9g，赤芍 9g，桃仁 9g，三棱 9g，莪术 9g，鳖甲 6g（先煎），大腹皮 12g，马鞭草 9g，益母草 12g，泽兰 12g，泽泻 9g，赤茯苓 9g。五剂，水煎服，日一剂，早晚分服。

**【答案解析2】**

**中医疾病诊断：**带下过多。

**中医证候诊断：**湿热下注证。

**中医辨病辨证依据：**患者以带下量多，色黄质稠，有臭气为主症，故中医辨病为带下过多。带下色黄，质黏稠，有臭气，伴有胸闷口腻，纳食较差，小腹作痛，阴痒，小便黄少，舌苔黄腻，脉濡略数，证属湿热下注证。

**病因病机分析**：游泳导致湿热之邪外袭，下注肝经，伤及任、带，发为带下病。

**中医治法**：清利湿热。

**方剂**：止带方加减。

**药物组成、剂量及煎服法**：猪苓12g，茯苓12g，车前子12g（包煎），泽泻15g，茵陈9g，赤芍12g，牡丹皮12g，黄柏15g，栀子12g，牛膝12g。七剂，水煎服，日一剂，早晚分服。

## 036号题

【病案（例）摘要1】

韩某，男，53岁，工人。2019年11月3日就诊。

患者反复皮肤、面目发黄6年。近半年面目及肌肤淡黄，晦暗不泽，肢软乏力，心悸气短，小便色黄，大便溏薄，遂来就诊。舌质淡苔薄，脉濡细。

【答题要求】

根据上述摘要，在答题卡上完成书面分析。

【病案（例）摘要2】

患儿，男，5岁。2020年8月4日初诊。

患儿因为饮食不慎，出现大便水样，泻下急迫，量多次频，气味秽臭，见少许黏液，肛周红赤，发热，烦躁口渴，恶心呕吐，小便短黄。舌质红，苔黄腻，脉滑数，指纹紫。

【答题要求】

根据上述摘要，在答题卡上完成书面分析。

时间：50分钟。

【答案解析1】

**中医疾病诊断**：黄疸。

**中医证候诊断**：阴黄，脾虚湿滞证。

**中医辨病辨证依据**：患者以目黄、肤黄、小便黄、晦暗不泽为主症，中医辨病为黄疸，阴黄。黄疸晦暗不泽，肢软乏力，心悸气短，大便溏薄，舌质淡苔薄，脉濡细，为脾虚湿滞证。

**病因病机分析**：黄疸日久，脾虚血亏，湿滞残留，阻塞胆道，胆汁不循常道，外溢于肌肤，发为黄疸。病位在脾、胃、肝、胆，病性属本虚标实证。

**中医治法**：健脾养血，利湿退黄。

**方剂**：黄芪建中汤加减。

**药物组成、剂量及煎服法：**黄芪 20g，桂枝 9g，生姜 6g，白术 15g，当归 9g，白芍 15g，炙甘草 9g，大枣 9g，茵陈 15g，茯苓 9g。三剂，水煎服，日一剂，早晚分服。

【答案解析 2】

**中医疾病诊断：**小儿泄泻。

**中医证候诊断：**湿热泻证。

**中医辨病辨证依据：**患儿以大便次数增多为主症，故中医辨病为小儿泄泻。泻下急迫，量多次频，气味秽臭，见少许黏液，肛周红赤，发热，烦躁口渴，恶心呕吐，小便短黄，舌质红，苔黄腻，脉滑数，故属于湿热泻证。

**病因病机分析：**湿热之邪伤脾，运化功能失职，水谷不分，精微不布，清浊不分，水反为湿，谷反为滞，合污而下，而致泄泻。

**中医治法：**解热化湿。

**方剂：**葛根黄芩黄连汤加味。

**药物组成、剂量及煎服法：**葛根 6g，黄芩 6g，黄连 4.5g，马齿苋 6g，白头翁 6g，车前子 6g（包煎）。五剂，水煎服，日一剂，早晚分服。

## 037 号题

【病案（例）摘要 1】

程某，男，31 岁，干部。2019 年 6 月 3 日就诊。

患者 5 天前因事出差，回家后发热，周身乏力，身目俱黄，黄色鲜明，头重身困，胸脘痞满，食欲减退，恶心呕吐，腹胀，大便溏泄，遂来就诊。舌苔厚腻微黄，脉象濡缓。

【答题要求】

根据上述摘要，在答题卡上完成书面分析。

【病案（例）摘要 2】

韩某，女，30 岁，已婚，职员。2018 年 10 月 9 日初诊。

患者带下量少，阴部干涩灼痛，阴部萎缩，性交疼痛。伴有头晕耳鸣，腰膝酸软，烘热汗出，烦热胸闷，夜寐不安，小便黄，大便干结。舌红少苔，脉细数。

【答题要求】

根据上述摘要，在答题卡上完成书面分析。

时间：50 分钟。

【答案解析 1】

**中医疾病诊断：**黄疸。

**中医证候诊断：**阳黄，湿重于热证。

**中医辨病辨证依据：**患者发热，身目俱黄，黄色鲜明，中医辨病为黄疸，阳黄。头重身困，胸脘痞满，食欲减退，恶心呕吐，腹胀，大便溏泄，舌苔厚腻微黄，脉象濡缓，为湿重于热证。

**病因病机分析**：感受湿热之邪，湿遏热伏，困阻中焦，胆汁不循常道，外溢于肌肤，发为黄疸。病位在脾、胃、肝、胆，病性属里属实。

**中医治法**：利湿化浊运脾，佐以清热。

**方剂**：茵陈五苓散合甘露消毒丹加减。

**药物组成、剂量及煎服法**：白术10g，茵陈15g，茯苓9g，桂枝6g，泽泻6g，猪苓6g，滑石9g（包煎），黄芩6g，石菖蒲6g，川贝母6g，木通6g，藿香6g，射干3g，连翘3g，白豆蔻6g（后下）。三剂，水煎服，日一剂，早晚分服。

【答案解析2】

**中医疾病诊断**：带下过少。

**中医证候诊断**：肝肾亏损证。

**中医辨病辨证依据**：患者以带下量少，阴部干涩为主症，故中医辨病为带下过少。头晕耳鸣，腰膝酸软，烘热汗出，烦热胸闷，夜寐不安，小便黄，大便干结，舌红少苔，脉细数，证属肝肾亏损证。

**病因病机分析**：肝肾之阴不足，阴精津液亏少，不能润泽阴户，而致带下过少。

**中医治法**：滋补肝肾，养精益血。

**方剂**：左归丸加知母、肉苁蓉、紫河车、麦冬。

**药物组成、剂量及煎服法**：熟地黄15g，菟丝子15g，牛膝9g，龟甲胶20g（烊化），鹿角胶20g（烊化），山药15g，山茱萸15g，枸杞子15g，知母10g，肉苁蓉12g，紫河车12g，麦冬15g。五剂，水煎服，日一剂，早晚分服。

## 038 号题

【病案（例）摘要1】

鲁某，女，61岁，退休。2019年8月23日就诊。

患者3年前开始感到头痛，头晕，此后反复发作。近两个月因思想负担过重，头痛头晕症状加重，出现头昏胀痛，以两侧为重，心烦易怒，夜寐不宁，口苦面红，兼有胁痛，遂来就诊。舌红苔黄，脉弦数。

【答题要求】

根据上述摘要，在答题卡上完成书面分析。

【病案（例）摘要2】

李某，女，65岁，已婚，农民。2019年2月9日初诊。

患者近20年来，每因受凉出现气喘咳嗽，且症状逐年加重，多次住院治疗。近日天气转凉后，喘促咳嗽又作。现症见气喘胸闷，呼多吸少，动则喘息尤甚，气不得续，形瘦神惫，汗出肢冷，面青唇紫，舌淡苔白，脉微细。

**【答题要求】**

根据上述摘要，在答题卡上完成书面分析。

时间：50分钟。

**【答案解析1】**

**中医疾病诊断**：头痛（内伤头痛）。

**中医证候诊断**：肝阳头痛。

**中医辨病辨证依据**：患者有头痛病史3年，近两个月因思想负担过重诱发，出现头痛，头晕，伴有胀痛，以两侧为重，中医辨病为内伤头痛。两侧为重，心烦易怒，夜寐不宁，口苦面红，兼有胁痛，舌红苔黄，脉弦数，证属肝阳上亢证。

**病因病机分析**：患者有头痛史，情志不畅，肝失条达，气郁化火，阳亢风动。病位在头部，病性属里属实。

**中医治法**：平肝潜阳息风。

**方剂**：天麻钩藤饮加减。

**药物组成、剂量及煎服法**：天麻9g，石决明18g（先煎），川牛膝12g，钩藤12g（后下），黄芩9g，朱茯神9g，桑寄生9g，杜仲9g，栀子9g，益母草9g，首乌藤9g。五剂，水煎服，日一剂，早晚分服。

**【答案解析2】**

**中医疾病诊断**：喘证。

**中医证候诊断**：肾虚不纳证。

**中医辨病辨证依据**：患者以喘息胸闷为主症，故辨病为喘证。气喘胸闷，呼多吸少，动则喘息尤甚，气不得续，形瘦神惫，汗出肢冷，面青唇紫，舌淡苍白，脉微细，证属肾虚不纳证。

**病因病机分析**：久病咳喘，肺病及肾，肺肾俱虚，气失摄纳。

**中医治法**：补肾纳气。

**方剂**：金匮肾气丸合参蛤散加减。

**药物组成、剂量及煎服法**：制附子9g（先煎），肉桂3g（后下），山萸肉12g，胡桃肉12g，紫河车12g，熟地黄15g，山药15g，当归15g，人参15g，蛤蚧12g。五剂，水煎服，日一剂，早晚分服。

## 039号题

**【病案（例）摘要1】**

蔡某，男，51岁，工人。2019年9月17日就诊。

患者有高血压病史15年，长期服用降压药，头痛反复发作2年。近两周因工作劳累,睡眠较少,出现头痛且空,眩晕耳鸣,腰膝酸软,神疲乏力,滑精,遂来就诊。舌红少苔,脉细无力。

**【答题要求】**

根据上述摘要,在答题卡上完成书面分析。

**【病案(例)摘要2】**

李某,男,5岁,2019年9月17日就诊。

患儿不思乳食,稍食即饱,腹满喜按,大便酸臭并夹有不消化食物残渣,面黄神疲,形体偏瘦。舌质淡,苔白,脉细弱,指纹滞。

**【答题要求】**

根据上述摘要,在答题卡上完成书面分析。

时间:50分钟。

**【答案解析1】**

**中医疾病诊断:** 头痛(内伤头痛)。

**中医证候诊断:** 肾虚头痛。

**中医辨病辨证依据:** 患者有15年高血压病史,近2年反复发作头痛,最近因工作劳累,睡眠较少,出现头痛且空,中医辨病为内伤头痛。头痛且空,眩晕耳鸣,腰膝酸软,神疲乏力,滑精,舌红少苔,脉细无力,证属肾虚证。

**病因病机分析:** 患者有高血压史,久病体虚,气血不足,不能上荣,窍络失养,不荣则痛。病位在头部,病性属里属虚。

**中医治法:** 养阴补肾,填精生髓。

**方剂:** 大补元煎加减。

**药物组成、剂量及煎服法:** 熟地黄9g,枸杞子9g,炙甘草6g,杜仲6g,人参10g(另煎),当归9g,山萸肉3g,炒山药6g。五剂,水煎服,日一剂,早晚分服。

**【答案解析2】**

**中医疾病诊断:** 积滞。

**中医证候诊断:** 脾虚夹积证。

**中医辨病辨证依据:** 患儿不思乳食,稍食即饱,腹满喜按,大便酸臭并夹有不消化食物残渣,故中医辨病为积滞。面黄神疲,形体偏瘦,舌质淡,苔白,脉细弱,指纹滞,故辨证为脾虚夹积证。

**病因病机分析:** 小儿脾胃虚弱,稍有乳食增加,或喂养失宜,即致食而不化,而成积滞。病位在脾胃,病机为乳食停聚中脘,积而不化,气滞不行。

**中医治法:** 健脾助运,消食化积。

**方剂:** 健脾丸加减。

**药物组成、剂量及煎服法:** 党参6g,白术6g,陈皮6g,六神曲6g,麦芽9g,山楂 9g, 枳实 6g。三剂，水煎服，日一剂，早晚分服。

## 040 号题

**【病案（例）摘要1】**

卢某，女，37岁，职工。2019年11月6日就诊。

患者于2个月前分娩后，出现头晕目眩，视物旋转，动则加剧，劳累即发，面色㿠白，神疲乏力，倦怠懒言，唇甲不华，发色不泽，心悸少寐，纳少腹胀，遂来就诊。舌淡苔薄白，脉细弱。

**【答题要求】**

根据上述摘要，在答题卡上完成书面分析。

**【病案（例）摘要2】**

李某，女，48岁，已婚，干部。2018年6月10日初诊。

患者久居湿地，近一月来全身逐渐水肿，下肢明显，按之没指，小便短少，身体困重，胸闷纳呆，泛恶。舌苔白腻，脉沉缓。

**【答题要求】**

根据上述摘要，在答题卡上完成书面分析。

时间：50分钟。

**【答案解析1】**

**中医疾病诊断：** 眩晕。

**中医证候诊断：** 气血亏虚证。

**中医辨病辨证依据：** 患者以头晕目眩、视物旋转为主症，中医辨病为眩晕。动则加剧，劳累即发，面色㿠白，神疲乏力，倦怠懒言，唇甲不华，发色不泽，心悸少寐，纳少腹胀，舌淡苔薄白，脉细弱，为气血亏虚证。

**病因病机分析：** 患者有分娩史，气血亏虚，清阳不展，脑失所养。病位在头窍，病性属里属虚。

**中医治法：** 补益气血，调养心脾。

**方剂：** 归脾汤加减。

**药物组成，剂量及煎服法：** 炒黄芪 6g，人参 9g（另煎），白术 6g，当归 6g，龙眼肉 9g，大枣 3g，茯苓 6g，木香 3g，炙甘草 3g，远志 6g，生姜 3g，炒酸枣仁 20g。三剂，水煎服，日一剂，早晚分服。

**【答案解析2】**

**中医疾病诊断：** 水肿。

**中医证候诊断：** 水湿浸渍证。

**中医辨病辨证依据：** 患者以全身逐渐水肿，下肢明显为主症，故中医辨病为水肿。

全身逐渐水肿，下肢明显，按之没指，小便短少，身体困重，胸闷纳呆，泛恶，舌苔白腻，脉沉缓，属于水湿浸渍证。

**病因病机分析**：久居湿地，水湿内侵，脾气受困，脾阳不振，运化失职，水液泛溢于肌肤则发为水肿。病变部位在脾，病理性质属于本虚标实证。

**中医治法**：运脾化湿，通阳利水。

**方剂**：五皮饮合胃苓汤加减。

**药物组成、剂量及煎服法**：桑白皮20g，陈皮15g，大腹皮15g，茯苓皮15g，生姜皮9g，苍术12g，厚朴15g，草果12g，桂枝6g，白术9g，茯苓9g，猪苓9g，泽泻9g。五剂，水煎服，日一剂，早晚分服。

## 041号题

【病案（例）摘要1】

谢某，女，43岁，已婚，职员。2019年5月24日初诊。

患者全身浮肿3年，水肿以腰以下为甚，按之凹陷不易恢复，伴有脘腹胀闷，纳减便溏，面色不华，神疲乏力，四肢倦怠，小便短少，舌质淡，苔白腻，脉沉缓。

【答题要求】

根据上述摘要，在答题卡上完成书面分析。

【病案（例）摘要2】

康某，女，19岁，未婚，学生。2018年8月9日初诊。

患者3天前受凉后出现恶寒、发热、咳嗽。1天前出现气喘。现症见喘息咳逆，呼吸急促，胸部胀闷，痰多稀薄色白，恶寒，发热，头痛，无汗，口不渴，舌淡，苔薄白而滑，脉浮紧。

【答题要求】

根据上述摘要，在答题卡上完成书面分析。

时间：50分钟。

【答案解析1】

**中医疾病诊断**：水肿（阴水）。

**中医证候诊断**：脾阳虚衰证。

**中医辨病辨证依据**：患者以全身水肿，腰以下为甚，故辨病为水肿病阴水。水肿按之凹陷不易恢复，伴有脘腹胀闷，纳减便溏，面色不华，神疲乏力，四肢倦怠，小便短少，舌质淡，苔白腻，脉沉缓，证属脾阳虚衰证。

**病因病机分析**：脾阳不振，运化无权，土不制水，水溢肌肤，发为水肿。

**中医治法**：健脾温阳利水。

**方剂**：实脾饮加减。

**药物组成、剂量及煎服法**：干姜 9g，附子 12g（先煎），白术 12g，茯苓 12g，炙甘草 9g，厚朴 12g，大腹皮 20g，草果仁 12g，木香 6g，木瓜 12g。七剂，水煎服，日一剂，早晚分服。

【答案解析 2】

**中医疾病诊断**：喘证。

**中医证候诊断**：风寒壅肺证。

**中医辨病辨证依据**：患者以喘息咳逆、呼吸急促、胸部胀闷、痰多稀薄色白为主症，故中医辨病为喘证。痰色白，质稀，伴恶寒，发热，头痛，无汗，口不渴，舌淡，苔薄白而滑，脉浮紧，故属于风寒壅肺证。

**病因病机分析**：风寒上受，内舍于肺，邪实气壅，肺气不宣。病变部位在肺，病理性质属于表实证。

**中医治法**：宣肺散寒。

**方剂**：麻黄汤合华盖散加减。

**药物组成、剂量及煎服法**：麻黄 9g，紫苏子 12g，半夏 12g，橘红 12g，杏仁 6g（后下），紫菀 12g，白前 12g。五剂，水煎服，日一剂，早晚分服。

### 042 号题

【病案（例）摘要 1】

丁某，男，73 岁，退休。2019 年 11 月 9 日就诊。

患者平素头晕头痛，耳鸣目眩，腰膝酸软，长期服用六味地黄丸。1 周前突发右侧肢体偏瘫，无意识改变，伴口眼㖞斜，言语不利，手指瞤动，遂来就诊。舌质红，苔腻，脉弦细。

【答题要求】

根据上述摘要，在答题卡上完成书面分析。

【病案（例）摘要 2】

王某，男，7 岁。2019 年 5 月 7 日就诊。

患儿口腔舌面满布白屑，周围焮红较甚，面赤，唇红，烦躁不宁，吮乳多啼，口干渴，伴发热，大便干结，小便黄赤。舌质红，苔黄厚，脉滑数，指纹紫滞。

【答题要求】

根据上述摘要，在答题卡上完成书面分析。

时间：50 分钟。

【答案解析 1】

**中医疾病诊断**：中风（中经络）。

**中医证候诊断**：阴虚风动证。

**中医辨病辨证依据：** 患者突然出现右侧肢体偏瘫、口眼㖞斜，且发于 40 岁以上，发病前有头晕、头痛等先兆症状，故中医辨病为中风。意识清楚，手指瞤动，舌质红，苔腻，脉弦细，辨证为中经络阴虚风动证。

**病因病机分析：** 年高体虚，肝肾阴虚，风阳内动，风痰瘀阻经络。病位在脑，与心、肝、脾、肾密切相关，病性属里属虚。

**中医治法：** 滋阴潜阳，息风通络。

**方剂：** 镇肝熄风汤加减。

**药物组成、剂量及煎服法：** 牛膝 12g，生杭芍 15g，生赭石 15g（先煎），玄参 15g，生龙骨 15g（先煎），生牡蛎 10g（先煎），龟甲 10g（先煎），天冬 15g，川楝子 6g，生麦芽 6g，茵陈 6g，甘草 6g。三剂，水煎服，日一剂，早晚分服。

【答案解析 2】

**中医疾病诊断：** 鹅口疮。

**中医证候诊断：** 心脾积热证。

**中医辨病辨证依据：** 患儿口腔舌面满布白屑，周围焮红较甚，故中医辨病为鹅口疮。面赤，唇红，烦躁不宁，吮乳多啼，口干渴，伴发热，大便干结，小便黄赤，舌质红，苔黄厚，脉滑数，指纹紫滞，故诊断为心脾积热证。

**病因病机分析：** 喂养不当，嗜食肥甘厚味，脾胃蕴热；或护理不当，口腔不洁，则秽毒之邪乘虚而入，内外合邪，热毒蕴积心脾。

**中医治法：** 清心泻脾。

**方剂：** 清热泻脾散加减。

**药物组成，剂量及煎服法：** 黄连 6g，炒栀子 6g，黄芩 6g，生石膏 9g（先煎），生地黄 6g，茯苓 9g，灯心草 6g，生甘草 6g。三剂，水煎服，日一剂，早晚分服。

### 043 号题

【病案（例）摘要 1】

魏某，女，62 岁，农民。2019 年 10 月 19 日就诊。

患者平素头晕头痛，耳鸣目眩。2 天前患者因郁怒致口眼㖞斜，舌强语謇，左侧半身不遂，遂来就诊。舌质红，苔黄，脉弦。

【答题要求】

根据上述摘要，在答题卡上完成书面分析。

【病案（例）摘要 2】

吴某，女，54 岁，已婚。2019 年 4 月 19 日初诊。

患者胸闷胸痛反复发作 3 年，进食油腻及阴雨天症状加重。现症见胸闷，痰多气短，倦怠乏力，肢体沉重，形体肥胖，舌体胖大且边有齿痕，苔白浊腻，脉滑。

【答题要求】

根据上述摘要，在答题卡上完成书面分析。

时间：50分钟。

【答案解析1】

**中医疾病诊断**：中风（中经络）。

**中医证候诊断**：风阳上扰证。

**中医辨病辨证依据**：患者以口眼㖞斜、舌强语謇、左侧半身不遂为主症，结合患者年龄在40岁以上，发病之前多有头晕、头痛等先兆症状，故中医辨病为中风。头晕头痛，耳鸣目眩，舌质红，苔黄，脉弦，为风阳上扰证。

**病因病机分析**：内伤积损、劳欲过度、饮食不节、情志所伤、气虚邪中。情志郁怒，肝火偏旺，阳亢化风，横窜络脉。

**中医治法**：平肝潜阳，活血通络。

**方剂**：天麻钩藤饮加减。

**药物组成、剂量及煎服法**：天麻15g，石决明20g（先煎），钩藤15g（后下），牛膝12g，杜仲12g，桑寄生12g，黄芩10g，栀子10g，菊花9g，白芍15g。三剂，水煎服，日一剂，早晚分服。

【答案解析2】

**中医疾病诊断**：胸痹。

**中医证候诊断**：痰浊闭阻证。

**中医辨病辨证依据**：患者以胸闷胸痛反复发作为主症，故中医辨病为胸痹。痰多气短，倦怠乏力，肢体沉重，形体肥胖，舌体胖大且边有齿痕，苔白浊腻，脉滑，辨证为痰浊闭阻证。

**病因病机分析**：病因是寒邪内侵、饮食失调、情志失调、劳倦内伤、年迈体虚，导致心肝脾肺肾功能失调，心脉痹阻而产生本病。病机是痰浊盘踞，胸阳失展，气机痹阻，脉络阻滞。

**中医治法**：通阳泄浊，豁痰宣痹。

**方剂**：瓜蒌薤白半夏汤合涤痰汤加减。

**药物组成、剂量及煎服法**：瓜蒌20g，薤白12g，半夏12g，胆南星12g，竹茹15g，人参6g（另煎），茯苓12g，甘草12g，石菖蒲12g，陈皮12g，枳实12g。五剂，水煎服，日一剂，早晚分服。

## 044号题

【病案（例）摘要1】

严某，女，36岁，职工。2018年7月16日就诊。

患者半月前出现双下肢皮肤疖肿。3天前出现眼睑浮肿，延及全身，皮肤光亮，尿少色赤，恶风发热，遂来就诊。舌质红，苔薄黄，脉滑数。

**【答题要求】**

根据上述摘要，在答题卡上完成书面分析。

**【病案（例）摘要2】**

蔡某，女，57岁。2018年7月16日就诊。

患者近3年常易潮热汗出，口干耳鸣。近半年出现入睡困难，醒后不寐，头晕腰酸。2个月前因家事劳神而失眠加重。现症见心烦不寐，入睡困难，心悸多梦，伴头晕耳鸣，腰膝酸软，潮热盗汗，五心烦热，咽干少津，舌红少苔，脉细数。

**【答题要求】**

根据上述摘要，在答题卡上完成书面分析。

时间：50分钟。

**【答案解析1】**

**中医疾病诊断：** 水肿（阳水）。

**中医证候诊断：** 湿毒浸淫证。

**中医辨病辨证依据：** 患者以眼睑浮肿，继而延及四肢全身为主症，结合半月前出现双下肢皮肤疖肿病史，故中医辨病为水肿。双下肢皮肤疖肿，皮肤光亮，尿少色赤，恶风发热，舌质红，苔薄黄，脉滑数，辨证为阳水湿毒浸淫证。

**病因病机分析：** 疮毒内归，脾、肺，三焦气化不利，水湿内停。

**中医治法：** 宣肺解毒，利湿消肿。

**方剂：** 麻黄连翘赤小豆汤合五味消毒饮加减。

**药物组成、剂量及煎服法：** 麻黄6g，桑白皮15g，赤小豆15g，金银花24g，野菊花15g，蒲公英18g，紫花地丁12g，连翘12g，紫背天葵15g。三剂，水煎服，日一剂，早晚分服。

**【答案解析2】**

**中医疾病诊断：** 不寐。

**中医证候诊断：** 心肾不交证。

**中医辨病辨证依据：** 患者以心烦不寐、入睡困难、心悸多梦为主症，中医辨病为不寐。头晕耳鸣，腰膝酸软，潮热盗汗，五心烦热，咽干少津，舌红少苔，脉细数，辨证为心肾不交证。

**病因病机分析：** 病因是饮食不节，情志失常，劳倦、思虑过度，病后，年迈体虚等。病机是肾水亏虚，不能上济于心，心火炽盛，不能下交于肾。

**中医治法：** 滋阴降火，交通心肾。

**方剂：** 六味地黄丸合交泰丸加减。

**药物组成、剂量及煎服法：** 熟地黄 15g，山萸肉 12g，山药 15g，泽泻 12g，茯苓 12g，丹皮 12g，黄连 9g，肉桂 3g（后下）。五剂，水煎服，日一剂，早晚分服。

### 045 号题

**【病案（例）摘要1】**

潘某，男，18岁，学生。2019年9月11日就诊。

患者1天前因天气炎热下河游泳，次日感觉小便不适，尿频，灼热刺痛，溺色黄赤，少腹拘急胀痛，伴恶寒发热，口苦，呕恶，腰痛拒按，大便秘结，遂来就诊。苔黄腻，脉滑数。

**【答题要求】**

根据上述摘要，在答题卡上完成书面分析。

**【病案（例）摘要2】**

刘某，男，42岁，农民。2019年2月25日初诊。

患者因发作性昏仆抽搐就诊。发作时突然昏仆抽搐，吐涎，发出怪声。患者平时急躁易怒，心烦失眠，口苦咽干。苔黄腻，脉弦滑而数。

**【答题要求】**

根据上述摘要，在答题卡上完成书面分析。

时间：50分钟。

**【答案解析1】**

**中医疾病诊断：** 淋证。

**中医证候诊断：** 热淋。

**中医辨病辨证依据：** 患者以小便频数，灼热刺痛，少腹拘急胀痛为主症，中医辨病为淋证。灼热刺痛，溺色黄赤，恶寒发热，口苦，呕恶，腰痛拒按，大便秘结，苔黄腻，脉滑数，为热淋证。

**病因病机分析：** 游泳导致秽浊之邪内侵，化生湿热，湿热蕴结下焦，膀胱气化失司，遂成淋证。

**中医治法：** 清热利湿通淋。

**方剂：** 八正散加减。

**药物组成、剂量及煎服法：** 木通 6g，瞿麦 15g，萹蓄 15g，车前子 15g（包煎），滑石 6g（包煎），蒲公英 25g，紫花地丁 30g，生甘草 6g，柴胡 10g，生大黄 6g（后下），栀子 6g。三剂，水煎服，日一剂，早晚分服。

**【答案解析2】**

**中医疾病诊断：** 痫病。

**中医证候诊断：** 痰火扰神证。

**中医辨病辨证依据**：患者以突然昏仆抽搐、吐涎、发出怪声为主症，中医辨病为痫病。患者平时急躁易怒，心烦失眠，口苦咽干，苔黄腻，脉弦滑而数，辨证为痰火扰神证。

**病因病机分析**：病因与先天遗传、七情失调，以及惊恐、饮食失调、脑部外伤、六淫所干、他病之后有关。病机是痰浊蕴结，气郁化火，痰火内盛，上扰脑神，遂发痫证。

**中医治法**：清热泻火，化痰开窍。

**方剂**：龙胆泻肝汤合涤痰汤加减。

**药物组成、剂量及煎服法**：龙胆9g，青黛3g（冲服），芦荟9g，大黄6g（后下），黄芩9g，栀子9g，姜半夏12g，胆南星12g，木香6g，枳实9g，茯苓12g，橘红12g，人参6g（另煎），石菖蒲12g，麝香0.1g（冲服）。五剂，水煎服，日一剂，早晚分服。

## 046号题

**【病案（例）摘要1】**

武某，男，40岁，工人。2019年7月6日就诊。

患者因天气炎热加上工作繁忙，3天前出现小便不适，尿频，灼热刺痛，尿色深红，夹有血块，疼痛满急加剧，心烦，遂来就诊。舌尖红，苔黄，脉滑数。

**【答题要求】**

根据上述摘要，在答题卡上完成书面分析。

**【病案（例）摘要2】**

赵某，男，32岁，已婚，职员。2019年5月24日初诊。

患者近日因过食辛辣之品导致大便秘结，解大便时带血，出血呈喷射状，血色鲜红，伴有肛门瘙痒。舌质红，苔薄黄，脉数。

**【答题要求】**

根据上述摘要，在答题卡上完成书面分析。

时间：50分钟。

**【答案解析1】**

**中医疾病诊断**：淋证。

**中医证候诊断**：血淋。

**中医辨病辨证依据**：患者以小便频数、灼热刺痛、小腹拘急引痛为主症，中医辨病为淋证。尿色深红，夹有血块，疼痛满急加剧，心烦，舌尖红，苔黄，脉滑数，为血淋证。

**病因病机分析**：感受湿热，下注膀胱，热甚灼络，迫血妄行。

**中医治法**：清热通淋，凉血止血。

**方剂**：小蓟饮子加减。

**药物组成、剂量及煎服法**：小蓟 9g，生地黄 9g，藕节 6g，木通 6g，甘草 6g，栀子 9g，滑石 6g(包煎)，当归 9g，蒲黄（包煎）6g，淡竹叶 9g。五剂，水煎服，日一剂，早晚分服。

【答案解析 2】

**中医疾病诊断**：痔。

**中医证候诊断**：风热肠燥证。

**中医辨病辨证依据**：患者以大便秘结，大便带血，血色鲜红为主症，故中医辨病为痔。大便带血，血色鲜红，伴有肛门瘙痒，舌质红，苔薄黄，脉数，证属风热肠燥证。

**病因病机分析**：过食辛辣醇酒厚味，燥热内生，下迫大肠，致血行不畅，血液瘀积，热与血相搏，则气血纵横，筋脉交错，结滞不散而成。中医治法：清热凉血祛风。

**方剂**：凉血地黄汤加减。

**药物组成、剂量及煎服法**：生地黄 15g，黄连 9g，白芍 12g，地榆 15g，槐角 12g，当归 15g，升麻 9g，天花粉 15g，黄芩 15g，荆芥 12g，枳壳 15g，麻仁 12g，大黄 9g（后下）。七剂，水煎服，日一剂，早晚分服。

## 047 号题

【病案（例）摘要 1】

刘某，男，5 岁。2016 年 7 月 6 日就诊。

患儿发热轻微，流涕咳嗽，纳差恶心，呕吐泄泻，1 天后出现口腔内疱疹，破溃后形成小的溃疡，疼痛流涎，不欲进食。随病情进展，手掌、足跖部出现米粒至豌豆大斑丘疹，并迅速转为疱疹，分布稀疏，疹色红润，根盘红晕不著，疱液清亮，舌质红，苔薄黄腻，脉浮数。

【答题要求】

根据上述摘要，在答题卡上完成书面分析。

【病案（例）摘要 2】

王某，男，25 岁，已婚。2015 年 8 月 26 日就诊。

患者居处较潮湿，7 天前劳动后汗出当风，突然出现腰部疼痛，未予重视，后病情逐渐加重，遂来诊。现症见腰部冷痛重着，转侧不利，逐渐加重，静卧疼痛不减，寒冷和阴天则加重，舌质淡，苔白腻，脉沉而迟缓。

【答题要求】

根据上述摘要，在答题卡上完成书面分析。

时间：50 分钟。

【答案解析1】

**中医疾病诊断**：手足口病。

**中医证候诊断**：邪犯肺胃证。

**中医辨病辨证依据**：患儿以口腔内疱疹，破溃后形成小的溃疡，随病情进展，手掌、足跖部出现米粒至豌豆大斑丘疹，并迅速转为疱疹，分布稀疏为特征，故中医辨病为手足口病。发热轻微，流涕咳嗽，疹色红润，根盘红晕不著，疱液清亮，舌质红，苔薄黄腻，脉浮数，故辨证为邪犯肺胃证。

**病因病机分析**：时邪疫毒由口鼻而入，初犯肺脾，肺气失宣，卫阳被遏，脾失健运，胃失和降，邪毒蕴郁，气化失司，水湿内停，与毒相搏，外透肌表，则手、足、口咽部散发稀疏疱疹。

**中医治法**：宣肺解表，清热化湿。

**方剂**：甘露消毒丹加减。

**药物组成、剂量及煎服法**：滑石6g（包煎），黄芩6g，茵陈6g，金银花6g，连翘6g，藿香6g，薄荷9g，白豆蔻6g（后下），石菖蒲6g，板蓝根6g，射干6g，浙贝母6g。三剂，水煎服，日一剂，早晚分服。

【答案解析2】

**中医疾病诊断**：腰痛。

**中医证候诊断**：寒湿证。

**中医辨病辨证依据**：患者以腰部疼痛为主症，中医辨病为腰痛。腰部冷痛重着，转侧不利，逐渐加重，静卧病痛不减，寒冷和阴天则加重，舌质淡，苔白腻，脉沉而迟缓，辨证为寒湿证。

**病因病机分析**：寒湿闭阻，滞碍气血，经脉不利，不通则痛。

**中医治法**：散寒行湿，温经通络。

**方剂**：甘姜苓术汤加减。

**药物组成、剂量及煎服法**：干姜9g，桂枝12g，甘草9g，牛膝9g，茯苓12g，白术12g，杜仲15g，桑寄生15g，续断15g。五剂，水煎服，日一剂，早晚分服。

## 048 号题

【病案（例）摘要1】

王某，女，22岁，学生。2019年10月23日就诊。

患者3周前由于感情受挫后，心情抑郁，出现精神恍惚，心神不宁，多疑易惊，悲忧善哭，喜怒无常，时时欠伸，遂来就诊。舌质淡，苔薄白，脉弦细。

【答题要求】

根据上述摘要，在答题卡上完成书面分析。

**【病案（例）摘要 2】**

李某，男，55 岁。2019 年 10 月 23 日就诊。

患者近 1 年来因工作劳累，睡眠较少，反复出现心慌不安，不能自主。近日因工作焦虑，心慌加重，有时持续 1 小时方能缓解。现症见心悸气短，不能自主，头晕目眩，失眠健忘，面色无华，倦怠乏力，纳呆食少。舌淡红，苔薄白，脉细弱。

**【答题要求】**

根据上述摘要，在答题卡上完成书面分析。

时间：50 分钟。

**【答案解析 1】**

**中医疾病诊断：** 郁证（脏躁）。

**中医证候诊断：** 心神失养证。

**中医辨病辨证依据：** 患者有感情受挫史，心情抑郁，精神恍惚，心神不宁，悲忧善哭，喜怒无常，结合患者为青年女性，中医辨病为郁证。精神恍惚，心神不宁，多疑易惊，喜怒无常，时时欠伸，舌质淡，脉弦，为心神失养证。

**病因病机分析：** 患者有感情受挫史，肝失条达，气机不畅，郁久化火，营阴暗耗，心神失养。

**中医治法：** 甘润缓急，养心安神。

**方剂：** 甘麦大枣汤加减。

**药物组成、剂量及煎服法：** 甘草 9g，小麦 15g，大枣 10g，郁金 6g，合欢花 6g。七剂，水煎服，日一剂，早晚分服。

**【答案解析 2】**

**中医疾病诊断：** 心悸。

**中医证候诊断：** 心血不足证。

**中医辨病辨证依据：** 患者以反复发作的心悸心慌为主症，故中医辨病为心悸。头晕目眩，失眠健忘，面色无华，倦怠乏力，纳呆食少，舌淡红，苔薄白，脉细弱，辨证为心血不足证。

**病因病机分析：** 病因与体虚劳倦、七情所伤、感受外邪、药食不当有关。病机为心血亏耗，心失所养，心神不宁。

**中医治法：** 补血养心，益气安神。

**方剂：** 归脾汤加减。

**药物组成、剂量及煎服法：** 黄芪 30g，人参 9g（另煎），白术 12g，炙甘草 9g，熟地黄 15g，当归 20g，龙眼肉 12g，茯神 12g，远志 12g，酸枣仁 15g，木香 6g。五剂，水煎服，日一剂，早晚分服。

## 049 号题

**【病案（例）摘要1】**

王某，男，65岁，退休。2019年9月27日就诊。

患者平时素有胃脘不适，3天前因食不易消化食物胃脘疼痛加重，肠鸣便溏，每日排柏油便2次，便血紫黑，脘腹隐痛，面色无华，喜温恶寒．遂来就诊。舌淡，脉细。

**【答题要求】**

根据上述摘要，在答题卡上完成书面分析。

**【病案（例）摘要2】**

郑某，男，46岁，已婚，工人。2018年12月初诊。

患者肛内肿物脱出，肛管紧缩，坠胀疼痛，甚则内有血栓形成，肛缘水肿，触痛明显，舌质红，苔白，脉弦细涩。

**【答题要求】**

根据上述摘要，在答题卡上完成书面分析。

时间：50分钟。

**【答案解析1】**

**中医疾病诊断：** 血证（便血）。

**中医证候诊断：** 脾胃虚寒证。

**中医辨病辨证依据：** 患者平时有胃脘不适，因食难消化食物诱发胃痛，出现肠鸣便溏，便血紫黑，柏油便，中医辨病为血证、便血。脘腹隐痛，面色无华，喜温恶寒，舌淡，脉细，为脾胃虚寒证。

**病因病机分析：** 患者有进食难消化食物史，且素有胃病，中焦虚寒，统血无力，血溢胃肠。

**中医治法：** 健脾温中，养血止血。

**方剂：** 黄土汤加减。

**药物组成、剂量及煎服法：** 炮姜10g，白术10g，制附子6g（先煎），茯苓10g，甘草6g，熟地黄10g，阿胶10g（烊化），黄芩6g，白及粉3g（冲服），灶心土20g（煎汤代水）。五剂，水煎服，日一剂，早晚分服。

**【答案解析2】**

**中医疾病诊断：** 痔。

**中医证候诊断：** 气滞血瘀证。

**中医辨病辨证依据：** 患者肛内肿物脱出，肛管紧缩，坠胀疼痛，甚则内有血栓形成，故中医辨病为痔。肛缘水肿，触痛明显，舌质红，苔白，脉弦细涩，辨证为气滞血瘀证。

**病因病机分析**：由于排便努挣或用负重致肛缘痔外静脉破裂，离经之血瘀积皮下而成。

**中医治法**：清热利湿，行气活血。

**方剂**：止痛如神汤加减。

**药物组成、剂量及煎服法**：当归20g，黄柏15g，桃仁15g，槟榔9g，皂角9g，苍术12g，秦艽12g，防风12g，泽泻15g，大黄9g。五剂，水煎，立即灌服，日一剂，早晚分服。

## 050号题

**【病案（例）摘要1】**

叶某，女，69岁，农民。2019年7月25日就诊。

患者反复咳血5年，诊断为支气管扩张，昨日烦劳后咳血又作。现症见咳嗽痰少，痰中带血，血色鲜红，夹泡沫，口干咽燥，颧红，潮热盗汗，遂来就诊。舌红少苔，脉细数。

**【答题要求】**

根据上述摘要，在答题卡上完成书面分析。

**【病案（例）摘要2】**

张某，女，32岁，已婚，职员。2020年9月10日确诊。

患者平素情绪多变。1个月前开始出现精神抑郁，咽中如有物梗塞。现症见精神抑郁，胸部闷塞，胁肋胀痛，自觉咽中如有物梗塞，吞之不下，咯之不出，舌苔白腻，脉弦滑。

**【答题要求】**

根据上述摘要，在答题卡上完成书面分析。

时间：50分钟。

**【答案解析1】**

**中医疾病诊断**：血证（咳血）。

**中医证候诊断**：阴虚肺热证。

**中医辨病辨证依据**：患者既往有咳血史5年，昨日由于烦劳诱发，出现咳血，咳嗽痰少，痰中带血，血色鲜红，夹泡沫，中医辨病为血证，咳血。血色鲜红，口干咽燥，颧红，潮热盗汗，舌红，脉细数，为阴虚肺热证。

**病因病机分析**：患者有反复咳血史，烦劳体虚，虚火灼肺，肺失清肃，肺络受损。

**中医治法**：滋阴润肺，宁络止血。

**方剂**：百合固金汤加减。

**药物组成、剂量及煎服法**：百合12g，麦冬9g，天冬9g，玄参3g，生地黄10g，熟地黄10g，当归10g，白芍6g，贝母6g，甘草3g，桔梗6g。五剂，水煎服，日一剂，早晚分服。

**【答案解析2】**

**中医疾病诊断**：郁证（梅核气）。

**中医证候诊断**：痰气郁结证。

**中医辨病辨证依据**：患者以精神抑郁，胸部闷塞，胁肋胀痛，自觉咽中如有物梗塞，吞之不下，咯之不出为主症，中医辨病为郁证（梅核气）。舌苔白腻，脉弦滑，辨证为痰气郁结证。

**病因病机分析**：患者平素情绪多变、影响肝之疏泄，气郁痰凝，阻滞胸咽。

**中医治法**：行气开郁，化痰散结。

**方剂**：半夏厚朴汤加减。

**药物组成、剂量及煎服法**：厚朴15g，紫苏12g，半夏12g，茯苓15g，生姜9g。五剂，水煎服，日一剂，早晚分服。

## 051号题

**【病案（例）摘要1】**

郎某，男，32岁，已婚，职员。2019年5月24日初诊。

患者15天因过食辛辣炙烤之品导致后背部突然肿胀，光软无头，迅速结块，表皮焮红，伴有恶寒发热、头痛、口渴等症。未经处理。7天前局部肿势高突，疼痛加剧，痛如鸡啄，破溃后流出黄色脓液，疮口久不收敛，遂来就诊。现症见脓水稀薄，疮面新肉不生，色淡红而不鲜，愈合缓慢，伴面色无华、神疲乏力、纳少。舌质淡胖，苔少，脉沉细无力。

**【答题要求】**

根据上述摘要，在答题卡上完成书面分析。

**【病案（例）摘要2】**

朱某，女，23岁，学生。2020年10月18日就诊。

患儿于5天前因患感冒，服对乙酰氨基酚，服药后不久，四肢即出现点片状紫斑，压之不褪色，尤以下肢为甚，同时伴有腹痛，膝关节肿痛，便血，尿血，发热，口渴，便秘，遂来就诊。舌质红，苔黄，脉弦数。

**【答题要求】**

根据上述摘要，在答题卡上完成书面分析。

时间：50分钟。

**【答案解析1】**

**中医疾病诊断**：痈。

**中医证候诊断**：气血两虚证。

**中医辨病辨证依据**：患者后背部突然肿胀，光软无头，迅速结块，表皮焮红；7天后局部肿势高突，疼痛加剧，痛如鸡啄，故中医辨病为痈。脓水稀薄，疮面新肉不生，色淡红而不鲜，愈合缓慢，伴面色无华，神疲乏力，纳少，舌质淡胖，苔少，脉沉细无力，证属气血两虚证。

**病因病机分析**：过食膏粱厚味，聚湿生浊，邪毒湿浊留阻肌肤，郁结不散，营卫不和，气血凝滞，经络壅遏，化火成毒，而成痈肿。

**中医治法**：益气养血，托毒生肌。

**方剂**：托里消毒散加减。

**药物组成、剂量及煎服法**：人参9g，川芎9g，白芍12g，黄芪20g，当归15g，白术12g，茯苓12g，金银花9g，白芷12g，甘草6g，皂角刺6g，桔梗6g。七剂，水煎服，日一剂，早晚分服。

【答案解析2】

**中医疾病诊断**：血证（紫斑）。

**中医证候诊断**：血热妄行证。

**中医辨病辨证依据**：患者以四肢出现点片状紫斑，压之不褪色，尤以下肢为甚为主症，结合患者女性，中医辨病为血证（紫斑）。腹痛，膝关节肿痛，便血，尿血，发热，口渴，便秘，舌质红，苔黄，脉弦数，为血热妄行证。

**病因病机分析**：病因为感受外邪化热，致热壅经络，迫血妄行，血溢肌腠，遂成本病。

**中医治法**：清热解毒，凉血止血。

**方剂**：十灰散加减。

**药物组成、剂量及煎服法**：大蓟10g，小蓟10g，侧柏叶9g，茜草根9g，白茅根9g，棕榈皮9g，丹皮10g，栀子10g，大黄9g，荷叶9g。五剂，水煎服，日一剂，早晚分服。

## 052号题

【病案（例）摘要1】

宋某，男，46岁，教师。2019年10月24日就诊。

患者平素多食辛辣，工作紧张，性情急躁。近半年来多食易饥，口渴，尿多，形体消瘦，大便干燥，遂来就诊。苔黄，脉滑实有力。

【答题要求】

根据上述摘要，在答题卡上完成书面分析。

**【病案（例）摘要2】**

张某，女，43岁，干部。2019年12月23日初诊。

患者手指、手腕、膝关节肿胀疼痛，固定不移，关节肌肤紫暗，按之较硬，关节僵硬变形，屈伸不利，胸闷痰多。舌质紫暗有瘀斑，舌苔白腻，脉弦涩。

**【答题要求】**

根据上述摘要，在答题卡上完成书面分析。

时间：50分钟。

**【答案解析1】**

**中医疾病诊断**：消渴（中消）。

**中医证候诊断**：胃热炽盛证。

**中医辨病辨证依据**：患者以多食易饥，口渴，尿多，形体消瘦为主症，中医辨病为消渴（中消）。大便干燥，苔黄，脉滑实有力，为胃热炽盛证。

**病因病机分析**：病因为嗜食辛辣，致胃火内炽，胃热消谷，耗伤津液，遂成本病。

**中医治法**：清胃泻火，养阴增液。

**方剂**：玉女煎加减。

**药物组成、剂量及煎服法**：生石膏20g（先煎），知母9g，黄连9g，栀子12g，生甘草6g，生地黄15g，麦冬12g，川牛膝9g。七剂，水煎服，日一剂，早晚分服。

**【答案解析2】**

**中医疾病诊断**：痹证。

**中医证候诊断**：痰瘀痹阻证。

**中医辨病辨证依据**：患者以手指、手腕、膝关节肿胀疼痛，关节僵硬变形、屈伸不利为主症，中医辨病为痹证。胸闷痰多，疼痛固定不移，关节肌肤紫暗，按之较硬，舌质紫暗有瘀斑，舌苔白腻，脉弦涩，辨证为痰瘀痹阻证。

**病因病机分析**：病因是正气不足，卫外不固，风寒湿热，外邪入侵。邪气痹阻经脉，即风、寒、湿、热、痰、瘀等邪气滞留于肢体筋脉、关节、肌肉，经脉气血痹阻不通，不通则痛。病变日久，痰瘀互结，留滞肌肤，闭阻经脉。

**中医治法**：化痰行瘀，蠲痹通络。

**方剂**：双合汤加减。

**药物组成、剂量及煎服法**：桃仁15g，红花15g，当归20g，川芎9g，白芍12g，茯苓12g，半夏9g，陈皮12g，白芥子9g，竹沥12g（兑服），姜汁9g（兑服）。五剂，水煎服，日一剂，早晚分服。

## 053 号题

**【病案（例）摘要1】**

沈某，男，17岁，学生。2019年6月27日就诊。

患者低热半年余，热势或低或高，常在劳累后发作，倦怠乏力，气短懒言，自汗，易于感冒，食少便溏，遂来就诊。舌质淡，苔薄白，脉细弱。

**【答题要求】**

根据上述摘要，在答题卡上完成书面分析。

**【病案（例）摘要2】**

李某，男，38岁，已婚，工人。2020年8月16日初诊。

患者暑夏之时，劳作后突然出现腰部疼痛5天，遂来就诊。现症见腰部疼痛，重着而热，遇阴雨天气症状加重，活动后可减轻，身体困重，小便短赤，舌苔黄腻，脉濡数。

**【答题要求】**

根据上述摘要，在答题卡上完成书面分析。

时间：50分钟。

**【答案解析1】**

**中医疾病诊断：**内伤发热。

**中医证候诊断：**气虚发热证。

**中医辨病辨证依据：**患者以低热，热势或低或高，且持续半年，经常在劳累后发作为主症，不伴有恶寒发热、脉浮等表证，故中医辨病为内伤发热。劳累后发作，伴气短懒言，自汗，易于感冒，食少便溏，舌质淡，苔薄白，脉细弱，为气虚发热证。

**病因病机分析：**病因为久病体虚、饮食劳倦、情志失调及外伤出血。病机是病久气虚，中气不足，阴火内生，遂致发热。

**中医治法：**益气健脾，甘温除热。

**方剂：**补中益气汤加减。

**药物组成、剂量及煎服法：**黄芪18g，党参6g，白术9g，甘草9g，当归3g，陈皮6g，升麻6g，柴胡6g。七剂，水煎服，日一剂，早晚分服。

**【答案解析2】**

**中医疾病诊断：**腰痛。

**中医证候诊断：**湿热证。

**中医辨病辨证依据：**患者以腰部疼痛、重着为主症，故中医辨病为腰痛。重着而热，遇阴雨天气症状加重，活动后可减轻，身体困重，小便短赤，舌苔黄腻，脉濡数，辨证为湿热证。

**病因病机分析**：外感湿热之邪，痹阻经脉，气血运行不畅，筋脉失舒，不通则通。

**中医治法**：清热利湿，舒筋止痛。

**方剂**：四妙丸加减。

**药物组成、剂量及煎服法**：苍术15g，黄柏15g，薏苡仁20g，木瓜12g，络石藤20g，川牛膝9g。七剂，水煎服，日一剂，早晚分服。

## 054 号题

**【病案（例）摘要1】**

曹某，男，63岁，退休。2019年11月26日就诊。

患者于半月前天气变化受凉出现发热微恶寒，咽喉肿痛，之后咽喉症状消失，但肢体疼痛加重，肢体关节、肌肉疼痛酸楚，屈伸不利，疼痛呈游走性，伴见恶风、发热等表证，遂来就诊。舌苔薄白，脉浮缓。

**【答题要求】**

根据上述摘要，在答题卡上完成书面分析。

**【病案（例）摘要2】**

张某，女，62岁，已婚。2018年3月25日初诊。

患者反复心胸憋闷疼痛3年。4天前因劳累、生气而心胸闷痛发作，同时伴有心悸，盗汗，心烦，不寐，腰膝酸软，头晕耳鸣，口干便秘。舌红少津，苔薄，脉细数。

**【答题要求】**

根据上述摘要，在答题卡上完成书面分析。

时间：50分钟。

**【答案解析1】**

**中医疾病诊断**：痹证（风寒湿痹）。

**中医证候诊断**：行痹。

**中医辨病辨证依据**：患者因气候变化受凉出现肢体关节、肌肉疼痛酸楚，屈伸不利，中医辨病为痹证，风寒湿痹。疼痛呈游走性，伴见恶风、发热等表证，苔薄白，脉浮缓，为行痹。

**病因病机分析**：患者有受凉史，感受风寒，风邪兼夹寒湿，留滞经脉，闭阻气血，不通则痛，遂发本证。

**中医治法**：祛风通络，散寒除湿。

**方剂**：防风汤加减。

**药物组成、剂量及煎服法**：防风12g，麻黄9g，桂枝6g，葛根6g，当归9g，茯苓6g，生姜6g，大枣6g，甘草6g。七剂，水煎服，日一剂，早晚分服。

【答案解析2】

**中医疾病诊断**：胸痹。

**中医证候诊断**：心肾阴虚证。

**中医辨病辨证依据**：患者以反复心胸憋闷疼痛为主症，故中医辨病为胸痹。心悸，盗汗，心烦，不寐，腰膝酸软，头晕耳鸣，口干便秘，舌红少津，苔薄，脉细数，辨证为心肾阴虚证。

**病因病机分析**：病因有寒邪内侵、饮食失调、情志失调、劳倦内伤、年迈体虚，导致心肝脾肺肾功能失调，心脉痹阻。病机是水不济火，虚热内灼，心失所养，血脉不畅。

**中医治法**：滋阴清火，养心和络。

**方剂**：天王补心丹合炙甘草汤加减。

**药物组成、剂量及煎服法**：生地黄15g，玄参15g，天冬15g，麦冬15g，人参6g（另煎），炙甘草12g，茯苓12g，柏子仁12g，酸枣仁15g，五味子15g，远志15g，丹参15g，当归9g，芍药9g，阿胶9g（烊化）。

## 055号题

【病案（例）摘要1】

王某，男，5岁。2018年5月6日初诊。

患儿4天前发热，微恶风寒，眼泪汪汪，服退热药后效果不佳。现症见壮热持续，起伏如潮，肤有微汗，烦躁不安，目赤眵多，咳嗽阵作，皮疹布发，疹点由细小稀少而逐渐稠密，疹色先红后暗，皮疹凸起，触之碍手，压之褪色，大便干结，小便短少，舌质红赤，苔黄腻，脉数有力。

【答题要求】

根据上述摘要，在答题卡上完成书面分析。

【病案（例）摘要2】

魏某，男，52岁。2016年3月26日初诊。

患者平素性情急躁，时而头痛眩晕，突然昏倒，神志欠清，右侧半身不遂，肢体强急，口舌㖞斜，舌强不语，痰多黏稠，伴腹胀、便秘。舌质暗红，有瘀点、瘀斑，苔黄腻，脉弦滑。

【答题要求】

根据上述摘要，在答题卡上完成书面分析。

时间：50分钟。

【答案解析1】

**中医疾病诊断**：麻疹。

**中医证候诊断**：顺证，邪犯肺胃证。

**中医辨病辨证依据**：患儿发4天发热后出疹，疹点由细小稀少而逐渐稠密，疹色先红后暗，皮疹凸起，触之碍手，压之褪色，故中医辨病为麻疹。大便干结，小便短少，舌质红赤，苔黄腻，脉数有力，故辨属邪犯肺胃证。

**病因病机分析**：感受麻疹时邪，麻毒入于气分，正气与毒邪抗争，驱邪外泄，皮疹依序透发于全身，达于四末。

**中医治法**：清凉解毒，透疹达邪。

**方剂**：清解透表汤加减。

**药物组成、剂量及煎服法**：金银花6g，连翘6g，桑叶6g，菊花6g，葛根6g，蝉蜕6g，牛蒡子6g，板蓝根6g，紫草3g。三剂，水煎服，日一剂，早晚分服。

【答案解析2】

**中医疾病诊断**：中风（中脏腑）。

**中医证候诊断**：阳闭证。

**中医辨病辨证依据**：患者以平素性情急躁，时而头痛眩晕，突然昏倒，神志欠清，右侧半身不遂，肢体强急，口舌㖞斜，舌强不语为主症，中医辨病为中风。痰多而黏，伴腹胀、便秘，舌质暗红，有瘀点、瘀斑，苔黄腻，脉弦滑，辨证为痰热腑实证。

**病因病机分析**：病因为内伤积损、劳欲过度、饮食不节、情志所伤、气虚邪中。病机为肝阳暴涨，气血上逆，痰火壅盛，清窍被扰。

**中医治法**：清肝息风，豁痰开窍。

**方剂**：羚羊角汤合用安宫牛黄丸加减。

**药物组成、剂量及煎服法**：羚羊角粉3g（冲服），柴胡15g，丹皮12g，白芍12g，薄荷9g（后下），菊花12g，夏枯草9g，蝉衣9g，石决明6g（先煎）。三剂，水煎服，日一剂，早晚分服。

## 056号题

【病案（例）摘要1】

彭某，女，30岁，职员。2018年10月15日就诊。

患者平素脾胃虚弱，食少纳呆。1年前出现四肢软弱无力，最近肢体痿软无力，肢体倦怠，少气懒言，纳呆便溏，面色萎黄无华、浮肿，遂来就诊。舌淡苔薄白，脉细弱。

【答题要求】

根据上述摘要，在答题卡上完成书面分析。

【病案（例）摘要2】

顾某，女，6岁，2019年11月3日初诊。

患儿昨日晨起发热，咽部红肿疼痛，服用退热药物后效果欠佳。今日仍壮热不解，烦躁口渴，咽喉肿痛，伴有糜烂白腐，皮疹密布，色红如丹，甚则色紫如瘀点，疹由颈、胸开始，继而弥漫全身，压之褪色。舌苔黄糙，舌质起红刺，脉数有力。

**【答题要求】**

根据上述摘要，在答题卡上完成书面分析。

时间：50分钟。

**【答案解析1】**

**中医疾病诊断**：痿证。

**中医证候诊断**：脾胃虚弱证。

**中医辨病辨证依据**：患者以肢体痿软无力、倦怠为主症，中医辨病为痿证。少气懒言，纳呆便溏，面色萎黄无华、浮肿，舌淡苔薄白，脉细弱，为脾胃虚弱证。

**病因病机分析**：平素脾胃虚弱，脾虚不健，生化乏源，气血亏虚，筋脉失养。

**中医治法**：补中益气，健脾升清。

**方剂**：参苓白术散合补中益气汤加减。

**药物组成、剂量及煎服法**：黄芪18g，人参6g（另煎），白术9g，甘草9g，当归3g，陈皮6g，升麻6g，柴胡6g，生姜9g，大枣5g。三剂，水煎服，日一剂，早晚分服。

**【答案解析2】**

**中医疾病诊断**：丹痧。

**中医证候诊断**：毒炽气营证。

**中医辨病辨证依据**：患儿发热24小时出疹，咽喉肿痛，伴有糜烂白腐，皮疹密布，色红如丹，甚则色紫如瘀点，疹由颈、胸开始，继而弥漫全身，压之褪色，故中医辨病为丹痧。壮热，舌苔黄糙，舌质起红刺，脉数有力，证属毒炽气营证。

**病因病机分析**：痧毒疫疠之邪，乘时令不正之气，寒暖失调之时，机体脆弱之机，从口鼻侵入人体，蕴于肺胃二经。由于邪毒入里，蕴于肺胃，肺胃邪热蒸腾所致。

**中医治法**：清气凉营，泻火解毒。

**方剂**：凉营清气汤加减。

**药物组成、剂量及煎服法**：水牛粉角3g（冲服），赤芍6g，生石膏9g（先煎），丹皮6g，黄连6g，黄芩6g，栀子6g，连翘6g，板蓝根6g，生地黄6g，玄参6g，石斛6g，芦根6g。三剂，水煎服，日一剂，早晚分服。

## 057号题

**【病案（例）摘要1】**

苏某，男，37岁，工人。2020年3月26日就诊。

患者5天前骑电动车时不慎摔倒,回家后出现腰部疼痛。近两天症状加重,表现为腰部刺痛,不能转侧,痛有定处,痛处拒按,昼轻夜重,遂来就诊。舌质暗紫有瘀斑,脉涩。

**【答题要求】**

根据上述摘要,在答题卡上完成书面分析。

**【病案(例)摘要2】**

范某,男,65岁,已婚,退休。2019年9月8日初诊。

患者大便难解6年,常服用大黄、番泻叶等通便药。近2个月来大便困难加重,大便干结,如羊屎状,形体消瘦,头晕耳鸣,两颧红赤,心烦少眠,潮热盗汗,腰膝酸软。舌红少苔,脉细数。

**【答题要求】**

根据上述摘要,在答题卡上完成书面分析。

时间:50分钟。

**【答案解析1】**

**中医疾病诊断:** 腰痛。

**中医证候诊断:** 瘀血腰痛证。

**中医辨病辨证依据:** 患者有跌仆挫闪病史,出现腰部疼痛,不能转侧,中医辨病为腰痛。腰部刺痛,不能转侧,痛有定处,痛处拒按,昼轻夜重,舌质暗紫有瘀斑,脉涩,为瘀血腰痛证。

**病因病机分析:** 患者有摔倒史,闪挫腰部,气血不畅,瘀血阻滞,经脉痹阻,不通则痛。

**中医治法:** 活血化瘀,通络止痛。

**方剂:** 身痛逐瘀汤加减。

**药物组成、剂量及煎服法:** 当归10g,川芎10g,桃仁10g,红花10g,秦艽10g,香附10g,没药10g,五灵脂10g,地龙10g,牛膝10g,甘草10g,羌活10g。三剂,水煎服,日一剂,早晚分服。

**【答案解析2】**

**中医疾病诊断:** 便秘。

**中医证候诊断:** 阴虚证。

**中医辨病辨证依据:** 患者以大便困难、粪质干结为主症,中医辨病为便秘。大便干结,如羊屎状,形体消瘦,头晕耳鸣,两颧红赤,心烦少眠,潮热盗汗,腰膝酸软,舌红少苔,脉细数,辨证为阴虚证。

**病因病机分析:** 病因与饮食不节、情志失调、年老体虚、感受外邪有关。病位主要在大肠,涉及肺、脾、胃、肝、肾等脏腑。基本病机为大肠传导失常,阴津不足,肠失濡润所致。

**中医治法**：滋阴通便。

**方剂**：增液汤加减。

**药物组成、剂量及煎服法**：玄参 15g，麦冬 15g，生地黄 15g，当归 20g，石斛 12g，沙参 15g。五剂，水煎服，日一剂，早晚分服。

### 058 号题

【病案（例）摘要 1】

李某，男，7 岁。2018 年 3 月 15 日初诊。

患儿皮肤出血时发时止，伴有鼻衄、齿衄，出血色鲜红，低热盗汗，心烦少寐，大便干燥，小便黄赤。舌光红，苔少，脉细数。

【答题要求】

根据上述摘要，在答题卡上完成书面分析。

【病案（例）摘要 2】

齐某，女，34 岁，已婚，知识分子。2020 年 8 月 23 日就诊。

患者乳房肿块疼痛半年，经医生检查，在双乳外上象限触及片状肿块，质地中等，表面光滑，肿块随喜怒消长，伴有胸闷、失眠多梦、口苦，遂来就诊。苔薄黄，脉弦滑。

【答题要求】

根据上述摘要，在答题卡上完成书面分析。

时间：50 分钟。

【答案解析 1】

**中医疾病诊断**：紫癜。

**中医证候诊断**：阴虚火旺证。

**中医辨病辨证依据**：患儿以皮肤出血时发时止为主症，故中医辨病为紫癜。血色鲜红，低热盗汗，心烦少寐，大便干燥，小便黄赤，舌光红，苔少，脉细数，证属阴虚火旺证。

**病因病机分析**：小儿素体正气亏虚是发病之内因，外感风热时邪及其他异气是发病之外因。小儿先天禀赋不足，或疾病迁延日久，耗气伤阴，均可致气虚阴伤，病情由实转虚。本证由阴虚火旺，血随火动，渗于脉外所致。

**中医治法**：滋阴降火，凉血止血。

**方剂**：知柏地黄丸加减。

**药物组成、剂量及煎服法**：熟地黄 9g，山药 6g，山茱萸 6g，龟甲 12g（先煎），黄柏 6g，知母 6g，泽泻 6g，茯苓 6g，丹皮 9g，墨旱莲 6g，女贞子 6g，牛膝 6g。三剂，水煎服，日一剂，早晚分服。

**【答案解析2】**

**中医疾病诊断：**乳癖。

**中医证候诊断：**肝郁痰凝证。

**中医辨病辨证依据：**患者以乳房肿块疼痛、呈片状、质地中等、表面光滑为主症，结合患者年龄在25～45岁、职业是知识分子、受教育程度高等信息，中医辨病为乳癖。肿块随喜怒消长，伴有胸闷、失眠多梦、口苦，苔薄黄，脉弦滑，为肝郁痰凝证。

**病因病机分析：**情志不遂，郁怒伤肝，肝郁气滞，气血凝结乳络；思虑伤脾，脾失健运，痰湿内生，气滞痰凝瘀血结聚形成肿块。

**中医治法：**疏肝解郁，化痰散结。

**方剂：**逍遥蒌贝散加减。

**药物组成、剂量及煎服法：**柴胡6g，南星10g，白术15g，茯苓15g，白芍20g，当归15g，瓜蒌20g，贝母25g，半夏15g，生牡蛎30g（先煎），山慈菇15g。七剂，水煎服，日一剂，早晚分服。

## 059号题

**【病案（例）摘要1】**

程某，男，38岁，已婚，职员。2019年10月12日初诊。

患者3年前无明显诱因出现大便次数增多，夹有脓血，常年服药治疗。下痢时发时止，迁延不愈，常因饮食不当、受凉、劳累而发，发时大便次数增多，夹有赤白黏冻，腹胀食少，倦怠嗜卧。舌质淡，苔腻，脉虚数。

**【答题要求】**

根据上述摘要，在答题卡上完成书面分析。

**【病案（例）摘要2】**

陶某，女，40岁，职员。2020年10月21日就诊。

患者近3个月来经期时小腹隐隐作痛，喜按，阴部空坠不适，经量较少，经血淡红质稀，神疲乏力，头晕心悸，面色无华，遂来就诊。舌质淡，脉细无力。

**【答题要求】**

根据上述摘要，在答题卡上完成书面分析。

时间：50分钟。

**【答案解析1】**

**中医疾病诊断：**痢疾。

**中医证候诊断：**休息痢。

**中医辨病辨证依据：**患者以反复发作的大便次数增多，夹有赤白黏冻为主症，中医辨病为痢疾。下痢时发时止，迁延不愈，常因饮食不当、受凉、劳累而发，发时大便次数增多，夹有赤白黏冻，腹胀食少，倦怠嗜卧，舌质淡，苔腻，脉虚数，辨证为休息痢。

**病因病机分析**：病因为外感时邪疫毒、饮食不节。病机主要是邪客肠腑，气血壅滞，肠道传化失司，脂膜血络受伤，腐败化为脓血而成痢。本证由病久正伤，邪恋肠腑，传导不利所致。

**中医治法**：温中清肠，调气化滞。

**方剂**：连理汤加减。

**药物组成、剂量及煎服法**：人参9g（另煎），白术12g，干姜9g，茯苓12g，甘草9g，黄连6g，枳实12g，木香6g，槟榔12g。五剂，水煎服，日一剂，早晚分服。

【答案解析2】

**中医疾病诊断**：痛经。

**中医证候诊断**：气血两虚证。

**中医辨病辨证依据**：患者以经期出现周期性小腹隐隐作痛为主症，中医辨病为痛经。阴部空坠不适，经量较少，经血淡红质稀，神疲乏力，头晕心悸，面色无华，舌质淡，脉细无力，为气血两虚证。

**病因病机分析**：气血不足，冲任亦虚，经行之后，血海更虚，子宫、冲任失于濡养，故经期或经后小腹隐隐作痛，喜按。

**中医治法**：益气养血，调经止痛。

**方剂**：圣愈汤去生地黄，加白芍、香附、延胡索。

**药物组成、剂量及煎服法**：人参6g（另煎），酒当归9g，熟地黄9g，白芍6g，川芎4.5g，黄芪30g，香附6g，延胡索6g。五剂，水煎服，日一剂，早晚分服。

## 060号题

【病案（例）摘要1】

胡某，女，32岁，已婚，工人。2019年8月6日初诊。

患者晨起外就餐后出现腹痛阵作，里急后重，痢下赤白黏冻，服用氟哌酸等药物治疗，效果不明显。现症见痢下鲜紫脓血，腹痛剧烈，后重感特著，壮热口渴，头痛烦躁，恶心呕吐，舌质红绛，舌苔黄燥，脉滑数。

【答题要求】

根据上述摘要，在答题卡上完成书面分析。

【病案（例）摘要2】

董某，男，2岁。2019年12月24日就诊。

患儿因天气变化受凉后发热3天，咳嗽气急，痰多稠黏，口渴咽红，便干尿黄，遂来就诊。舌质红，苔薄黄，脉浮数，指纹浮紫。

【答题要求】

根据上述摘要，在答题卡上完成书面分析。

时间：50分钟。

【答案解析1】

**中医疾病诊断**：痢疾。

**中医证候诊断**：疫毒痢证。

**中医辨病辨证依据**：患者腹痛阵作，里急后重，痢下赤白黏冻，故中医辨病为痢疾。痢下鲜紫脓血，腹痛剧烈，后重感特著，壮热口渴，头痛烦躁，恶心呕吐，舌质红绛，舌苔黄燥，脉滑数，证属疫毒痢证。

**病因病机分析**：病因为外感时邪疫毒、饮食不节。病机主要是邪客肠腑，气血壅滞，肠道传化失司，脂膜血络受伤，腐败化为脓血而成痢。本证由疫邪热毒，壅盛肠道，燔灼气血所致。

**中医治法**：清热解毒，凉血除积。

**方剂**：白头翁汤加减。

**药物组成、剂量及煎服法**：白头翁20g，黄连6g，黄柏15g，秦皮12g，金银花12g，地榆9g，丹皮12g。五剂，水煎服，日一剂，早晚分服。

【答案解析2】

**中医疾病诊断**：肺炎喘嗽。

**中医证候诊断**：风热闭肺证。

**中医辨病辨证依据**：患儿由于气候变化受凉诱发，出现发热、咳嗽、痰多、气急，中医辨病为肺炎喘嗽。痰多稠黏，口渴咽红，便干尿黄，舌质红，苔薄黄，脉浮数，指纹浮紫，为风热闭肺证。

**病因病机分析**：外因责之于感受风邪；内因责之于小儿形气未充，肺脏娇嫩，卫外不固。肺被邪束，闭郁不宣，化热烁津，炼液成痰，阻于气道，肃降无权，发为肺炎喘嗽。病位在肺，病性属表属实。

**中医治法**：辛凉宣肺，清热化痰。

**方剂**：麻杏石甘汤加减。

**药物组成、剂量及煎服法**：麻黄6g，杏仁6g（后下），生石膏9g（先煎），甘草3g，金银花9g，连翘9g，薄荷6g（后下），竹叶6g，桔梗6g，荆芥6g，淡豆豉6g，牛蒡子6g。五剂，水煎服，日一剂，早晚分服。

# 第二站 中医临证

## 001 号题

【题干】
1. 脉诊的操作。
2. 肺俞、梁丘的定位；梁丘的毫针提插法。
3. 小儿急性腮腺炎的问诊。
4. 痫的西医病名和主要症状。

【答题要求】根据你所抽题目的要求，边操作边口述或现场口述，时间20分钟。

【答案解析】

**1. 脉诊的操作**

（1）患者体位：诊脉时患者应取正坐位或仰卧位，前臂自然向前平展，与心脏置于同一水平，手腕伸直，手掌向上，手指微微弯曲，在腕关节下面垫一松软的脉枕，使寸口部位充分伸展，局部气血畅通，便于诊察脉象。

（2）医生指法：诊脉指法主要包括选指、布指、运指三部分。

1）选指：医生用左手或右手的食指、中指和无名指三个手指指目诊察。指目是指尖和指腹交界棱起之处，是手指触觉较灵敏的部位。诊脉者的手指指端要平齐，即三指平齐，手指略呈弓形，与受诊者体表约呈45°为宜，这样的角度可以使指目紧贴于脉搏搏动处。

2）布指：中指定关。医生先以中指按在掌后高骨内侧动脉处，然后食指按在关前（腕侧）定寸，无名指按在关后（肘侧）定尺。布指的疏密要与患者手臂长短与医生手指粗细相适应，如患者的手臂长或医者的手指较细，布指宜疏，反之宜密。定寸时可选取太渊穴所在位置（腕横纹上），定尺时可考虑按寸到关的距离确定关到尺的长度以明确尺的位置。寸关尺不是一个点，而是一段脉管的诊察范围。

3）运指：医生运用指力的轻重、挪移及布指变化以体察脉象。常用的指法有举、

按、寻、循、总按和单诊等，注意诊察患者的脉位（浮沉、长短）、脉次（至数、均匀度）、脉形（大小、软硬、紧张度等）、脉势（强弱、流利度等）及左右手寸关尺各部表现。

常用具体指法：①举法：是指医生用较轻的指力，按在寸口脉搏搏动部位，以体察脉搏部位的方法。亦称"轻取"或"浮取"。②按法：是指医生用较重的指力，甚至按到筋骨，体察脉象的方法。此法又称"重取"或"沉取"。医生手指用力适中，按至肌肉以体察脉象的方法称为"中取"。③寻法：是指切脉时指力从轻到重，或从重到轻，左右推寻，调节最适当指力的方法。在寸口三部细细寻找脉动最明显的部位，统称寻法，以捕获最丰富的脉象信息。④循法：是指切脉时三指沿寸口脉长轴循行，诊察脉之长短，比较寸关尺三部脉象的特点。⑤总按：即三指同时用力诊脉的方法。从总体上辨别寸关尺三部和左右两手脉象的形态、脉位的浮沉等。总按时一般指力均匀，但亦有三指用力不一致的情况。⑥单诊：用一个手指诊察一部脉象的方法。主要用于分别了解寸、关、尺各部脉象的形态特征。应先用总按的方法，从总体上辨别脉象的形态、脉位的浮沉，然后再使用循法和单诊手法等辨别左右手寸、关、尺各部脉象的形态特征。

（3）平息：医生在诊脉时注意调匀呼吸，即所谓"平息"。一方面医生保持呼吸调匀，清心宁神，可以自己的呼吸计算患者的脉搏至数；另一方面，平息有利于医生思想集中，可以仔细地辨别脉象。

（4）切脉时间：一般每次诊脉每手应不少于1分钟，两手以3分钟左右为宜。诊脉时应注意每次诊脉的时间至少应在五十动，一则有利于仔细辨别脉象变化，再则切脉时初按和久按的指感有可能不同，对临床辨证有一定意义，所以切脉的时间要适当长些。

（5）小儿脉诊法：小儿寸口部位甚短，一般用"一指（拇指或食指）定关法"，不必细分寸、关、尺三部。具体操作方法是：用左手握住小儿的手，对3岁以下的小儿，可用右手大拇指按于小儿掌后高骨部脉上，不分三部，以定至数为主。对3～5岁的小儿，则以高骨中线为关，以一指向两侧转动以寻察三部。6～8岁小儿，则可挪动拇指诊三部。9～10岁，可以次第下指，依寸、关、尺三部诊脉。10岁以上，可按成人三部脉法进行辨析。

**2. 肺俞、梁丘的定位；梁丘毫针提插法**

（1）肺俞：在脊柱区，第3胸椎棘突下，后正中线旁开1.5寸。

（2）梁丘：在股前区，髌底上2寸，股外侧肌与股直肌肌腱之间。

（3）提插法：①消毒：腧穴皮肤、医生双手常规消毒。②刺入：将毫针刺入腧穴的一定深度。③实施提插操作：插是将针由浅层向下刺入深层的操作，提是从深层向上引退至浅层的操作，如此反复地上提下插。

**3. 小儿急性腮腺炎问诊**

（1）现病史

①主症的时间、程度：发热和腮部肿胀疼痛出现的时间？腮部肿胀疼痛是单侧还是双侧？疼痛跟进食是否有关？有无急性腮腺炎患者接触史？

②伴随症状：发热时是否有恶寒表现？有无汗出？有无口渴？有无头痛、呕吐、四肢抽搐和颈项僵直？神志是否清楚？男孩有无睾丸肿痛？女孩有无一侧少腹（附件）疼痛？

③诊疗经过：是否进行过相关检查？确诊急性腮腺炎否？口服抗病毒西药或中药否，治疗效果如何？

（2）其他病史：既往史、个人史、家族史、过敏史有无异常？

（3）预防接种史：预防接种情况如何？是否全程接种？尤其是麻腮风疫苗是否接种过？

**4. 痈的西医病名和主要症状**

痈，相当于西医学的皮肤浅表脓肿、急性化脓性淋巴结炎等。其特点是局部光软无头，红肿疼痛（少数初起皮色不变），结块范围多在 6 ～ 9cm，发病迅速，易肿、易脓、易溃、易敛，或伴有恶寒、发热、口渴等全身症状，一般不会损伤筋骨，也不易造成内陷。

## 002 号题

【题干】

1. 脉诊的选指、布指、运指。
2. 通里、神庭的定位；神庭的单手进针法。
3. 胸痹的问诊。
4. 胆绞痛的主穴及配穴；上巨虚的主治。

【答题要求】根据你所抽题目的要求，边操作边口述或现场口述，时间 20 分钟。

【答案解析】

**1. 脉诊的选指、布指、运指**

（1）选指：医生用左手或右手的食指、中指和无名指三个手指指目诊察，指目是指尖和指腹交界棱起之处，是手指触觉较灵敏的部位。诊脉者的手指指端要平齐，即三指平齐，手指略呈弓形，与受诊者体表约呈 45°为宜，这样的角度可以使指目紧贴于脉搏搏动处。

（2）布指：中指定关，医生先以中指按在掌后高骨内侧动脉处，然后食指按在关前（腕侧）定寸，无名指按在关后（肘侧）定尺。布指的疏密要与患者手臂长短与医生手指粗细相适应，如患者的手臂长或医者的手指较细，布指宜疏，反之宜密。定寸时可选取太渊穴所在位置（腕横纹上），定尺时可考虑按寸到关的距离确定关到尺的长度以明确尺的位置。寸关尺不是一个点，而是一段脉管的诊察范围。

（3）运指：医生运用指力的轻重、挪移及布指变化以体察脉象。常用的指法有举、按、寻、循、总按和单诊等，注意诊察患者的脉位（浮沉、长短）、脉次（至数、均匀度）、脉形（大小、软硬、紧张度等）、脉势（强弱、流利度等）及左右手寸关尺各部表现。

**2. 通里、神庭的定位；神庭的单手进针法**

（1）通里：在前臂前区，腕掌侧远端横纹上1寸，尺侧腕屈肌腱的桡侧缘。

（2）神庭：在头部，前发际正中直上0.5寸。

（3）单手进针法：①消毒：腧穴皮肤、医生双手常规消毒。②持针：用拇、食指指腹持针，中指指腹抵住针身下段，使中指指端比针尖略长出或齐平。③指抵皮肤：对准穴位，中指指端紧抵腧穴皮肤。④刺入：拇、食指向下用力按压刺入，中指随之屈曲，快速将针刺入。刺入时应保持针身直而不弯。

**3. 胸痹问诊**

（1）现病史

①主症的时间、程度：疼痛的部位是在胸骨后还是心前区？疼痛是闷痛、刺痛还是冷痛？持续的时间长短，是几分钟还是十几分钟甚至半小时以上？疼痛是否放射到肩背部？疼痛有无诱发因素，如与生气、受寒、饱食等有关？疼痛能否自行缓解？以往有无类似发作？

②伴随症状：是否伴有痰多气短、肢体沉重？有无心悸气短，动则益甚，倦怠乏力？大小便如何？睡眠是否正常？

③诊疗经过：是否做过心电图、心肌酶等相关检查？是否确诊？服用硝酸甘油或复方丹参滴丸否？如已服用，效果如何？

（2）其他病史：既往史、个人史、家族史、过敏史有无异常？

**4. 胆绞痛的主穴及配穴；上巨虚的主治**

（1）主穴：胆囊、阳陵泉、胆俞、日月。

（2）配穴：肝胆气滞配太冲、丘墟；肝胆湿热配行间、阴陵泉；蛔虫妄动配迎香透四白。

（3）上巨虚主治：①肠鸣、腹中切痛、泄泻、便秘、肠痈等肠腑病证。②下肢痿痹、中风瘫痪等下肢病证。

## 003号题

【题干】

1. 脉诊常用的运指手法。

2. 条口、天枢的定位；天枢的舒张进针法。

3. 患者阳事不举，伴心悸、乏力的问诊。

4. 风寒阻络型落枕的治法、取穴。

【答题要求】根据你所抽题目的要求，边操作边口述或现场口述，时间20分钟。

【答案解析】

**1. 脉诊常用的运指手法**

（1）举法：是指医生用较轻的指力，按在寸口脉搏跳动部位，以体察脉搏部位的方法。亦称"轻取"或"浮取"。

（2）按法：是指医生用较重的指力，甚至按到筋骨，体察脉象的方法。此法又称"重取"或"沉取"。医生手指用力适中，按至肌肉以体察脉象的方法称为"中取"。

（3）寻法：是指切脉时指力从轻到重，或从重到轻，左右推寻，调节最适当指力的方法。在寸口三部细细寻找脉动最明显的部位，统称寻法，以捕获最丰富的脉象信息。

（4）循法：是指切脉时三指沿寸口脉长轴循行，诊察脉之长短，比较寸关尺三部脉象的特点。

（5）总按：即三指同时用力诊脉的方法。从总体上辨别寸关尺三部和左右两手脉象的形态、脉位的浮沉等。总按时一般指力均匀，但亦有三指用力不一致的情况。

（6）单诊：用一个手指诊察一部脉象的方法。主要用于分别了解寸、关、尺各部脉象的形态特征。应先用总按的方法，从总体上辨别脉象的形态、脉位的浮沉，然后再使用循法和单诊手法等辨别左右手寸、关、尺各部脉象的形态特征。

**2. 条口、天枢的定位；天枢的舒张进针法**

（1）条口：在小腿外侧，犊鼻下8寸，犊鼻与解溪连线上。

（2）天枢：在腹部，横平脐中，前正中线旁开2寸。

（3）舒张进针法：①消毒：腧穴皮肤、医生双手常规消毒。②绷紧皮肤：以押手拇、食指或食、中指将腧穴处皮肤向两侧轻轻撑开，使之绷紧，两指间的距离要适当。③持针：刺手拇、食、中指三指指腹持针。④刺入：刺手持针，于押手两指间的腧穴处迅速刺入。本法适用于皮肤松弛部位腧穴的进针。

**3. 患者阳事不举，伴心悸、乏力的问诊**

（1）现病史

①主症的时间、强度：患者是痿而不举、举而不坚，还是坚而不久？病情持续的时间？有无诱发因素？心悸、乏力是阵发性还是持续性，是否有诱发因素？

②伴随症状：是否伴有早泄？是否有神疲？有无腰酸膝软？是否畏寒肢冷？睡眠如何？是否精神苦闷、胆怯多疑？有无小便不畅、滴沥不尽等症？

③诊疗经过：是否进行过相关检查？是否排除阴茎发育不良引起的性交不能？是否服用药物治疗，效果如何？

（2）其他病史：既往史、个人史、家族史、过敏史等有无异常？患者是否有房劳过度、手淫频繁、久病体弱，或有消渴、惊悸、郁证等病史？

**4. 风寒阻络型落枕的治法、取穴**

（1）治法：疏经活络，调和气血。取局部阿是穴和手太阳、足少阳经穴为主。

（2）主穴：外劳宫、天柱、阿是穴。风寒袭络配风池、合谷；气滞血瘀配内关、合谷。

## 004 号题

【题干】

1. 小儿脉诊的操作。

2. 中极、蠡沟的定位；蠡沟单手进针法。

3. 女，19 岁，经血淋沥不尽，纳呆便溏的问诊。

4. 中风与痫病的鉴别。

【答题要求】根据你所抽题目的要求，边操作边口述或现场口述，时间 20 分钟。

【答案解析】

**1. 小儿脉诊的操作**

小儿寸口部位甚短，一般用"一指（拇指或食指）定关法"，不必细分寸、关、尺三部。具体操作方法是：用左手握住小儿的手，对 3 岁以下的小儿，可用右手大拇指按于小儿掌后高骨部脉上，不分三部，以定至数为主。对 3～5 岁的小儿，则以高骨中线为关，以一指向两侧转动以寻察三部。6～8 岁小儿，则可挪动拇指诊三部。9～10 岁，可以次第下指，依寸、关、尺三部诊脉。10 岁以上，可按成人三部脉法进行辨析。

**2. 中极、蠡沟的定位；蠡沟单手进针法**

（1）中极：在下腹部，脐中下 4 寸，前正中线上。

（2）蠡沟：在小腿内侧，内踝尖上 5 寸，胫骨内侧面的中央。

（3）单手进针法：①消毒：腧穴皮肤、医生双手常规消毒。②持针：用拇、食指指腹抵住针身下段，使中指指端比针尖略长出或齐平。③指抵皮肤：对准穴位，中指指端紧抵腧穴皮肤。④刺入：拇、食指向下用力按压刺入，中指随之屈曲，快速将针刺入。刺入时应保持针身直而不弯。

**3. 女，19 岁，经血淋沥不尽，纳呆便溏的问诊**

（1）现病史

①主症的时间、程度：月经淋沥不尽持续的时间？经血的颜色、质地和经量如何？纳呆便溏出现的时间？是否有诱发因素？

②伴随症状：是否神疲气短？有无面浮肢肿、小腹空坠？有无四肢不温？是否有潮热盗汗？是否有心烦口干？是否伴有失眠多梦？是否有心悸不宁？

③诊疗经过：是否进行过激素六项、基础体温、宫颈黏液等相关检查？是否确诊？有无治疗？怎样治疗？效果如何？

（2）其他病史：既往史、个人史、家族史、过敏史等有无异常？既往有无崩漏史？有无口服避孕药或其他激素史？有无内科出血病史？

（3）月经史：初潮年龄、既往月经来潮情况等。

**4. 中风与痫病的鉴别**

典型发作的痫病与中风均有突然仆倒、昏不知人等，但痫病有反复发作史，发作时口吐涎沫，两目上视，四肢抽搐，或作怪叫声，可自行苏醒，无半身不遂、口舌㖞斜等症。而中风则仆地无声，昏迷持续时间长，醒后常有半身不遂等后遗症。

## 005 号题

【题干】

1. 脉诊的操作。
2. 委中、关元的定位；关元温针灸。
3. 心悸、胸闷伴下肢浮肿的问诊。
4. 偏头痛的主穴和配穴。

【答题要求】根据你所抽题目的要求，边操作边口述或现场口述，时间 20 分钟。

【答案解析】

**1. 脉诊的操作**

（1）患者体位：诊脉时患者应取正坐位或仰卧位，前臂自然向前平展，与心脏置于同一水平，手腕伸直，手掌向上，手指微微弯曲，在腕关节下面垫一松软的脉枕，使寸口部位充分伸展，局部气血畅通，便于诊察脉象。

（2）医生指法：诊脉指法主要包括选指、布指、运指三部分。

1）选指：医生用左手或右手的食指、中指和无名指三个手指指目诊察。指目是指尖和指腹交界棱起之处，是手指触觉较灵敏的部位。诊脉者的手指指端要平齐，即三指平齐，手指略呈弓形，与受诊者体表约呈 45° 为宜，这样的角度可以使指目紧贴于脉搏搏动处。

2）布指：中指定关，医生先以中指按在掌后高骨内侧动脉处，然后食指按在关前（腕侧）定寸，无名指按在关后（肘侧）定尺。布指的疏密要与患者手臂长短与医生手指粗细相适应，如患者的手臂长或医者的手指较细，布指宜疏，反之宜密。定寸时可选取太渊穴所在位置（腕横纹上），定尺时可考虑按寸到关的距离确定关到尺的长度以明确尺的位置。寸关尺不是一个点，而是一段脉管的诊察范围。

3）运指：医生运用指力的轻重、挪移及布指变化以体察脉象。常用的指法有举、按、寻、循、总按和单诊等，注意诊察患者的脉位（浮沉、长短）、脉次（至数、均匀度）、脉形（大小、软硬、紧张度等）、脉势（强弱、流利度等）及左右手寸关尺各部表现。

常用具体指法：①举法：是指医生用较轻的指力，按在寸口脉搏搏动部位，以体察脉搏部位的方法。亦称"轻取"或"浮取"。②按法：是指医生用较重的指力，甚至按到筋骨，体察脉象的方法。此法又称"重取"或"沉取"。医生手指用力适中，按至肌肉以体察脉象的方法称为"中取"。③寻法：是指切脉时指力从轻到重，或从重到轻，左右推寻，调节最适当指力的方法。在寸口三部细细寻找脉动最明显的部位，统称寻法，以捕获最丰富的脉象信息。④循法：是指切脉时三指沿寸口脉长轴循行，诊察脉之长短，比较寸关尺三部脉象的特点。⑤总按：即三指同时用力诊脉的方法。从总体上辨别寸关尺三部和左右两手脉象的形态、脉位的浮沉等。总按时一般指力均匀，但亦有三指用力不一致的情况。⑥单诊：用一个手指诊察一部脉象的方法。主要用于分别了解寸、关、尺各部脉象的形态特征。先应先用总按的方法，从总体上辨别脉象的形态、脉位的浮沉，然后再使用循法和单诊手法等辨别左右手寸、关、尺各部脉象的形态特征。

（3）平息：医生在诊脉时注意调匀呼吸，即所谓"平息"。一方面医生保持呼吸调匀，清心宁神，可以自己的呼吸计算患者的脉搏至数；另一方面，平息有利于医生思想集中，可以仔细地辨别脉象。

（4）切脉时间：一般每次诊脉每手应不少于1分钟，两手以3分钟左右为宜。诊脉时应注意每次诊脉的时间至少应在五十动，一则有利于仔细辨别脉象变化，再则切脉时初按和久按的指感有可能不同，对临床辨证有一定意义，所以切脉的时间要适当长些。

（5）小儿脉诊法：小儿寸口部位甚短，一般用"一指（拇指或食指）定关法"，不必细分寸、关、尺三部。具体操作方法是，用左手握住小儿的手，对3岁以下的小儿，可用右手大拇指按于小儿掌后高骨部脉上，不分三部，以定至数为主。对3～5岁的小儿，则以高骨中线为关，以一指向两侧转动以寻察三部。6～8岁小儿，则可挪动拇指诊三部。9～10岁，可以次第下指，依寸、关、尺三部诊脉。10岁以上，可按成人三部脉法进行辨析。

**2. 委中、关元的定位；关元的温针灸**

（1）委中：在膝后区，腘横纹中点。

（2）关元：在下腹部，脐中下3寸，前正中线上。

（3）温针灸：①准备艾卷或艾绒，用剪刀截取2cm艾卷一段，将一端中心扎一小孔，深1～1.5cm；也可选用艾绒，艾绒要柔软，易搓捏。②选取适宜体位，充分暴露待灸腧穴。③留针腧穴常规消毒，直刺进针，行针得气，将针留在适当的深度。④将艾卷有孔的一端经针尾插套在针柄上，插牢，不可偏歪，或将少许艾绒搓捏在针尾上，要捏紧，不可松散，以免滑落，点燃施灸。⑤待艾卷或艾绒完全燃尽成灰时，将针稍倾斜，把艾灰掸落在容器中，每穴每次可施灸1～3壮。⑥待针柄冷却后出针。

**3. 心悸、胸闷伴下肢浮肿的问诊**

（1）现病史

①主症的时间、程度：患者自觉心搏异常，或快速，或缓慢，或跳动过重，或忽跳忽止，持续的时间？发作有无规律？有无诱发因素？胸闷和下肢水肿出现的时间？水肿的性质是按之随手而起还是按之凹陷如泥？

②伴随症状：是否伴有咳嗽咳痰？夜间是否有呼吸困难？是否伴有腹胀？食欲如何？是否伴有形寒肢冷？有无恶心、欲吐、流涎？有无自汗、盗汗？是否伴有头痛、头晕？睡眠如何？是否有口渴？饮水情况如何？二便如何？

③诊疗经过：是否进行过心电图、心功能、超声心动等检查？是否确诊？是否治疗，怎样治疗，效果如何？

（2）其他病史：既往史、个人史、家族史、过敏史等有无异常？既往是否有高血压、冠心病病史？

**4. 偏头痛的主穴和配穴**

（1）主穴：百会、风池、太冲、内关。

（2）配穴：肝阳上亢配行间、侠溪、太溪；痰湿中阻配头维、中脘、丰隆；高血压配曲池、足三里；颈源性眩晕配风府、天柱、颈夹脊。

## 006 号题

【题干】

1. 脉诊的选指、布指、运指。
2. 合谷、地机的定位；合谷的捻转泻法。
3. 患者突然发生口眼㖞斜、肌肤不仁的问诊。
4. 胸痹与胃痛的鉴别。

【答题要求】根据你所抽题目的要求，边操作边口述或现场口述，时间 20 分钟。

【答案解析】

**1. 脉诊的选指、布指、运指**

（1）选指：医生用左手或右手的食指、中指和无名指三个手指指目诊察。指目是指尖和指腹交界棱起之处，是手指触觉较灵敏的部位。诊脉者的手指指端要平齐，即三指平齐，手指略呈弓形，与受诊者体表约呈 45° 为宜，这样的角度可以使指目紧贴于脉搏搏动处。

（2）布指：中指定关，医生先以中指按在掌后高骨内侧动脉处，然后食指按在关前（腕侧）定寸，无名指按在关后（肘侧）定尺。布指的疏密要与患者手臂长短与医生手指粗细相适应，如患者的手臂长或医者的手指较细，布指宜疏，反之宜密。定寸时可选取太渊穴所在位置（腕横纹上），定尺时可考虑按寸到关的距离确定关到尺的长度以明确尺的位置。寸关尺不是一个点,而是一段脉管的诊察范围。

(3)运指:医生运用指力的轻重、挪移及布指变化以体察脉象。常用的指法有举、按、寻、循、总按和单诊等,注意诊察患者的脉位(浮沉、长短)、脉次(至数、均匀度)、脉形(大小、软硬、紧张度等)、脉势(强弱、流利度等)及左右手寸关尺各部表现。

**2. 合谷、地机的定位;合谷的捻转泻法**

(1)合谷:在手背,第2掌骨桡侧的中点处。

(2)地机:在小腿内侧,阴陵泉下3寸,胫骨内侧缘后际。

(3)捻转泻法:①进针,行针得气。②捻转角度大,频率快,用力重,结合拇指向后、食指向前(右转用力为主)。③反复捻转。④操作时间长。

**3. 患者突然发生口眼㖞斜、肌肤不仁的问诊**

(1)现病史

①主症的时间、程度:口眼㖞斜、肌肤不仁持续的时间?有无诱发因素,如受凉、生气等因素?

②伴随症状:发病之前有无头晕、头痛、肢体一侧麻木等先兆症状?有无一侧肢体的偏瘫?有无意识丧失?是否手足麻木?有无口角流涎、舌强语謇?有无手足拘挛、关节酸痛?有无耳后疼痛?有无大汗淋漓、目闭口开、手撒遗尿?有无手足厥冷?大便是否秘结?

③诊疗经过:是否进行过头颅CT检查?是否查过血常规?是否确诊?是否治疗,怎样治疗,效果如何?应用过何种药物?

(2)其他病史:既往史、个人史、家族史、过敏史等有无异常?是否有高血压病史?是否有高脂血症?是否有糖尿病?

**4. 胸痹与胃痛的鉴别**

心在脘上,脘在心下,故有胃脘当心而痛之称,以其部位相近。胸痹之不典型者,其疼痛可在胃脘部,极易混淆。但胸痹以闷痛为主,为时极短,虽与饮食有关,但休息、服药常可缓解。胃脘痛与饮食相关,以胀痛为主,局部有压痛,持续时间较长,常伴有泛酸、嘈杂、嗳气、呃逆等胃部症状。

## 007号题

【题干】

1. 脉诊的运指手法。

2. 列缺、风池的定位;风池的指按法。

3. 咳嗽、咳痰的问诊。

4. 为什么说"胃以通为用"。

【答题要求】根据你所抽题目的要求，边操作边口述或现场口述，时间20分钟。
【答案解析】
**1. 脉诊的运指手法**
（1）举法：是指医生用较轻的指力，按在寸口脉搏搏动部位，以体察脉搏部位的方法。亦称"轻取"或"浮取"。

（2）按法：是指医生用较重的指力，甚至按到筋骨，体察脉象的方法。此法又称"重取"或"沉取"。医生手指用力适中，按至肌肉以体察脉象的方法称为"中取"。

（3）寻法：是指切脉时指力从轻到重，或从重到轻，左右推寻，调节最适当指力的方法。在寸口三部细细寻找脉动最明显的部位，统称寻法，以捕获最丰富的脉象信息。

（4）循法：是指切脉时三指沿寸口脉长轴循行，诊察脉之长短，比较寸关尺三部脉象的特点。

（5）总按：即三指同时用力诊脉的方法。从总体上辨别寸关尺三部和左右两手脉象的形态、脉位的浮沉等。总按时一般指力均匀，但亦有三指用力不一致的情况。

（6）单诊：用一个手指诊察一部脉象的方法。主要用于分别了解寸、关、尺各部脉象的形态特征。先应先用总按的方法，从总体上辨别脉象的形态、脉位的浮沉，然后再使用循法和单诊手法等辨别左右手寸、关、尺各部脉象的形态特征。

**2. 列缺、风池的定位；风池的指按法**
（1）列缺：在前臂，腕掌侧远端横纹上1.5寸，拇短伸肌腱与拇长展肌腱之间，拇长展肌腱沟的凹陷中。简便取穴法：两手虎口自然平直交叉，一手食指按在另一手桡骨茎突上，指尖下凹陷中是穴。

（2）风池：在颈后区，枕骨之下，胸锁乳突肌上端与斜方肌上端之间的凹陷中。

（3）指按法：以拇指螺纹面着力于施术部位，余四指张开，置于相应位置以支撑助力，腕关节屈曲40°～60°。拇指主动用力，垂直向下按压。当按压力达到所需的力度后，要稍停片刻，然后松劲撤力，再做重复按压，使按压动作既平稳又有节奏性。

**3. 咳嗽、咳痰的问诊**
（1）现病史

①主症的时间、程度：咳嗽出现及持续的时间？咳声清脆还是紧闷？咳嗽是夜间还是清晨较重？咳痰的颜色、质地、难易程度如何？发作是否有诱因，如跟冷空气、异味、过食甜咸等有关？

②伴随症状：是否伴有恶寒发热？有无咳血或痰中带有血丝？有无胸闷、脘痞、呕恶、食少、体倦、大便溏？是否胸胁胀满、咳时引痛、面赤？有无口干而黏、欲饮水？是否伴有胁肋胀痛？是否伴有潮热盗汗？是否伴有形体肥胖？

③诊疗经过：是否进行过胸透或X线检查？是否查过血常规？是否确诊？是否治疗，怎样治疗，效果如何？

（2）其他病史：既往史、个人史、家族史、过敏史等有无异常？

**4. 为什么说"胃以通为用"**

胃属于六腑之一。六腑的共同生理特点是传化水谷，泻而不藏，以通为用。胃的生理功能是受纳腐熟水谷，主通降，以降为和。

## 008 号题

【题干】

1. 小儿脉诊的操作。
2. 天宗、关元的定位；关元的隔姜灸。
3. 水肿的问诊。
4. 项背痛、恶寒发热的主穴、配穴。

【答题要求】根据你所抽题目的要求，边操作边口述或现场口述，时间 20 分钟。

【答案解析】

**1. 脉诊的操作**

小儿寸口部位甚短，一般用"一指（拇指或食指）定关法"，不必细分寸、关、尺三部。具体操作方法是，用左手握住小儿的手，对 3 岁以下的小儿，可用右手大拇指按于小儿掌后高骨部脉上，不分三部，以定至数为主。对 3～5 岁的小儿，则以高骨中线为关，以一指向两侧转动以寻察三部。6～8 岁小儿，则可挪动拇指诊三部。9～10 岁，可以次第下指，依寸、关、尺三部诊脉。10 岁以上，可按成人三部脉法进行辨析。

**2. 天宗、关元的定位；关元的隔姜灸**

（1）天宗：在肩胛区，肩胛冈中点与肩胛下角连线上 1/3 与 2/3 交点凹陷中。

（2）关元：在下腹部，脐中下 3 寸，前正中线上。

（3）隔姜灸：①制备姜片：切取生姜片，每片直径 2～3cm，厚 0.2～0.3cm，中间以针刺数孔。②选取适宜体位，充分暴露待灸腧穴。③放置姜片和艾炷，点燃艾炷：将姜片置于穴上，把艾炷置于姜片中心，点燃艾炷尖端，任其自燃。④调适温度：如患者感觉局部灼痛不可耐受，术者可用镊子将姜片一侧夹住端起，稍待片刻，重新放下再灸。⑤更换艾炷和姜片：艾炷燃尽，除去艾灰，更换艾炷依前法再灸。施灸数壮后，姜片焦干萎缩时，应置换新的姜片。⑥把握灸量：一般每穴灸 6～9 壮，至局部皮肤潮红而不起疱为度。灸毕去除姜片及艾灰。

**3. 水肿问诊**

（1）现病史

①主症的时间、强度：水肿起始的部位，是从眼睑开始，还是下肢先肿？水肿的性质是指凹性水肿还是非指凹性水肿？水肿持续的时间？有无诱发因素？发病前是否有上呼吸道和皮肤感染病史？

②伴随症状：是否有恶寒、发热、肢节酸楚、小便不利等症？有无咽喉红肿疼痛？有无皮肤光亮、尿少色赤、身发疮痈，甚则溃烂？有无身体困重、胸闷、纳呆、泛恶等症状？有无胸脘痞闷、烦热口渴、小便短赤，或大便干结？有无脘腹胀闷、食欲不振、便溏、神疲乏力？

③诊疗经过：是否确诊？是否治疗，怎样治疗，效果如何？

（2）其他病史：既往史、个人史、家族史、过敏史有无异常？

**4.项背痛、恶寒发热的主穴、配穴**

根据患者以项背痛为主症，可诊断为落枕；伴有恶寒发热等表证，辨证为风寒袭络证。

主穴：外劳宫、天柱、阿是穴。

配穴：病在督脉、太阳经配后溪、昆仑；病在少阳经配外关、肩井；风寒袭络配风池、合谷。

## 009 号题

【题干】

1. 脉诊的操作。
2. 涌泉、肾俞的定位；肾俞的雀啄灸。
3. 腰痛的问诊。
4. 小儿肺炎喘嗽的病因病机。

【答题要求】根据你所抽题目的要求，边操作边口述或现场口述，时间20分钟。

【答案解析】

**1.脉诊的操作**

（1）患者体位：诊脉时患者应取正坐位或仰卧位，前臂自然向前平展，与心脏置于同一水平，手腕伸直，手掌向上，手指微微弯曲，在腕关节下面垫一松软的脉枕，使寸口部位充分伸展，局部气血畅通，便于诊察脉象。

（2）医生指法：诊脉指法主要包括选指、布指、运指三部分。

1）选指：医生用左手或右手的食指、中指和无名指三个手指指目诊察。指目是指尖和指腹交界棱起之处，是手指触觉较灵敏的部位。诊脉者的手指指端要平齐，即三指平齐，手指略呈弓形，与受诊者体表约呈45°为宜，这样的角度可以使指目紧贴于脉搏搏动处。

2）布指：中指定关，医生先以中指按在掌后高骨内侧动脉处，然后食指按在关前（腕侧）定寸，无名指按在关后（肘侧）定尺。布指的疏密要与患者手臂长短与医生手指粗细相适应，如患者的手臂长或医者的手指较细，布指宜疏，反之宜密。定寸时可选取太渊穴所在位置（腕横纹上），定尺时可考虑按寸到关的距离确定关到尺的长度以明确尺的位置。寸关尺不是一个点，而是一段脉管的诊察范围。

3）运指：医生运用指力的轻重、挪移及布指变化以体察脉象。常用的指法有举、按、寻、循、总按和单诊等，注意诊察患者的脉位（浮沉、长短）、脉次（至数、均匀度）、脉形（大小、软硬、紧张度等）、脉势（强弱、流利度等）及左右手寸关尺各部表现。

常用具体指法：①举法：是指医生用较轻的指力，按在寸口脉搏搏动部位，以体察脉搏部位的方法。亦称"轻取"或"浮取"。②按法：是指医生用较重的指力，甚至按到筋骨，体察脉象的方法。此法又称"重取"或"沉取"。医生手指用力适中，按至肌肉以体察脉象的方法称为"中取"。③寻法：是指切脉时指力从轻到重，或从重到轻，左右推寻，调节最适当指力的方法。在寸口三部细细寻找脉动最明显的部位，统称寻法，以捕获最丰富的脉象信息。④循法：是指切脉时三指沿寸口脉长轴循行，诊察脉之长短，比较寸关尺三部脉象的特点。⑤总按：即三指同时用力诊脉的方法。从总体上辨别寸关尺三部和左右两手脉象的形态、脉位的浮沉等。总按时一般指力均匀，但亦有三指用力不一致的情况。⑥单诊：用一个手指诊察一部脉象的方法。主要用于分别了解寸、关、尺各部脉象的形态特征。应先用总按的方法，从总体上辨别脉象的形态、脉位的浮沉，然后再使用循法和单诊手法等辨别左右手寸、关、尺各部脉象的形态特征。

（3）平息：医生在诊脉时注意调匀呼吸，即所谓"平息"。一方面医生保持呼吸调匀，清心宁神，可以自己的呼吸计算患者的脉搏至数；另一方面，平息有利于医生思想集中，可以仔细地辨别脉象。

（4）切脉时间：一般每次诊脉每手应不少于1分钟，两手以3分钟左右为宜。诊脉时应注意每次诊脉的时间至少应在五十动，一则有利于仔细辨别脉象变化，再则切脉时初按和久按的指感有可能不同，对临床辨证有一定意义，所以切脉的时间要适当长些。

（5）小儿脉诊法：小儿寸口部位甚短，一般用"一指（拇指或食指）定关法"，不必细分寸、关、尺三部。具体操作方法是，用左手握住小儿的手，对3岁以下的小儿，可用右手大拇指按于小儿掌后高骨部脉上，不分三部，以定至数为主。对3～5岁的小儿，则以高骨中线为关，以一指向两侧转动以寻察三部。6～8岁小儿，则可挪动拇指诊三部。9～10岁，可以次第下指，依寸、关、尺三部诊脉。10岁以上，可按成人三部脉法进行辨析。

**2. 涌泉、肾俞的定位；肾俞的雀啄灸**

（1）涌泉：在足底，屈足卷趾时足心最凹陷中，约当足底第2、3趾蹼缘与足跟连线的前1/3与后2/3交点凹陷中。

（2）肾俞：第2腰椎棘突下，后正中线旁开1.5寸。

（3）雀啄灸：①选取适宜体位，充分暴露待灸腧穴。②点燃艾卷：选用纯艾卷，将其一端点燃。③术者手持艾卷的中上部，将艾卷燃烧端对准腧穴，像麻雀啄米样一上一下移动，使艾卷燃烧端与皮肤的距离远近不一。动作要匀速，起落幅度应大小一致。④燃艾施灸，如此反复操作，给予施灸局部以变量刺激。若遇到小儿或局部知觉减退者，术者应以食指和中指，置于施灸部位两侧，通过医者的手指来测知患者局部受热程度，以便随时调节施灸时间和距离，防止烫伤。⑤把握灸量：灸至皮肤出现红晕，有温热感而无灼痛为度，一般灸10～15分钟。⑥灸毕熄灭艾火。

**3. 腰痛的问诊**

（1）现病史

①主症的时间、程度：腰痛持续的时间？是酸痛、冷痛、刺痛还是灼痛？疼痛是游走性的还是固定的？是否夜间加重？寒冷和阴雨天是否加重？是否有外伤病史？

②伴随症状：疼痛时是否伴有酸软无力、缠绵不愈、心烦少寐、口燥咽干、面色潮红、手足心热，或者局部发凉、喜温喜按、遇劳更甚、卧则减轻？

③诊疗经过：是否进行过相关检查？是否确诊？是否治疗，怎样治疗，效果如何？

（2）其他病史：既往史、个人史、家族史、过敏史有无异常？

**4. 小儿肺炎喘嗽的病因病机**

外因为感受风邪，或由其他疾病传变而来；内因为小儿肺脏娇嫩，卫外不固。外感风邪，由口鼻或皮毛而入，侵犯肺卫，致肺失清肃，闭郁不宣，化热灼津，炼液成痰，阻于气道，肃降无权，从而出现咳嗽、气促、痰壅、鼻扇、发热等肺气郁闭的证候，发为肺炎喘嗽。

### 010号题

【题干】

1. 脉诊的选指、布指、运指。
2. 翳风、大横的定位；大横的舒张进针法和震颤法。
3. 围绕痉证的问诊。
4. 崩漏的治疗原则和治崩三法。

【答题要求】根据你所抽题目的要求，边操作边口述或现场口述，时间20分钟。

【答案解析】

**1. 脉诊的选指、布指、运指**

（1）选指：医生用左手或右手的食指、中指和无名指三个手指指目诊察。指目是指尖和指腹交界棱起之处，是手指触觉较灵敏的部位。诊脉者的手指指端要平齐，即三指平齐，手指略呈弓形，与受诊者体表约呈45°为宜，这样的角度可以使指目紧贴于脉搏搏动处。

（2）布指：中指定关，医生先以中指按在掌后高骨内侧动脉处，然后食指按在关前（腕侧）定寸，无名指按在关后（肘侧）定尺。布指的疏密要与患者手臂长短与医生手指粗细相适应，如患者的手臂长或医者的手指较细，布指宜疏，反之宜密。定寸时可选取太渊穴所在位置（腕横纹上），定尺时可考虑按寸到关的距离确定关到尺的长度以明确尺的位置。寸关尺不是一个点，而是一段脉管的诊察范围。

（3）运指：医生运用指力的轻重、挪移及布指变化以体察脉象。常用的指法有举、按、寻、循、总按和单诊等，注意诊察患者的脉位（浮沉、长短）、脉次（至数、均匀度）、脉形（大小、软硬、紧张度等）、脉势（强弱、流利度等）及左右手寸关尺各部表现。

**2. 翳风、大横的定位；大横舒张进针法及震颤法**

（1）翳风：在颈部，耳垂后方，乳突下端前方凹陷中。

（2）大横：在腹部，脐中旁开4寸。

（3）舒张进针法：①消毒：腧穴皮肤、医生双手常规消毒。②绷紧皮肤：以押手拇、食指或食、中指将腧穴处皮肤向两侧轻轻撑开，使之绷紧，两指间的距离要适当。③持针：刺手拇、食、中指三指指腹持针。④刺入：刺手持针，于押手两指间的腧穴处迅速刺入。本法适用于皮肤松弛部位腧穴的进针。

（4）震颤法：是指针刺入一定深度后，刺手持针柄，用小幅度、快频率的提插、捻转手法，使针身轻微震颤的方法。操作要点：①进针后刺入一定深度。②刺手拇、食二指或拇、食、中指夹持针柄。③实施提插捻转：小幅度、快频率的提插、捻转，如手颤之状，使针身微微颤动。

**3. 痉证的问诊**

（1）现病史

①主症的时间、程度：项背强急、四肢抽搐、角弓反张持续的时间？是否突然发病？发作是呈间歇性还是持续性？有无受暑、情绪变化、外伤等病史？

②伴随症状：发作时是否有恶寒表现？有无汗出？有无高热头痛、口噤、手足躁动？有无腹满便结、口渴喜冷饮？有无烦躁？神志是否清楚？有无半身不遂、肌肤不仁？有无口吐涎沫？口中有无猪羊叫声？

③诊疗经过：是否进行过脑脊液、头颅CT、脑电图等相关检查？是否确诊？是否治疗，怎样治疗，效果如何？

（2）其他病史：既往史、个人史、家族史、过敏史有无异常？

**4. 崩漏的治疗原则和治崩三法**

治疗原则是急则治其标，缓则治其本。治崩三法：塞流、澄源、复旧。

### 011号题

【题干】

1. 脉诊的操作。

2. 支沟、阳陵泉的定位；单手进针法及摇法。

3. 痹证的问诊。

4. 肩关节的功能锻炼。

**【答题要求】** 根据你所抽题目的要求，边操作边口述或现场口述，时间20分钟。

**【答案解析】**

**1. 脉诊的运指手法**

（1）举法：是指医生用较轻的指力，按在寸口脉搏搏动部位，以体察脉搏部位的方法。亦称"轻取"或"浮取"。

（2）按法：是指医生用较重的指力，甚至按到筋骨，体察脉象的方法。此法又称"重取"或"沉取"。医生手指用力适中，按至肌肉以体察脉象的方法称为"中取"。

（3）寻法：是指切脉时指力从轻到重，或从重到轻，左右推寻，调节最适当指力的方法。在寸口三部细细寻找脉动最明显的部位，统称寻法，以捕获最丰富的脉象信息。

（4）循法：是指切脉时三指沿寸口脉长轴循行，诊察脉之长短，比较寸关尺三部脉象的特点。

（5）总按：即三指同时用力诊脉的方法。从总体上辨别寸关尺三部和左右两手脉象的形态、脉位的浮沉等。总按时一般指力均匀，但亦有三指用力不一致的情况。

（6）单诊：用一个手指诊察一部脉象的方法。主要用于分别了解寸、关、尺各部脉象的形态特征。应先用总按的方法，从总体上辨别脉象的形态、脉位的浮沉，然后再使用循法和单诊手法等辨别左右手寸、关、尺各部脉象的形态特征。

**2. 支沟、阳陵泉的定位；单手进针法及摇法**

（1）支沟：在前臂后区，腕背侧远端横纹上3寸，尺骨与桡骨间隙中点。

（2）阳陵泉：在小腿外侧，腓骨头前下方凹陷中。

（3）单手进针法：①消毒：腧穴皮肤、医生双手常规消毒。②持针：用拇、食指指腹持针，中指指腹抵住针身下段，使中指指端比针尖略长出或齐平。③指抵皮肤：对准穴位，中指指端紧抵腧穴皮肤。④刺入：拇、食指向下用力按压刺入，中指随之屈曲，快速将针刺入。刺入时应保持针身直而不弯。

（4）摇法：是指毫针刺入一定深度后，手持针柄，将针轻轻摇动的方法。摇法分为两种：一是直立针身而摇；二是卧倒针身而摇。

1）直立针身而摇操作要点：①采用直刺进针。②刺入一定深度。③手持针柄，如摇辘轳状呈画圈样摇动，或如摇橹状进行前后或左右的摇动。④反复摇动数次。

2）卧倒针身而摇操作要点：①采用斜刺或平刺进针。②刺入一定深度。③手持针柄，如摇橹状进行左右摇动。④反复摇动数次。

**3. 痹证的问诊**

（1）现病史

①主症的时间、程度：关节疼痛、重着、麻木发作的时间？疼痛的强度和性质？疼

痛的关节是否肿大、变硬变形？发病及病情的轻重是否与劳累及季节、气候的寒冷、潮湿等天气变化有关，或者与饮食不当有关？

②伴随症状：发作时是否有恶风、发热？局部皮肤有无寒冷感？有无关节肿胀、活动不利、肌肤麻木不仁？局部有无灼热红肿、痛不可触、得冷则舒？有无发热、恶风、汗出、口渴、烦躁不安？关节肌肤有无紫暗，按之较硬，有硬结、瘀斑？有无腰膝酸软，或畏寒肢冷、阳痿、遗精，或骨蒸劳热、心烦口干？

③诊疗经过：是否进行过抗链"O"、类风湿因子（RF）、血尿酸等检测？是否确诊？是否治疗，怎样治疗，效果如何？

（2）其他病史：既往史、个人史、家族史、过敏史有无异常？

**4. 肩关节的功能锻炼**

肩周炎患者，肩关节配合练功活动，主要包括上肢外展、上举、内旋、外旋、前屈、后伸、环转等运动，做"内外运旋""叉手托上""手拉滑车""手指爬墙""体后拉手"等动作。

## 012 号题

【题干】

1. 小儿脉诊的操作。
2. 尺泽、手三里的定位；指切进针法及飞法。
3. 腹痛的问诊。
4. 痿证和中风偏枯的鉴别。

【答题要求】根据你所抽题目的要求，边操作边口述或现场口述，时间20分钟。

【答案解析】

**1. 小儿脉诊的操作**

小儿寸口部位甚短，一般用"一指（拇指或食指）定关法"，不必细分寸、关、尺三部。具体操作方法是，用左手握住小儿的手，对3岁以下的小儿，可用右手大拇指按于小儿掌后高骨部脉上，不分三部，以定至数为主。对3～5岁的小儿，则以高骨中线为关，以一指向两侧转动以寻察三部。6～8岁小儿，则可挪动拇指诊三部。9～10岁，可以次第下指，依寸、关、尺三部诊脉。10岁以上，可按成人三部脉法进行辨析。

**2. 尺泽、手三里的定位；指切进针法及飞法**

（1）尺泽：在肘区，肘横纹上，肱二头肌肌腱桡侧凹陷处。

（2）手三里：在前臂，肘横纹下2寸，阳溪穴与曲池穴连线上。

（3）指切进针法：又称爪切进针法。操作要点：①消毒：腧穴皮肤、医生双手常规消毒。②押手固定穴区皮肤：押手拇指或食指指甲切掐固定腧穴处皮肤。③持针：刺手拇、食、中指三指指腹持针。④刺入：将针身紧贴押手指甲缘快速刺入。本法适宜于短针的进针。

（4）飞法：是指针刺后不得气者，用刺手拇、食指夹持针柄，轻微捻搓数次，然后张开两指，一搓一放，反复数次，状如飞鸟展翅，故称飞法。操作要点：①刺入一定深度。②轻微捻搓针柄数次，然后快速张开两指，一捻一放，如飞鸟展翅之状。③反复操作数次。

**3. 腹痛的问诊**

（1）现病史

①主症的时间、程度：疼痛发作的时间？是否有转移？疼痛的部位在小腹、少腹、大腹、上腹还是脐腹部？疼痛性质是冷痛、胀痛、绞痛、灼痛、刺痛还是隐痛？病程的长短？发病及病情的轻重是否与劳累及季节、气候的寒冷有关，或者与饮食不当有关？

②伴随症状：是否伴有压痛和反跳痛？排气排便是否通畅？是否伴有腹泻或便秘？腹痛是否牵引前阴？是否伴有小便淋沥、尿道灼痛？有无嘈杂吐涎？有无外伤或手术史？疼痛有无连及腰背，伴恶寒发热、恶心呕吐？

③诊疗经过：是否进行过腹部B超或者X线检查？是否进行过血尿淀粉酶检查？是否确诊？是否治疗，怎样治疗，效果如何？

（2）其他病史：既往史、个人史、家族史、过敏史有无异常？

**4. 痿证和中风偏枯的鉴别**

痿证可以有肢体瘫痪、活动无力等类似中风的表现；中风后半身不遂日久不能恢复者，亦可见肌肉瘦削、筋脉弛缓，两者应予以区别。但痿证一般起病缓慢，以双下肢瘫痪或四肢瘫痪，或肌肉萎缩，筋惕肉瞤为多见。而中风的肢体瘫痪多起病急骤，且以偏瘫不遂为主。痿证起病时无神昏，中风则常有不同程度的神昏。

## 013号题

【题干】

1. 脉诊的操作。
2. 四神聪、照海的定位；照海的捻转补法。
3. 黄疸的问诊。
4. 偏头痛的主症。

【答题要求】根据你所抽题目的要求，边操作边口述或现场口述，时间20分钟。

【答案解析】

**1. 脉诊的操作**

（1）患者体位：诊脉时患者应取正坐位或仰卧位，前臂自然向前平展，与心脏置于同一水平，手腕伸直，手掌向上，手指微微弯曲，在腕关节下面垫一松软的脉枕，使寸口部位充分伸展，局部气血畅通，便于诊察脉象。

（2）医生指法：诊脉指法主要包括选指、布指、运指三部分。

1）选指：医生用左手或右手的食指、中指和无名指三个手指指目诊察。指目是指尖和指腹交界棱起之处，是手指触觉较灵敏的部位。诊脉者的手指指端要平齐，即三指平齐，手指略呈弓形，与受诊者体表约呈45°为宜，这样的角度可以使指目紧贴于脉搏搏动处。

2）布指：中指定关，医生先以中指按在掌后高骨内侧动脉处，然后食指按在关前（腕侧）定寸，无名指按在关后（肘侧）定尺。布指的疏密要与患者手臂长短与医生手指粗细相适应，如患者的手臂长或医者的手指较细，布指宜疏，反之宜密。定寸时可选取太渊穴所在位置（腕横纹上），定尺时可考虑按寸到关的距离确定关到尺的长度以明确尺的位置。寸关尺不是一个点，而是一段脉管的诊察范围。

3）运指：医生运用指力的轻重、挪移及布指变化以体察脉象。常用的指法有举、按、寻、循、总按和单诊等，注意诊察患者的脉位（浮沉、长短）、脉次（至数、均匀度）、脉形（大小、软硬、紧张度等）、脉势（强弱、流利度等）及左右手寸关尺各部表现。

常用具体指法：①举法：是指医生用较轻的指力，按在寸口脉搏搏动部位，以体察脉搏部位的方法。亦称"轻取"或"浮取"。②按法：是指医生用较重的指力，甚至按到筋骨，体察脉象的方法。此法又称"重取"或"沉取"。医生手指用力适中，按至肌肉以体察脉象的方法称为"中取"。③寻法：是指切脉时指力从轻到重，或从重到轻，左右推寻，调节最适当指力的方法。在寸口三部细细寻找脉动最明显的部位，统称寻法，以捕获最丰富的脉象信息。④循法：是指切脉时三指沿寸口脉长轴循行，诊察脉之长短，比较寸关尺三部脉象的特点。⑤总按：即三指同时用力诊脉的方法。从总体上辨别寸关尺三部和左右两手脉象的形态、脉位的浮沉等。总按时一般指力均匀，但亦有三指用力不一致的情况。⑥单诊：用一个手指诊察一部脉象的方法。主要用于分别了解寸、关、尺各部脉象的形态特征。应先用总按的方法，从总体上辨别脉象的形态、脉位的浮沉，然后再使用循法和单诊手法等辨别左右手寸、关、尺各部脉象的形态特征。

（3）平息：医生在诊脉时注意调匀呼吸，即所谓"平息"。一方面医生保持呼吸调匀，清心宁神，可以自己的呼吸计算患者的脉搏至数；另一方面，平息有利于医生思想集中，可以仔细地辨别脉象。

（4）切脉时间：一般每次诊脉每手应不少于1分钟，两手以3分钟左右为宜。诊脉时应注意每次诊脉的时间至少应在五十动，一则有利于仔细辨别脉象变化，再则切脉时初按和久按的指感有可能不同，对临床辨证有一定意义，所以切脉的时间要适当长些。

（5）小儿脉诊法：小儿寸口部位甚短，一般用"一指（拇指或食指）定关法"，不必细分寸、关、尺三部。具体操作方法是，用左手握住小儿的手，对3岁以下的小儿，可用右手大拇指按于小儿掌后高骨部脉上，不分三部，以定至数为主。对3～5岁的小儿，则以高骨中线为关，以一指向两侧转动以寻察三部。6～8岁小儿，则可挪动拇指诊三部。9～10岁，可以次第下指，依寸、关、尺三部诊脉。10岁以上，可按成人三部脉法进行辨析。

**2. 四神聪、照海的定位；照海的捻转补法**

（1）四神聪：在头部，百会前后左右各旁开1寸，共4穴。

（2）照海：在踝区，内踝尖下1寸，内踝下缘边际凹陷中。

（3）捻转补法：①进针，行针得气。②捻转角度小、频率慢、用力轻，结合拇指向前、食指向后（左转用力为主）。③反复捻转。④操作时间短。

**3. 黄疸问诊**

（1）现病史

①主症的时间、程度：目黄、身黄、小便黄，尤其是目睛黄染持续的时间？是黄色鲜明、疸色如金，还是黄色晦暗？跟进食是否有关？有无急性病毒性肝炎患者接触史。

②伴随症状：是否身热、口干口苦、胸胁胀满疼痛？是否有汗？是否大便秘结？有无神昏、发斑、出血等危象？有无纳少、乏力？

③诊疗经过：是否进行过肝胆B超、肝功能、乙肝五项等检查？确诊病毒性肝炎否？口服抗病毒西药或中药否，治疗效果如何？

（2）其他病史：既往史、个人史、家族史、过敏史有无异常？有无病毒性肝炎病史？

**4. 偏头痛的主症**

头痛多为一侧，常局限于额部、颞部和枕部，疼痛开始时为剧烈的搏动性疼痛，后转为持续性钝痛。任何时间皆可发作，但以早晨起床时多发，症状可持续数小时至数天。典型的偏头痛有先兆症状，如眼前闪烁暗点、视野缺损、单盲或同侧偏盲。发作时头痛部位可由头的一个部位转移到另一个部位，可同时放射至颈、肩部。

## 014 号题

【题干】

1. 脉诊的选指、布指、运指。
2. 商阳、内庭的定位；单手进针法及循法。
3. 失眠的问诊。
4. 孔最、曲池的主治。

【答题要求】根据你所抽题目的要求，边操作边口述或现场口述，时间20分钟。

【答案解析】

**1. 脉诊的选指、布指、运指**

（1）选指：医生用左手或右手的食指、中指和无名指三个手指指目诊察。指目是指尖和指腹交界棱起之处,是手指触觉较灵敏的部位。诊脉者的手指指端要平齐,即三指平齐,手指略呈弓形,与受诊者体表约呈45°为宜,这样的角度可以使指目紧贴于脉搏搏动处。

（2）布指：中指定关,医生先以中指按在掌后高骨内侧动脉处,然后食指按在关前（腕侧）定寸,无名指按在关后（肘侧）定尺。布指的疏密要与患者手臂长短与医生手指粗细相适应,如患者的手臂长或医者的手指较细,布指宜疏,反之宜密。定寸时可选取太渊穴所在位置（腕横纹上）,定尺时可考虑按寸到关的距离确定关到尺的长度以明确尺的位置。寸关尺不是一个点,而是一段脉管的诊察范围。

（3）运指：医生运用指力的轻重、挪移及布指变化以体察脉象。常用的指法有举、按、寻、循、总按和单诊等,注意诊察患者的脉位（浮沉、长短）、脉次（至数、均匀度）、脉形（大小、软硬、紧张度等）、脉势（强弱、流利度等）及左右手寸关尺各部表现。

**2. 商阳、内庭的定位；单手进针法及循法**

（1）商阳：在手指,食指末节桡侧,指甲根角侧上方0.1寸处。

（2）内庭：在足背,足背第2、3趾间,趾蹼缘后方赤白肉际处。

（3）单手进针法：①消毒：腧穴皮肤、医生双手常规消毒。②持针：用拇、食指指腹持针,中指指腹抵住针身下段,使中指指端比针尖略长出或齐平。③指抵皮肤：对准穴位,中指指端紧抵腧穴皮肤。④刺入：拇、食指向下用力按压刺入,中指随之屈曲,快速将针刺入。刺入时应保持针身直而不弯。

（4）循法：①确定腧穴所在的经脉及其循行路线。②循按或拍叩：用拇指指腹,或第2、3、4指并拢后用三指的指腹,沿腧穴所属经脉的循行路线或穴位的上下左右进行循按或拍叩。③反复操作数次,以穴周肌肉得以放松或出现针感或循经感传为度。

**3. 失眠的问诊**

（1）现病史

①主症的时间、程度：患者是入寐困难、寐而易醒、醒后不能再寐,还是彻夜难眠？症状持续的时间？是否跟情志变化或进食等因素有关？

②伴随症状：是否有头痛、头昏？有无心悸、健忘、神疲乏力？有无心神不宁、多梦？有无饮食不节、情志失常、劳倦、思虑过度、病后、体虚等病史？

③诊疗经过：是否进行过相关检查？是否口服镇静类西药或安神类中药,治疗效果如何？

（2）其他病史：既往史、个人史、家族史、过敏史有无异常？

**4. 孔最、曲池的主治**

（1）孔最：①咳嗽、气喘、咯血、鼻衄、咽喉肿痛等肺系病证。②肘臂挛痛。③痔疮出血。

（2）曲池：①目赤肿痛、齿痛、咽喉肿痛等五官热性病证。②热病。③手臂肿痛、上肢不遂等上肢病证。④风疹、瘾疹、湿疹等皮肤科病证。⑤腹痛、吐泻、痢疾等肠腑病证。⑥头痛、眩晕。⑦癫狂等神志病证。

## 015号题

【题干】

1. 脉诊的运指手法。

2. 十宣、丰隆的定位；丰隆的指切进针法及弹法。

3. 痫病的问诊。

4. 鼓胀用逐水法的禁忌证。

【答题要求】根据你所抽题目的要求，边操作边口述或现场口述，时间20分钟。

【答案解析】

**1. 脉诊的运指手法**

（1）举法：是指医生用较轻的指力，按在寸口脉搏搏动部位，以体察脉搏部位的方法。亦称"轻取"或"浮取"。

（2）按法：是指医生用较重的指力，甚至按到筋骨，体察脉象的方法。此法又称"重取"或"沉取"。医生手指用力适中，按至肌肉以体察脉象的方法称为"中取"。

（3）寻法：是指切脉时指力从轻到重，或从重到轻，左右推寻，调节最适当指力的方法。在寸口三部细细寻找脉动最明显的部位，统称寻法，以捕获最丰富的脉象信息。

（4）循法：是指切脉时三指沿寸口脉长轴循行，诊察脉之长短，比较寸关尺三部脉象的特点。

（5）总按：即三指同时用力诊脉的方法。从总体上辨别寸关尺三部和左右两手脉象的形态、脉位的浮沉等。总按时一般指力均匀，但亦有三指用力不一致的情况。

（6）单诊：用一个手指诊察一部脉象的方法。主要用于分别了解寸、关、尺各部脉象的形态特征。应先用总按的方法，从总体上辨别脉象的形态、脉位的浮沉，然后再使用循法和单诊手法等辨别左右手寸、关、尺各部脉象的形态特征。

**2. 十宣、丰隆的定位；丰隆的指切进针法及弹法**

（1）十宣：在手指，十指尖端，距指甲游离缘0.1寸（指寸），左右共10穴。

（2）丰隆：在小腿外侧，外踝尖上8寸，条口穴外1寸，胫骨前肌外缘。

（3）指切进针法：①消毒：腧穴皮肤、医生双手常规消毒。②押手固定穴区皮肤：押手拇指或食指指甲切掐固定腧穴处皮肤。③持针：刺手拇、食、中指三指指腹持针。④刺入：将针身紧贴押手指甲缘快速刺入。本法适宜于短针的进针。

（4）弹法：①进针后刺入一定深度。②以拇指与食指相交呈环状，食指指甲缘轻抵拇指指腹。③弹叩针柄：将食指指甲面对准针柄或针尾，轻轻弹叩，使针体微微震颤。

也可以拇指与其他手指配合进行操作。④弹叩数次。

**3. 痫病问诊**

（1）现病史

①主症的时间、程度：突然昏倒、不省人事、四肢抽搐、口吐涎沫持续的时间？发作前有无头痛、头晕等征兆？发作后能否自行苏醒？以前是否有类似发病？发作是否跟精神刺激、饱食等诱发因素有关？

②伴随症状：是否伴有口中如作猪羊叫声？有无胸闷、纳呆？有无心烦易怒？是否有口眼㖞斜？有无肢体偏瘫？是否伴有汗出神疲？

③诊疗经过：是否做过脑电图检查？是否确诊？是否治疗，怎样治疗，效果如何？

（2）其他病史：既往史、个人史、家族史、过敏史有无异常？家族中是否有癫痫病患者？

**4. 鼓胀使用逐水法的禁忌证**

鼓胀日久，正虚体弱，或发热，黄疸日渐加深，或有消化道溃疡，曾并发消化道出血，或见出血倾向者，均不宜使用。

## 016 号题

【题干】

1. 脉诊的操作。

2. 公孙、印堂的定位；中指揉印堂。

3. 癃闭的问诊。

4. 落枕的主穴。

【答题要求】根据你所抽题目的要求，边操作边口述或现场口述，时间20分钟。

【答案解析】

**1. 脉诊的操作**

（1）患者体位：诊脉时患者应取正坐位或仰卧位，前臂自然向前平展，与心脏置于同一水平，手腕伸直，手掌向上，手指微微弯曲，在腕关节下面垫一松软的脉枕，使寸口部位充分伸展，局部气血畅通，便于诊察脉象。

（2）医生指法：诊脉指法主要包括选指、布指、运指三部分。

1）选指：医生用左手或右手的食指、中指和无名指三个手指指目诊察。指目是指尖和指腹交界棱起之处，是手指触觉较灵敏的部位。诊脉者的手指指端要平齐，即三指平齐，手指略呈弓形，与受诊者体表约呈45°为宜，这样的角度可以使指目紧贴于脉搏搏动处。

2）布指：中指定关，医生先以中指按在掌后高骨内侧动脉处，然后食指按在关前（腕侧）定寸，无名指按在关后（肘侧）定尺。布指的疏密要与患者手臂长短与医生手指粗细相适应，如患者的手臂长或医者的手指较细，布指宜疏，反之宜密。定寸时可选取太渊穴所在位置（腕横纹上），定尺时可考虑按寸到关的距离确定关到尺的长度以明确尺的位置。寸关尺不是一个点，而是一段脉管的诊察范围。

3）运指：医生运用指力的轻重、挪移及布指变化以体察脉象。常用的指法有举、按、寻、循、总按和单诊等，注意诊察患者的脉位（浮沉、长短）、脉次（至数、均匀度）、脉形（大小、软硬、紧张度等）、脉势（强弱、流利度等）及左右手寸关尺各部表现。

常用具体指法：①举法：是指医生用较轻的指力，按在寸口脉搏搏动部位，以体察脉搏部位的方法。亦称"轻取"或"浮取"。②按法：是指医生用较重的指力，甚至按到筋骨，体察脉象的方法。此法又称"重取"或"沉取"。医生手指用力适中，按至肌肉以体察脉象的方法称为"中取"。③寻法：是指切脉时指力从轻到重，或从重到轻，左右推寻，调节最适当指力的方法。在寸口三部细细寻找脉动最明显的部位，统称寻法，以捕获最丰富的脉象信息。④循法：是指切脉时三指沿寸口脉长轴循行，诊察脉之长短，比较寸关尺三部脉象的特点。⑤总按：即三指同时用力诊脉的方法。从总体上辨别寸关尺三部和左右两手脉象的形态、脉位的浮沉等。总按时一般指力均匀，但亦有三指用力不一致的情况。⑥单诊：用一个手指诊察一部脉象的方法。主要用于分别了解寸、关、尺各部脉象的形态特征。应先用总按的方法，从总体上辨别脉象的形态、脉位的浮沉，然后再使用循法和单诊手法等辨别左右手寸、关、尺各部脉象的形态特征。

（3）平息：医生在诊脉时注意调匀呼吸，即所谓"平息"。一方面医生保持呼吸调匀，清心宁神，可以自己的呼吸计算患者的脉搏至数；另一方面，平息有利于医生思想集中，可以仔细地辨别脉象。

（4）切脉时间：一般每次诊脉每手应不少于1分钟，两手以3分钟左右为宜。诊脉时应注意每次诊脉的时间至少应在五十动，一则有利于仔细辨别脉象变化，再则切脉时初按和久按的指感有可能不同，对临床辨证有一定意义，所以切脉的时间要适当长些。

（5）小儿脉诊法：小儿寸口部位甚短，一般用"一指（拇指或食指）定关法"，不必细分寸、关、尺三部。具体操作方法是，用左手握住小儿的手，对3岁以下的小儿，可用右手大拇指按于小儿掌后高骨部脉上，不分三部，以定至数为主。对3～5岁的小儿，则以高骨中线为关，以一指向两侧转动以寻察三部。6～8岁小儿，则可挪动拇指诊三部。9～10岁，可以次第下指，依寸、关、尺三部诊脉。10岁以上，可按成人三部脉法进行辨析。

**2. 公孙、印堂的定位；中指揉印堂穴**

（1）公孙：在跖区，第1跖骨基底部的前下方，赤白肉际处。

（2）印堂：在头部，两眉毛内侧端中间的凹陷中。

（3）中指揉法：中指伸直，食指置于中指远端指间关节背侧，腕关节微屈，用中指螺纹面着力于一定的治疗部位或穴位。以肘关节为支点，前臂做主动运动，通过腕关节使中指螺纹面在施术部位上做轻柔的小幅度环旋运动。

**3. 癃闭的问诊**

（1）现病史

①主症的时间、程度：是小便点滴不畅还是小便闭塞不通？发病的时间？是否有着凉、情绪变化？

②伴随症状：小腹是否胀满？有无口苦口黏，或口渴不欲饮，或大便不畅？是否烦躁易怒？是否咳嗽？食欲如何？是否倦怠乏力？有无腰膝酸软？

③诊疗经过：男性患者是否进行过前列腺肛门指诊检查？是否确诊？是否治疗，怎样治疗，效果如何？

（2）其他病史：既往史、个人史、家族史、过敏史有无异常？

**4. 落枕的主穴**

外劳宫、天柱、阿是穴。

### 017号题

【题干】

1. 脉诊的选指、布指、运指。
2. 次髎、阴陵泉的定位；阴陵泉提插泻法。
3. 郁证的问诊。
4. 落枕的配穴。

【答题要求】根据你所抽题目的要求，边操作边口述或现场口述，时间20分钟。

【答案解析】

**1. 脉诊的选指、布指、运指**

（1）选指：医生用左手或右手的食指、中指和无名指三个手指指目诊察。指目是指指尖和指腹交界棱起之处，是手指触觉较灵敏的部位。诊脉者的手指指端要平齐，即三指平齐，手指略呈弓形，与受诊者体表约呈45°为宜，这样的角度可以使指目紧贴于脉搏搏动处。

（2）布指：中指定关，医生先以中指按在掌后高骨内侧动脉处，然后食指按在关前（腕侧）定寸，无名指按在关后（肘侧）定尺。布指的疏密要与患者手臂长短与医生手指粗细相适应，如患者的手臂长或医者的手指较细，布指宜疏，反之宜密。定寸时可选取太渊穴所在位置（腕横纹上），定尺时可考虑按寸到关的距离确定关到尺的长度以明确尺的位置。寸关尺不是一个点，而是一段脉管的诊察范围。

（3）运指：医生运用指力的轻重、挪移及布指变化以体察脉象。常用的指法有举、按、寻、循、总按和单诊等，注意诊察患者的脉位（浮沉、长短）、脉次（至数、均匀度）、脉形（大小、软硬、紧张度等）、脉势（强弱、流利度等）及左右手寸关尺各部表现。

**2. 次髎、阴陵泉的定位，阴陵泉提插泻法**

（1）次髎：在骶区，正对第2骶后孔中。

（2）阴陵泉：在小腿内侧，胫骨内侧髁下缘与胫骨内侧缘之间的凹陷中。

（3）提插泻法：①进针，行针得气。②先深后浅，轻插重提，提插幅度大，频率快。③反复操作。④操作时间长。

**3. 郁证的问诊**

（1）现病史

①主症的时间、程度：忧郁不畅、情绪不宁、胸胁胀满疼痛持续的时间？有无诱发因素？是否有忧愁、焦虑、悲哀、恐惧、愤懑等情志内伤的病史？

②伴随症状：是否脘闷嗳气、不思饮食？有无头痛、目赤、耳鸣，或吞酸嘈杂、大便秘结？咽中是否如物梗塞，吞之不下，咯之不出？有无失眠、多梦、五心烦热、盗汗？

③诊疗经过：是否确诊？是否治疗，怎样治疗，效果如何？

（2）其他病史：既往史、个人史、家族史、过敏史有无异常？

**4. 落枕的配穴**

病在督脉、太阳经配后溪、昆仑；病在少阳经配外关、肩井；风寒袭络配风池、合谷；气滞血瘀配内关、合谷；肩痛配肩髃；背痛配天宗。

## 018 号题

**【题干】**

1. 脉诊的运指手法。
2. 孔最、期门的定位；孔最的夹持进针法及迎随补法。
3. 便血的问诊。
4. 中风的主穴。

**【答题要求】** 根据你所抽题目的要求，边操作边口述或现场口述，时间20分钟。

**【答案解析】**

**1. 脉诊的运指手法**

（1）举法：是指医生用较轻的指力，按在寸口脉搏搏动部位，以体察脉搏部位的方法。亦称"轻取"或"浮取"。

（2）按法：是指医生用较重的指力，甚至按到筋骨，体察脉象的方法。此法又称"重取"或"沉取"。医生手指用力适中，按至肌肉以体察脉象的方法称为"中取"。

（3）寻法：是指切脉时指力从轻到重，或从重到轻，左右推寻，调节最适当指力的方法。在寸口三部细细寻找脉动最明显的部位，统称寻法，以捕获最丰富的脉象信息。

（4）循法：是指切脉时三指沿寸口脉长轴循行，诊察脉之长短，比较寸关尺三部脉象的特点。

（5）总按：即三指同时用力诊脉的方法。从总体上辨别寸关尺三部和左右两手脉象的形态、脉位的浮沉等。总按时一般指力均匀，但亦有三指用力不一致的情况。

（6）单诊：用一个手指诊察一部脉象的方法。主要用于分别了解寸、关、尺各部脉象的形态特征。应先用总按的方法，从总体上辨别脉象的形态、脉位的浮沉，然后再使用循法和单诊手法等辨别左右手寸、关、尺各部脉象的形态特征。

**2. 孔最、期门的定位，孔最夹持进针法及迎随补法**

（1）孔最：在前臂前区，尺泽与太渊连线上，腕掌侧远端横纹上7寸处。

（2）期门：在胸部，乳头直下，第6肋间隙，前正中线旁开4寸。

（3）夹持进针法又称骈指进针法，操作要点：①消毒：腧穴皮肤、医生双手常规消毒。②持针：押手拇、食指持消毒干棉球捏住针身下段，以针尖端露出0.3～0.5cm为宜。刺手拇、食、中三指指腹夹持针柄，使针身垂直。③刺入：将针尖固定在腧穴皮肤表面。刺手捻转针柄，押手下压，双手配合，同时用力，迅速将针刺入腧穴皮下。本法适用于长针的进针。

（4）迎随补法：进针时针尖随着经脉循行去的方向刺入。

**3. 便血的问诊**

（1）现病史

①主症的时间、程度：便血的颜色是鲜红、暗红或紫暗，还是黑如柏油样？便血的量？持续的时间？是先便后血、大便染血，还是便血相混？

②伴随症状：大便是否带脓？大便习惯是否改变？大便的形状是否正常？是否伴有肛门疼痛？是否有肛门异物感？肛门是否有异物突出？大便是否干燥？是否伴有腹痛？有无食少、体倦、面色萎黄、心悸、少寐？是否喜热饮？

③诊疗经过：是否进行过肛门指诊检查？是否确诊？是否治疗，怎样治疗，效果如何？

（2）其他病史：既往史、个人史、家族史、过敏史有无异常？既往有无消化道溃疡病史？

**4. 中风的主穴**

（1）中经络的主穴：水沟、内关、三阴交、极泉、尺泽、委中。

（2）中脏腑的主穴：水沟、百会、内关。

## 019 号题

【题干】

1. 小儿脉诊的操作。
2. 列缺、申脉的定位；列缺的提捏进针法及迎随泻法。
3. 肺痨的问诊。
4. 中风中经络的配穴。

【答题要求】根据你所抽题目的要求，边操作边口述或现场口述，时间 20 分钟。

【答案解析】

**1. 小儿脉诊的操作**

小儿寸口部位甚短，一般用"一指（拇指或食指）定关法"，不必细分寸、关、尺三部。具体操作方法是，用左手握住小儿的手，对 3 岁以下的小儿，可用右手大拇指按于小儿掌后高骨部脉上，不分三部，以定至数为主。对 3～5 岁的小儿，则以高骨中线为关，以一指向两侧转动以寻察三部。6～8 岁小儿，则可挪动拇指诊三部。9～10 岁，可以次第下指，依寸、关、尺三部诊脉。10 岁以上，可按成人三部脉法进行辨析。

**2. 列缺、申脉的定位；列缺提捏进针法及迎随泻法**

（1）列缺：在前臂，腕掌侧远端横纹上 1.5 寸，当拇短伸肌腱与拇长展肌腱之间，拇长展肌腱间的凹陷中。简便取穴法：两手虎口自然平直交叉，一手食指按在另一手桡骨茎突上，指尖下凹陷中便是该穴。

（2）申脉：在踝区，外踝尖直下，外踝下缘与跟骨之间凹陷中。

（3）提捏进针法：①消毒：腧穴皮肤、医生双手常规消毒。②押手提捏穴旁皮肉：押手拇、食指轻轻提捏腧穴近旁的皮肉，提捏的力度大小要适当。③持针：刺手拇、食、中指三指指腹持针。④刺入：刺手持针快速刺入腧穴。刺入时常与平刺结合。本法适用于皮肉浅薄部位腧穴的进针。

（4）迎随泻法：进针时针尖迎着经脉循行来的方向刺入。

**3. 肺痨的问诊**

（1）现病史

①主症的时间、程度：咳嗽、咯血、潮热、盗汗、消瘦持续的时间？有无诱发因素？有无与肺痨患者接触病史？

②伴随症状：是否伴有自汗？是否伴有胸痛、胸闷、气短？食欲如何？有无倦怠乏力？有无畏寒肢冷？大小便如何？是否伴有失眠？是否有心悸、心慌？

③诊疗经过：是否进行过结核菌素试验？痰液是否进行过结核菌培养？是否确诊？是否服用抗结核药物？采用的治疗方案是什么，治疗效果如何？

（2）其他病史：既往史、个人史、家族史、过敏史有无异常？

**4. 中风中经络的配穴**

肝阳暴亢配太冲、太溪；风痰阻络配丰隆、风池；痰热腑实配曲池、内庭、丰隆；气虚血瘀配气海、血海、足三里；阴虚风动配太溪、风池；上肢不遂配肩髃、曲池、手三里、合谷；下肢不遂配环跳、风市、阳陵泉、足三里、悬钟、太冲；口角㖞斜配地仓、颊车、合谷、太冲；语言謇涩配廉泉、通里、哑门；吞咽困难配廉泉、金津、玉液；复视配风池、睛明；便秘配天枢、丰隆；尿失禁、尿潴留配中极、关元。

### 020 号题

【题干】
1. 脉诊的运指手法。
2. 膈俞、攒竹的定位；攒竹的提捏进针法及呼吸泻法。
3. 男，11 岁，发热、腹泻 2 天的问诊。
4. 痛经的主穴。

【答题要求】根据你所抽题目的要求，边操作边口述或现场口述，时间 20 分钟。

【答案解析】

**1. 脉诊的运指手法**

（1）举法：是指医生用较轻的指力，按在寸口脉搏搏动部位，以体察脉搏部位的方法。亦称"轻取"或"浮取"。

（2）按法：是指医生用较重的指力，甚至按到筋骨，体察脉象的方法。此法又称"重取"或"沉取"。医生手指用力适中，按至肌肉以体察脉象的方法称为"中取"。

（3）寻法：是指切脉时指力从轻到重，或从重到轻，左右推寻，调节最适当指力的方法。在寸口三部细细寻找脉动最明显的部位，统称寻法，以捕获最丰富的脉象信息。

（4）循法：是指切脉时三指沿寸口脉长轴循行，诊察脉之长短，比较寸关尺三部脉象的特点。

（5）总按：即三指同时用力诊脉的方法。从总体上辨别寸关尺三部和左右两手脉象的形态、脉位的浮沉等。总按时一般指力均匀，但亦有三指用力不一致的情况。

（6）单诊：用一个手指诊察一部脉象的方法。主要用于分别了解寸、关、尺各部脉象的形态特征。应先用总按的方法，从总体上辨别脉象的形态、脉位的浮沉，然后再使用循法和单诊手法等辨别左右手寸、关、尺各部脉象的形态特征。

**2. 膈俞、攒竹的定位；攒竹提捏进针法及呼吸泻法**

（1）膈俞：在背部，第 7 胸椎棘突下，后正中线旁开 1.5 寸。

（2）攒竹：在面部，眉头凹陷中，额切迹处。

（3）提捏进针法：①消毒：腧穴皮肤、医生双手常规消毒。②押手提捏穴旁皮肉：押手拇、食指轻轻捏提腧穴近旁的皮肉，提捏的力度大小要适当。③持针：刺手拇、食、中指三指指腹夹持针柄。④刺入：刺手持针快速刺入腧穴，刺入时常与平刺结合。本法适用皮肉浅薄部位的腧穴进针。

（4）呼吸泻法：患者吸气时进针，呼气时出针。

**3. 男，11岁，发热、腹泻2天的问诊**

（1）现病史

①主症的时间、程度：发热是高热、潮热，还是低热？每天大便的次数？稀水样便还是黄糜样便？是否有不消化食物？大便气味如何？腥臭、酸臭，还是臭味不显著？是否有伤食、受凉、饮食不节或饮食不洁等诱发因素？

②伴随症状：神志是否清楚？有无鼻塞、咳嗽？有无咽喉肿痛？是否伴有腹痛？大便是否有脓血？是否伴有里急后重？有无呕吐？有无口渴喜饮？饮水量多寡？皮肤是否干燥？有无眼窝凹陷？小便如何？

③诊疗经过：是否进行过大便常规检查？是否确诊？是否治疗，怎样治疗，效果如何？

（2）其他病史：既往史、个人史、家族史、过敏史有无异常？

**4. 痛经的主穴**

中极、次髎、地机、三阴交、十七椎。

## 021号题

【题干】

1. 脉诊的选指、布指、运指。
2. 太溪、肾俞的定位；肾俞的单手进针法及呼吸补法。
3. 头痛的问诊。
4. 咳血与吐血的鉴别。

【答题要求】根据你所抽题目的要求，边操作边口述或现场口述，时间20分钟。

【答案解析】

**1. 脉诊的选指、布指、运指**

（1）选指：医生用左手或右手的食指、中指和无名指三个手指指目诊察。指目是指尖和指腹交界棱起之处，是手指触觉较灵敏的部位。诊脉者的手指指端要平齐，即三指平齐，手指略呈弓形，与受诊者体表约呈45°为宜，这样的角度可以使指目紧贴于脉搏搏动处。

（2）布指：中指定关，医生先以中指按在掌后高骨内侧动脉处，然后食指按在关前（腕侧）定寸，无名指按在关后（肘侧）定尺。布指的疏密要与患者手臂长短与医生手指粗细相适应，如患者的手臂长或医者的手指较细，布指宜疏，反之宜密。定寸时可选取太渊穴所在位置（腕横纹上），定尺时可考虑按寸到关的距离确定关到尺的长度以明确尺的位置。寸关尺不是一个点，而是一段脉管的诊察范围。

（3）运指：医生运用指力的轻重、挪移及布指变化以体察脉象。常用的指法有举、按、寻、循、总按和单诊等，注意诊察患者的脉位（浮沉、长短）、脉次（至数、均匀度）、脉形（大小、软硬、紧张度等）、脉势（强弱、流利度等）及左右手寸关尺各部表现。

**2. 太溪、肾俞的定位，肾俞的单手进针法及呼吸补法**

（1）太溪：在踝区，内踝尖与跟腱之间的凹陷中。

（2）肾俞：在脊柱区，第2腰椎棘突下，后正中线旁开1.5寸。

（3）单手进针法：①消毒：腧穴皮肤、医生双手常规消毒。②持针：用拇、食指指腹持针，中指指腹抵住针身下段，使中指指端比针尖略长出或齐平。③指抵皮肤：对准穴位，中指指端紧抵腧穴皮肤。④刺入：拇、食指向下用力按压刺入，中指随之屈曲，快速将针刺入。刺入时应保持针身直而不弯。

（4）呼吸补法：患者呼气时进针，吸气时出针。

**3. 头痛的问诊**

（1）现病史

①主症的时间、程度：头痛发生的时间？头痛的部位是在太阳穴、颠顶部、前额部，还是后头部连及项部？是空痛、隐痛、胀痛、刺痛，还是掣痛？是持续性疼痛还是间歇发作？有无着凉、生气等诱发因素？

②伴随症状：是否伴有头晕目眩？是否有恶风发热？有无汗出？有无呕吐？是否口渴？是否烦躁不安？有无神疲、倦怠、乏力？是否伴有腰膝酸软？大便情况如何？

③诊疗经过：是否进行过头颅CT或脑血流图等相关检查？是否确诊？是否治疗，怎样治疗，效果如何？

（2）其他病史：既往史、个人史、家族史、过敏史有无异常？

**4. 咳血与吐血的鉴别**

咳血与吐血的血液均经口出，但两者截然不同。咳血是血由肺来，经气道随咳嗽而出，血色多为鲜红，常混有痰液，咳血之前多有咳嗽、胸闷、喉痒等症状，大量咳血后，可见痰中带血数天，大便一般不呈黑色。吐血是血自胃而来，经呕吐而出，血色紫暗，常夹有食物残渣，吐血之前多有胃脘不适或胃痛、恶心等症状，吐血之后无痰中带血，但大便多呈黑色。

## 022号题

【题干】

1. 脉诊的运指手法。

2. 胃俞、命门的定位；命门的温和灸。

3. 感冒的问诊。

4. 虚喘的主穴。

**【答题要求】** 根据你所抽题目的要求，边操作边口述或现场口述，时间20分钟。

**【答案解析】**

**1. 脉诊的运指手法**

（1）举法：是指医生用较轻的指力，按在寸口脉搏搏动部位，以体察脉搏部位的方法。亦称"轻取"或"浮取"。

（2）按法：是指医生用较重的指力，甚至按到筋骨，体察脉象的方法。此法又称"重取"或"沉取"。医生手指用力适中，按至肌肉以体察脉象的方法称为"中取"。

（3）寻法：是指切脉时指力从轻到重，或从重到轻，左右推寻，调节最适当指力的方法。在寸口三部细细寻找脉动最明显的部位，统称寻法，以捕获最丰富的脉象信息。

（4）循法：是指切脉时三指沿寸口脉长轴循行，诊察脉之长短，比较寸关尺三部脉象的特点。

（5）总按：即三指同时用力诊脉的方法。从总体上辨别寸关尺三部和左右两手脉象的形态、脉位的浮沉等。总按时一般指力均匀，但亦有三指用力不一致的情况。

（6）单诊：用一个手指诊察一部脉象的方法。主要用于分别了解寸、关、尺各部脉象的形态特征。应先用总按的方法，从总体上辨别脉象的形态、脉位的浮沉，然后再使用循法和单诊手法等辨别左右手寸、关、尺各部脉象的形态特征。

**2. 胃俞、命门的定位，命门的温和灸**

（1）胃俞：在脊柱区，第12胸椎棘突下，后正中线旁开1.5寸。

（2）命门：在脊柱区，后正中线上，第2腰椎棘突下凹陷中。

（3）温和灸：①选取适宜体位，充分暴露待灸腧穴。②点燃艾卷：选用纯艾卷，将其一端点燃。③燃艾施灸：术者手持艾卷的中上部，将艾卷燃烧端对准腧穴，距腧穴皮肤2～3cm进行熏烤，艾卷与施灸处皮肤的距离应保持相对固定。注意：若患者感到局部温热舒适可固定不动；若感觉太烫可加大与皮肤的距离；若遇到小儿或局部知觉减退者，医者可将食、中两指，置于施灸部位两侧，通过医者的手指来测知患者局部受热程度，以便随时调节施灸时间和距离，防止烫伤。④把握灸量：灸至局部皮肤出现红晕，有温热感而无灼痛为度，一般每穴灸10～15分钟。⑤灸毕熄灭艾火。

**3. 感冒的问诊**

（1）现病史

①主症的时间、程度：恶寒发热的轻重？有汗还是无汗？是否有鼻塞、流涕、喷嚏？是鼻流清涕还是浊涕？是咽干咽痒，还是咽喉肿痛？有无诱发因素？

②伴随症状：是否咳痰及咳痰的颜色？有无肌肉酸痛？是否口渴？大便情况如何？是否伴有倦怠乏力？是否伴有口干、心烦？

③诊疗经过：是否进行过血常规检查？是否确诊？是否治疗，怎样治疗，效果如何？

（2）其他病史：既往史、个人史、家族史、过敏史有无异常？

**4. 虚喘的主穴**

肺俞、膏肓、肾俞、太渊、太溪、足三里、定喘。

## 023 号题

【题干】

1. 小儿脉诊的操作。

2. 太阳、悬钟的定位；耳穴压丸法。

3. 患者起红斑、水疱呈串状，根据主诉、病史进行问诊。

4. 针灸治疗胆道蛔虫病所致胆绞痛的治法及出现呕吐症状的配穴。

【答题要求】根据你所抽题目的要求，边操作边口述或现场口述，时间 20 分钟。

【答案解析】

**1. 小儿脉诊的操作**

小儿寸口部位甚短，一般用"一指（拇指或食指）定关法"，不必细分寸、关、尺三部。具体操作方法是，用左手握住小儿的手，对 3 岁以下的小儿，可用右手大拇指按于小儿掌后高骨部脉上，不分三部，以定至数为主。对 3～5 岁的小儿，则以高骨中线为关，以一指向两侧转动以寻察三部。6～8 岁小儿，则可挪动拇指诊三部。9～10 岁，可以次第下指，依寸、关、尺三部诊脉。10 岁以上，可按成人三部脉法进行辨析。

**2. 太阳、悬钟的定位；耳穴压丸法**

（1）太阳：在头部，当眉梢与目外眦之间，向后约 1 横指的凹陷处。

（2）悬钟：在小腿，外踝尖上 3 寸，腓骨前缘。

（3）耳穴压丸法：①选穴：根据耳穴的选穴原则，选择耳穴确定处方。②选择体位：一般以坐位或卧位为宜。③准备丸粒：将小丸粒贴于 0.5cm×0.5cm 的小方块医用胶布中央，备用；或选用成品耳穴贴。④耳穴皮肤消毒：用 75% 酒精棉球擦拭消毒，去除污垢和油脂。⑤贴压：一手托住耳郭，另一手持镊子将贴丸胶布对准耳穴进行敷贴，并给予适当按压，使耳郭有发热、胀痛感。压穴时，托指不动压指动，只压不揉，以免胶布移动；用力不能过猛过重。

**3. 患者起红斑、水疱呈串状，根据主诉、病史进行问诊**

（1）现病史

①主症的时间、程度：串状红斑、水疱出现的部位是腰部，还是季胁部？红斑的颜色是鲜红还是暗红？是否高出于皮肤？抚之是否碍手？压之是否褪色？水疱疱液是清亮还是混浊？持续的时间？

②伴随症状：是否疼痛？疼痛的性质？有无诱发因素？是否口苦咽干、心烦易怒？食欲如何？大小便情况如何？有无汗出？是否口渴？是否烦躁不安？

③诊疗经过：是否进行过血常规和水痘病毒的相关检测？是否确诊？是否治疗，怎样治疗，效果如何？

（2）其他病史：既往史、个人史、家族史、过敏史有无异常？

**4. 针灸治疗胆道蛔虫病所致胆绞痛的治法及出现呕吐症状的配穴**

治法：解痉利胆，驱蛔止痛。以足少阳、手足阳明经穴为主。

主穴：胆囊、阳陵泉、迎香、四白、鸠尾、日月。

配穴：呕吐者，加内关、足三里。

## 024 号题

【题干】

1. 脉诊的操作。
2. 大椎、曲池的定位；大椎的刺络拔罐法。
3. 乳房肿块伴乳房胀痛的问诊。
4. 晕厥的针灸治法及主穴。

【答题要求】根据你所抽题目的要求，边操作边口述或现场口述，时间 20 分钟。

【答案解析】

**1. 脉诊的操作**

（1）患者体位：诊脉时患者应取正坐位或仰卧位，前臂自然向前平展，与心脏置于同一水平，手腕伸直，手掌向上，手指微微弯曲，在腕关节下面垫一松软的脉枕，使寸口部位充分伸展，局部气血畅通，便于诊察脉象。

（2）医生指法：诊脉指法主要包括选指、布指、运指三部分。

1）选指：医生用左手或右手的食指、中指和无名指三个手指指目诊察。指目是指尖和指腹交界棱起之处，是手指触觉较灵敏的部位。诊脉者的手指指端要平齐，即三指平齐，手指略呈弓形，与受诊者体表约呈 45° 为宜，这样的角度可以使指目紧贴于脉搏搏动处。

2）布指：中指定关，医生先以中指按在掌后高骨内侧动脉处，然后食指按在关前（腕侧）定寸，无名指按在关后（肘侧）定尺。布指的疏密要与患者手臂长短与医生手指粗细相适应，如患者的手臂长或医者的手指较细，布指宜疏，反之宜密。定寸时可选取太渊穴所在位置（腕横纹上），定尺时可考虑按寸到关的距离确定关到尺的长度以明确尺的位置。寸关尺不是一个点，而是一段脉管的诊察范围。

3）运指：医生运用指力的轻重、挪移及布指变化以体察脉象。常用的指法有举、按、寻、循、总按和单诊等，注意诊察患者的脉位（浮沉、长短）、脉次（至数、均匀度)、脉形（大小、软硬、紧张度等）、脉势（强弱、流利度等）及左右手寸关尺各部表现。

常用具体指法：①举法：是指医生用较轻的指力，按在寸口脉搏搏动部位，以体察脉搏部位的方法。亦称"轻取"或"浮取"。②按法：是指医生用较重的指力，甚至按到筋骨，体察脉象的方法。此法又称"重取"或"沉取"。医生手指用力适中，按至肌肉以体察脉象的方法称为"中取"。③寻法：是指切脉时指力从轻到重，或从重到轻，左右推寻，调节最适当指力的方法。在寸口三部细细寻找脉动最明显的部位，统称寻法，以捕获最丰富的脉象信息。④循法：是指切脉时三指沿寸口脉长轴循行，诊察脉之长短，比较寸关尺三部脉象的特点。⑤总按：即三指同时用力诊脉的方法。从总体上辨别寸关尺三部和左右两手脉象的形态、脉位的浮沉等。总按时一般指力均匀，但亦有三指用力不一致的情况。⑥单诊：用一个手指诊察一部脉象的方法。主要用于分别了解寸、关、尺各部脉象的形态特征。应先用总按的方法，从总体上辨别脉象的形态、脉位的浮沉，然后再使用循法和单诊手法等辨别左右手寸、关、尺各部脉象的形态特征。

(3) 平息：医生在诊脉时注意调匀呼吸，即所谓"平息"。一方面医生保持呼吸调匀，清心宁神，可以自己的呼吸计算患者的脉搏至数；另一方面，平息有利于医生思想集中，可以仔细地辨别脉象。

(4) 切脉时间：一般每次诊脉每手应不少于1分钟，两手以3分钟左右为宜。诊脉时应注意每次诊脉的时间至少应在五十动，一则有利于仔细辨别脉象变化，再则切脉时初按和久按的指感有可能不同，对临床辨证有一定意义，所以切脉的时间要适当长些。

(5) 小儿脉诊法：小儿寸口部位甚短，一般用"一指（拇指或食指）定关法"，不必细分寸、关、尺三部。具体操作方法是，用左手握住小儿的手，对3岁以下的小儿，可用右手大拇指按于小儿掌后高骨部脉上，不分三部，以定至数为主。对3～5岁的小儿，则以高骨中线为关，以一指向两侧转动以寻察三部。6～8岁小儿，则可挪动拇指诊三部。9～10岁，可以次第下指，依寸、关、尺三部诊脉。10岁以上，可按成人三部脉法进行辨析。

**2. 大椎、曲池的定位；大椎的刺络拔罐法**

(1) 大椎：在脊柱区，第7颈椎棘突下凹陷中，后正中线上。

(2) 曲池：在肘区，尺泽与肱骨外上髁连线的中点处。

(3) 刺络拔罐法：①选取适宜体位，充分暴露待拔腧穴。②选择大小适宜的玻璃罐备用。③消毒施术部位，刺络出血：医者戴消毒手套，用碘伏消毒施术部位，持三棱针（或一次性注射针头）点刺局部使之出血，或用皮肤针叩刺出血。④用闪火法留罐，留置5～15分钟后起罐。⑤起罐时不能迅猛，避免罐内污血喷射而污染周围环境。用消毒棉签清理皮肤上残存血液，清洗火罐后进行消毒处理。

**3. 乳房肿块伴乳房胀痛的问诊**

（1）现病史

①主症的时间、程度：乳房肿块的部位、形状、大小、数目、质地？肿块是否随喜怒而消长？乳房胀痛是否与月经周期及情志变化相关？

②伴随症状：乳头是否有溢液？肿块部位的皮肤是否有变化？是否腰酸乏力、神疲倦怠？有无月经失调？月经量、色有无变化？是否烦躁易怒？是否有心悸失眠？

③诊疗经过：是否做过乳腺相关检查？是否确诊？是否治疗，怎样治疗，效果如何？

（2）其他病史：既往史、个人史、家族史、过敏史有无异常？

**4. 晕厥的针灸治法及主穴**

治法：苏厥醒神。以督脉及手厥阴经穴为主。

主穴：水沟、百会、内关、涌泉。

## 025 号题

【题干】

1. 脉诊的选指、布指、运指。
2. 迎香、血海的定位；开阖补泻法。
3. 桡骨下端骨折的问诊。
4. 诊小儿食指脉络的临床意义。

【答题要求】根据你所抽题目的要求，边操作边口述或现场口述，时间 20 分钟。

【答案解析】

**1. 脉诊的选指、布指、运指**

（1）选指：医生用左手或右手的食指、中指和无名指三个手指指目诊察。指目是指尖和指腹交界棱起之处，是手指触觉较灵敏的部位。诊脉者的手指指端要平齐，即三指平齐，手指略呈弓形，与受诊者体表约呈 45°为宜，这样的角度可以使指目紧贴于脉搏搏动处。

（2）布指：中指定关，医生先以中指按在掌后高骨内侧动脉处，然后食指按在关前（腕侧）定寸，无名指按在关后（肘侧）定尺。布指的疏密要与患者手臂长短与医生手指粗细相适应，如患者的手臂长或医者的手指较细，布指宜疏，反之宜密。定寸时可选取太渊穴所在位置（腕横纹上），定尺时可考虑按寸到关的距离确定关到尺的长度以明确尺的位置。寸关尺不是一个点，而是一段脉管的诊察范围。

（3）运指：医生运用指力的轻重、挪移及布指变化以体察脉象。常用的指法有举、按、寻、循、总按和单诊等，注意诊察患者的脉位（浮沉、长短）、脉次（至数、均匀度）、脉形（大小、软硬、紧张度等）、脉势（强弱、流利度等）及左右手寸关尺各部表现。

**2. 迎香、血海的定位；开阖补泻法**

（1）迎香：在面部，鼻翼外缘中点旁，当鼻唇沟中。

（2）血海：在股前区，在髌底内侧端上2寸，当股内侧肌隆起处。简便取穴法：患者屈膝，医者以左手掌心按于患者右膝髌骨上缘，第2~5指向上伸直，拇指约呈45°角斜置，拇指尖下是穴。对侧取法仿此。

（3）开阖补泻法：①补法：出针后迅速按闭针孔。②泻法：出针时摇大针孔不加按闭。

**3. 桡骨下端骨折问诊**

（1）现病史

①主症的时间、程度：受伤的经过？手掌哪个部位着地？疼痛的部位？皮肤颜色？持续的时间？是否肿胀？

②伴随症状：是否发热？有无出血？

③诊疗经过：是否拍摄X线片？是否确诊？是否治疗，怎样治疗，效果如何？

（2）其他病史：既往史、个人史、家族史、过敏史有无异常？

**4. 诊小儿食指脉络的临床意义**

浮沉分表里，红紫辨寒热，淡滞定虚实，三关测轻重。

## 026 号题

【题干】

1. 脉诊的运指手法。

2. 外关、三阴交的定位；三阴交回旋灸。

3. 多饮、多食，伴消瘦1年，围绕主诉问诊。

4. 晕针的处理。

【答题要求】根据你所抽题目的要求，边操作边口述或现场口述，时间20分钟。

【答案解析】

**1. 脉诊的运指手法**

（1）举法：是指医生用较轻的指力，按在寸口脉搏搏动部位，以体察脉搏部位的方法。亦称"轻取"或"浮取"。

（2）按法：是指医生用较重的指力，甚至按到筋骨，体察脉象的方法。此法又称"重取"或"沉取"。医生手指用力适中，按至肌肉以体察脉象的方法称为"中取"。

（3）寻法：是指切脉时指力从轻到重，或从重到轻，左右推寻，调节最适当指力的方法。在寸口三部细细寻找脉动最明显的部位，统称寻法，以捕获最丰富的脉象信息。

（4）循法：是指切脉时三指沿寸口脉长轴循行，诊察脉之长短，比较寸关尺三部脉象的特点。

（5）总按：即三指同时用力诊脉的方法。从总体上辨别寸关尺三部和左右两手脉象的形态、脉位的浮沉等。总按时一般指力均匀，但亦有三指用力不一致的情况。

（6）单诊：用一个手指诊察一部脉象的方法。主要用于分别了解寸、关、尺各部脉象的形态特征。应先用总按的方法，从总体上辨别脉象的形态、脉位的浮沉，然后再使用循法和单诊手法等辨别左右手寸、关、尺各部脉象的形态特征。

### 2. 外关、三阴交的定位，三阴交回旋灸

（1）外关：在前臂，腕背侧远端横纹上2寸，尺骨与桡骨间隙中点。

（2）三阴交：在小腿，内踝尖上3寸，胫骨内侧缘后际。

（3）回旋灸：①选取适宜体位，充分暴露待灸腧穴。②点燃艾卷：选用纯艾卷，将其一端点燃。③燃艾施灸：术者手持艾卷的中上部，将艾卷燃烧端对准腧穴，与施灸部位的皮肤保持相对固定的距离（一般在3cm左右），左右平行移动或反复旋转施灸。动作要匀速。若遇到小儿或局部知觉减退者，尤其是糖尿病患者，术者应以食指和中指，置于施灸部位两侧，通过医者的手指来测知患者局部受热程度，以便随时调节施灸时间和距离，防止烫伤。④把握灸量：灸至皮肤出现红晕，有温热感而无灼痛为度，一般灸5~10分钟。⑤灸毕熄灭艾火。

### 3. 多饮、多食，伴消瘦1年，围绕主诉问诊

（1）现病史

①主症的时间、程度：每天饮水量是多少？每天吃几两饭？体重下降了多少？上述症状持续的时间？

②伴随症状：是否伴有多尿？夜尿是否频多？口舌是否干燥？有无乏力？是否伴有心慌心悸？是否伴有汗出？大便情况如何？睡眠情况如何？

③诊疗经过：是否测过空腹血糖、OGTT和糖化血红蛋白？是否确诊糖尿病？是否服用降糖药物？如服了，是何种药物，使用剂量和方法如何，效果如何？

（2）其他病史：既往史、个人史、家族史、过敏史有无异常？

### 4. 晕针的处理

立即停止针刺，将针全部起出。使患者平卧，注意保暖，轻者仰卧片刻，给饮温开水或糖水后，即可恢复正常。重者在上述处理基础上，可刺人中、素髎、内关、足三里，灸百会、关元、气海等穴，即可恢复。若仍不省人事、呼吸细微、脉细弱者，可考虑配合其他治疗或采取急救措施。

## 027号题

【题干】

1. 小儿脉诊的操作。

2. 天柱、肩井的定位；肩井拿法。

3. 痢疾的问诊。

4. 针灸断针的处理。

【答题要求】根据你所抽题目的要求，边操作边口述或现场口述，时间20分钟。

【答案解析】

**1. 小儿脉诊的操作**

小儿寸口部位甚短，一般用"一指（拇指或食指）定关法"，不必细分寸、关、尺三部。具体操作方法是，用左手握住小儿的手，对3岁以下的小儿，可用右手大拇指按于小儿掌后高骨脉上，不分三部，以定至数为主。对3～5岁的小儿，则以高骨中线为关，以一指向两侧转动以寻察三部。6～8岁小儿，则可挪动拇指诊三部。9～10岁，可以次第下指，依寸、关、尺三部诊脉。10岁以上，可按成人三部脉法进行辨析。

**2. 天柱、肩井的定位，肩井拿法**

（1）天柱：在颈后区，当斜方肌外缘凹陷中。

（2）肩井：在肩胛区，第7颈椎棘突与肩峰最外侧点连线的中点。

（3）拿法：以拇指和其余手指的指面相对用力，捏住施术部位肌肤并逐渐收紧、提起，腕关节放松。以拇指同其他手指的对合力进行轻重交替、连续不断地提捏治疗部位。

**3. 痢疾的问诊**

（1）现病史

①主症的时间、程度：大便每天几次？脓血便是白多赤少还是赤多白少？腹痛、里急后重的程度？有无不洁饮食或痢疾患者接触病史？是急性发作还是反复发作？

②伴随症状：是否腹胀、腹痛、肠鸣、纳呆？有无恶寒、发热、头痛等外感症状？有无呕吐？有无小便量少？

③诊疗经过：是否进行过大便常规检查？是否进行过大便痢疾杆菌培养？是否确诊？是否治疗，采用何种药物治疗，效果如何？

（2）其他病史：既往史、个人史、家族史、过敏史有无异常？

**4. 针灸断针的处理**

医者态度必须从容镇静，嘱患者切勿变更原有体位，以防断针向肌肉深部陷入。若残端部分针身显露于体外时，可用手指或镊子将针起出。若断端与皮肤相平或稍凹陷于体内者，可用左手拇、食二指垂直向下挤压针孔两旁，使断针暴露体外，右手持镊子将针取出。若断针完全深入皮下或肌肉深层时，应在X线下定位，手术取出。

## 028号题

【题干】

1. 脉诊的操作。

2. 地仓、内关的定位；小鱼际揉法。

3. 内痔的问诊。

4. 针灸起针后出现血肿的处理。

【答题要求】根据你所抽题目的要求，边操作边口述或现场口述，时间20分钟。

【答案解析】

**1. 脉诊的操作**

（1）患者体位：诊脉时患者应取正坐位或仰卧位，前臂自然向前平展，与心脏置于同一水平，手腕伸直，手掌向上，手指微微弯曲，在腕关节下面垫一松软的脉枕，使寸口部位充分伸展，局部气血畅通，便于诊察脉象。

（2）医生指法：诊脉指法主要包括选指、布指、运指三部分。

1）选指：医生用左手或右手的食指、中指和无名指三个手指指目诊察。指目是指尖和指腹交界棱起之处，是手指触觉较灵敏的部位。诊脉者的手指指端要平齐，即三指平齐，手指略呈弓形，与受诊者体表约呈45°为宜，这样的角度可以使指目紧贴于脉搏搏动处。

2）布指：中指定关。医生先以中指按在掌后高骨内侧动脉处，然后食指按在关前（腕侧）定寸，无名指按在关后（肘侧）定尺。布指的疏密要与患者手臂长短与医生手指粗细相适应，如患者的手臂长或医者的手指较细，布指宜疏，反之宜密。定寸时可选取太渊穴所在位置（腕横纹上），定尺时可考虑按寸到关的距离确定关到尺的长度以明确尺的位置。寸关尺不是一个点，而是一段脉管的诊察范围。

3）运指：医生运用指力的轻重、挪移及布指变化以体察脉象。常用的指法有举、按、寻、循、总按和单诊等，注意诊察患者的脉位（浮沉、长短）、脉次（至数、均匀度）、脉形（大小、软硬、紧张度等）、脉势（强弱、流利度等）及左右手寸关尺各部表现。

常用具体指法：①举法：是指医生用较轻的指力，按在寸口脉搏搏动部位，以体察脉搏部位的方法。亦称"轻取"或"浮取"。②按法：是指医生用较重的指力，甚至按到筋骨，体察脉象的方法。此法又称"重取"或"沉取"。医生手指用力适中，按至肌肉以体察脉象的方法称为"中取"。③寻法：是指切脉时指力从轻到重，或从重到轻，左右推寻，调节最适当指力的方法。在寸口三部细细寻找脉动最明显的部位，统称寻法，以捕获最丰富的脉象信息。④循法：是指切脉时三指沿寸口脉长轴循行，诊察脉之长短，比较寸关尺三部脉象的特点。⑤总按：即三指同时用力诊脉的方法。从总体上辨别寸关尺三部和左右两手脉象的形态、脉位的浮沉等。总按时一般指力均匀，但亦有三指用力不一致的情况。⑥单诊：用一个手指诊察一部脉象的方法。主要用于分别了解寸、关、尺各部脉象的形态特征。应先用总按的方法，从总体上辨别脉象的形态、脉位的浮沉，然后再使用循法和单诊手法等辨别左右手寸、关、尺各部脉象的形态特征。

（3）平息：医生在诊脉时注意调匀呼吸，即所谓"平息"。一方面医生保持呼吸调匀，清心宁神，可以自己的呼吸计算患者的脉搏至数；另一方面，平息有利于医生思想集中，可以仔细地辨别脉象。

（4）切脉时间：一般每次诊脉每手应不少于1分钟，两手以3分钟左右为宜。诊脉时应注意每次诊脉的时间至少应在五十动，一则有利于仔细辨别脉象变化，再则切脉时初按和久按的指感有可能不同，对临床辨证有一定意义，所以切脉的时间要适当长些。

（5）小儿脉诊法：小儿寸口部位甚短，一般用"一指（拇指或食指）定关法"，不必细分寸、关、尺三部。具体操作方法是，用左手握住小儿的手，对3岁以下的小儿，可用右手大拇指按于小儿掌后高骨部脉上，不分三部，以定至数为主。对3～5岁的小儿，则以高骨中线为关，以一指向两侧转动以寻察三部。6～8岁小儿，则可挪动拇指诊三部。9～10岁，可以次第下指，依寸、关、尺三部诊脉。10岁以上，可按成人三部脉法进行辨析。

**2. 地仓、内关的定位；小鱼际揉法**

（1）地仓：在面部，口角旁约0.4寸（指寸）。

（2）内关：在前臂前区，腕掌侧远端横纹上2寸，掌长肌腱与桡侧腕屈肌腱之间。

（3）小鱼际揉法：拇指自然伸直，余指自然屈曲，无名指与小指的掌指关节屈曲约90°，余指屈曲的角度则依次减小，手背沿掌横弓排列呈弧面，以第五掌指关节背侧为吸定点吸附于体表施术部位上。以肘关节为支点，前臂主动做推旋运动，带动腕关节做较大幅度的屈伸活动，使小鱼际和手背尺侧部在施术部位上持续不断地来回滚动。

**3. 内痔的问诊**

（1）现病史

①主症的时间、程度：便血的颜色？排便时是否有肿物脱出？能自行回纳，还是用手方能还纳？肛门有无异物感？有无诱发因素？

②伴随症状：是否伴有疼痛？疼痛的性质、持续时间？肛周是否感觉潮湿、瘙痒？

③诊疗经过：是否做过肛门指诊检查？是否确诊？是否治疗，怎样治疗，效果如何？

（2）其他病史：既往史、个人史、家族史、过敏史有无异常？

**4. 针灸起针后出现血肿的处理**

（1）若微量的皮下出血而局部小块青紫时，一般不必处理，可以自行消退。

（2）若局部肿胀疼痛较剧，青紫面积大而且影响活动功能时，可先做冷敷止血后，再做热敷或在局部轻轻揉按，以促使局部瘀血消散吸收。

## 029 号题

【题干】

1. 脉诊的选指、布指、运指。
2. 水沟、中冲的定位；三棱针点刺放血。
3. 崩漏的问诊。
4. 丰隆、三阴交的主治。

【答题要求】根据你所抽题目的要求，边操作边口述或现场口述，时间20分钟。

【答案解析】

**1. 脉诊的操作**

（1）选指：医生用左手或右手的食指、中指和无名指三个手指指目诊察。指目是指尖和指腹交界棱起之处，是手指触觉较灵敏的部位。诊脉者的手指指端要平齐，即三指平齐，手指略呈弓形，与受诊者体表约呈45°为宜，这样的角度可以使指目紧贴于脉搏搏动处。

（2）布指：中指定关。医生先以中指按在掌后高骨内侧动脉处，然后食指按在关前（腕侧）定寸，无名指按在关后（肘侧）定尺。布指的疏密要与患者手臂长短与医生手指粗细相适应，如患者的手臂长或医者的手指较细，布指宜疏，反之宜密。定寸时可选取太渊穴所在位置（腕横纹上），定尺时可考虑按寸到关的距离确定关到尺的长度以明确尺的位置。寸关尺不是一个点，而是一段脉管的诊察范围。

（3）运指：医生运用指力的轻重、挪移及布指变化以体察脉象。常用的指法有举、按、寻、循、总按和单诊等，注意诊察患者的脉位（浮沉、长短）、脉次（至数、均匀度）、脉形（大小、软硬、紧张度等）、脉势（强弱、流利度等）及左右手寸关尺各部表现。

**2. 水沟、中冲的定位；三棱针点刺放血**

（1）水沟：在面部，人中沟的上1/3与中1/3交点处。

（2）中冲：在手指，中指末端最高点。

（3）三棱针点刺放血：①选取适宜体位，充分暴露待针腧穴。②医者戴消毒手套。③使施术部位充血。可先在针刺部位及其周围，轻轻地推、揉、挤、捋，使局部充血。④穴区皮肤常规消毒。⑤医者用一手固定点刺部位，另一手持针，露出针尖3～5mm，对准点刺部位快速刺入，迅速出针。一般刺入2～3mm。⑥轻轻挤压针孔周围，使之适量出血或出黏液。⑦用消毒干棉球按压针孔。可在点刺部位贴敷创可贴。

**3. 崩漏的问诊**

（1）现病史

①主症的时间、程度：月经是淋沥下血不断还是突然下血量多如注？月经周期是否

正常？月经颜色是淡红、深红、紫暗还是鲜红？是否夹有血块？经期持续几天？有无诱发因素？

②伴随症状：是否有神疲气短、面浮肢肿、小腹空坠或四肢不温？有无头晕耳鸣、腰膝酸软？有无潮热盗汗？有无口渴心烦？大小便情况如何？

③诊疗经过：是否做过相关检查？是否确诊？是否治疗，怎样治疗，效果如何？

（2）其他病史：既往史、个人史、家族史、过敏史有无异常？

（3）以往月经的周期、经期、经量有无异常？有无崩漏史？有无口服避孕药或其他激素史？有无放置宫内节育器及输卵管结扎术史？有无内科出血病史？

**4. 丰隆、三阴交的主治**

（1）丰隆：①头痛、眩晕等头部病证。②癫狂。③咳嗽、哮喘、痰多等肺系病证。④下肢痿痹。

（2）三阴交：①肠鸣、腹胀、泄泻、便秘等脾胃肠病证。②月经不调、经闭、痛经、带下、阴挺、不孕、滞产等妇产科病证。③心悸、不寐、癫狂等心神病证。④小便不利、遗尿、遗精、阳痿等生殖泌尿系统病证。⑤下肢痿痹。⑥湿疹、荨麻疹等皮肤病证。⑦阴虚诸证。

## 030 号题

【题干】

1. 脉诊的运指手法。

2. 鱼际、少商的定位；滞针的处理。

3. 便秘的问诊。

4. 心悸心脉瘀阻证的配穴；膻中的主治。

【答题要求】根据你所抽题目的要求，边操作边口述或现场口述，时间20分钟。

【答案解析】

**1. 脉诊的运指手法**

（1）举法：是指医生用较轻的指力，按在寸口脉搏搏动部位，以体察脉搏部位的方法。亦称"轻取"或"浮取"。

（2）按法：是指医生用较重的指力，甚至按到筋骨，体察脉象的方法。此法又称"重取"或"沉取"。医生手指用力适中，按至肌肉以体察脉象的方法称为"中取"。

（3）寻法：是指切脉时指力从轻到重，或从重到轻，左右推寻，调节最适当指力的方法。在寸口三部细细寻找脉动最明显的部位，统称寻法，以捕获最丰富的脉象信息。

（4）循法：是指切脉时三指沿寸口脉长轴循行，诊察脉之长短，比较寸关尺三部脉象的特点。

（5）总按：即三指同时用力诊脉的方法。从总体上辨别寸关尺三部和左右两手脉象的形态、脉位的浮沉等。总按时一般指力均匀,但亦有三指用力不一致的情况。

(6)单诊:用一个手指诊察一部脉象的方法。主要用于分别了解寸、关、尺各部脉象的形态特征。应先用总按的方法,从总体上辨别脉象的形态、脉位的浮沉,然后再使用循法和单诊手法等辨别左右手寸、关、尺各部脉象的形态特征。

**2. 鱼际、少商的定位;滞针的处理**

(1)鱼际:第1掌骨中点桡侧,赤白肉际处。

(2)少商:拇指末节桡侧,指甲根角侧上方0.1寸。

(3)滞针的处理:①若患者精神紧张,局部肌肉过度收缩时,可稍延长留针时间,或于滞针腧穴附近进行循按或叩弹针柄,或在附近再刺一针,以宣散气血,而缓解肌肉的紧张。②若由行针不当,或单向捻针而致者,可向相反方向将针捻回,并用刮柄、弹柄法,使缠绕的肌纤维回释,即可消除滞针。

**3. 便秘的问诊**

(1)现病史

①主症的时间、程度:排便的间隔时间如何?大便粪质是否干结、排出艰难,或欲大便而艰涩不畅?发病的时间?有无饮食不节、情志内伤、劳倦过度等病史?

②伴随症状:是否腹胀、腹痛、口臭?有无纳差及神疲乏力?便后有无短气乏力?平素有无头晕目眩、心悸气短、健忘?是否伴有畏寒肢冷?小便如何?

③诊疗经过:是否进行过相关检查?是否确诊?是否治疗,怎样治疗,效果如何?

(2)其他病史:既往史、个人史、家族史、过敏史有无异常?

**4. 心悸心脉瘀阻证的配穴;膻中的主治**

(1)心悸心脉瘀阻证配穴:膻中、膈俞。

(2)膻中的主治:①咳嗽、气喘、胸闷等胸中气机不畅病证。②心痛、心悸等心疾。③产后乳少、乳痈、乳癖等乳病。④呕吐、呃逆等胃气上逆证。

## 031 号题

**【题干】**

1. 脉诊的运指手法。
2. 平刺、斜刺、直刺及三棱针散刺法。
3. 淋证的问诊。
4. 条口、水沟的主治。

**【答题要求】** 根据你所抽题目的要求,边操作边口述或现场口述,时间20分钟。

**【答案解析】**

**1. 脉诊的运指手法**

(1)举法:是指医生用较轻的指力,按在寸口脉搏搏动部位,以体察脉搏部位的方法。亦称"轻取"或"浮取"。

（2）按法：是指医生用较重的指力，甚至按到筋骨，体察脉象的方法。此法又称"重取"或"沉取"。医生手指用力适中，按至肌肉以体察脉象的方法称为"中取"。

（3）寻法：是指切脉时指力从轻到重，或从重到轻，左右推寻，调节最适当指力的方法。在寸口三部细细寻找脉动最明显的部位，统称寻法，以捕获最丰富的脉象信息。

（4）循法：是指切脉时三指沿寸口脉长轴循行，诊察脉之长短，比较寸关尺三部脉象的特点。

（5）总按：即三指同时用力诊脉的方法。从总体上辨别寸关尺三部和左右两手脉象的形态、脉位的浮沉等。总按时一般指力均匀，但亦有三指用力不一致的情况。

（6）单诊：用一个手指诊察一部脉象的方法。主要用于分别了解寸、关、尺各部脉象的形态特征。应先用总按的方法，从总体上辨别脉象的形态、脉位的浮沉，然后再使用循法和单诊手法等辨别左右手寸、关、尺各部脉象的形态特征。

**2. 平刺、斜刺、直刺及三棱针散刺法**

（1）平刺：即横刺、沿皮刺，是指针身与皮肤表面呈15°左右或沿皮以更小的角度刺入。此法适用于皮薄肉少部位的腧穴，如头部的腧穴等。

（2）斜刺：是指针身与皮肤表面呈45°左右倾斜刺入。此法适用于肌肉浅薄处或内有重要脏器，或不宜直刺、深刺的腧穴。

（3）直刺：是指针身与皮肤表面呈90°垂直刺入。此法适用于人体大部分腧穴。

（4）三棱针散刺法：①选取适宜体位，充分暴露待针腧穴。②医者戴消毒手套。③穴区皮肤常规消毒。④根据病变部位大小，由病变外缘呈环形向中心部位进行点刺。一般点刺10～20针。⑤点刺后，可见点状出血。若出血不明显，可加用留罐法以增加出血量，放出适量血液(或黏液)。⑥用消毒干棉球按压针孔。施术部位面积较大时，可以敷无菌敷料。

**3. 淋证问诊**

（1）现病史

①主症的时间、程度：尿频、尿急、淋沥涩痛发生的时间？是否急性起病？每日小便次数？小便量是否减少？有无感染、饮水少等诱发因素？

②伴随症状：小腹是否伴有牵引痛？小便是否有中断？尿中是否有砂石？尿中是否有血？小便是清亮还是混浊如米泔水？是否伴有口苦口黏，或口渴不欲饮？有无咽干、烦渴欲饮、呼吸急促？有无情志抑郁，或多烦善怒、胁腹胀满？平素有无畏寒肢冷、腰膝冷而酸软无力？

③诊疗经过：是否进行过尿常规检查？是否确诊？是否治疗，怎样治疗，效果如何？

（2）其他病史：既往史、个人史、家族史、过敏史有无异常？

**4. 条口、水沟的主治**

（1）条口：①下肢痿痹，转筋。②肩臂痛。③脘腹疼痛。

（2）水沟：①昏迷、晕厥、中风、中暑、休克、呼吸衰竭等急危重症，为急救要穴之一。②癔症、癫狂痫、急慢惊风等神志病证。③鼻塞、鼻衄、面肿、口㖞、齿痛、牙关紧闭等面鼻口部病证。④闪挫腰痛。

### 032号题

【题干】

1. 脉诊的操作。

2. 养老、神阙的定位；神阙隔盐灸。

3. 疱疹的问诊。

4. 时行感冒的临床表现。

【答题要求】根据你所抽题目的要求，边操作边口述或现场口述，时间20分钟。

【答案解析】

**1. 脉诊的操作**

（1）患者体位：诊脉时患者应取正坐位或仰卧位，前臂自然向前平展，与心脏置于同一水平，手腕伸直，手掌向上，手指微微弯曲，在腕关节下面垫一松软的脉枕，使寸口部位充分伸展，局部气血畅通，便于诊察脉象。

（2）医生指法：诊脉指法主要包括选指、布指、运指三部分。

1）选指：医生用左手或右手的食指、中指和无名指三个手指指目诊察。指目是指尖和指腹交界棱起之处，是手指触觉较灵敏的部位。诊脉者的手指指端要平齐，即三指平齐，手指略呈弓形，与受诊者体表约呈45°为宜，这样的角度可以使指目紧贴于脉搏搏动处。

2）布指：中指定关。医生先以中指按在掌后高骨内侧动脉处，然后食指按在关前（腕侧）定寸，无名指按在关后（肘侧）定尺。布指的疏密要与患者手臂长短与医生手指粗细相适应，如患者的手臂长或医者的手指较细，布指宜疏，反之宜密。定寸时可选取太渊穴所在位置（腕横纹上），定尺时可考虑按寸到关的距离确定关到尺的长度以明确尺的位置。寸关尺不是一个点，而是一段脉管的诊察范围。

3）运指：医生运用指力的轻重、挪移及布指变化以体察脉象。常用的指法有举、按、寻、循、总按和单诊等，注意诊察患者的脉位（浮沉、长短）、脉次（至数、均匀度）、脉形（大小、软硬、紧张度等）、脉势（强弱、流利度等）及左右手寸关尺各部表现。

常用具体指法：①举法：是指医生用较轻的指力，按在寸口脉搏搏动部位，以体察脉搏部位的方法。亦称"轻取"或"浮取"。②按法：是指医生用较重的指力，甚至按到筋骨,体察脉象的方法。此法又称"重取"或"沉取"。医生手指用力适中,按至肌肉以体察脉象的方法称为"中取"。③寻法:是指切脉时指力从轻到重,或从重到轻,左右推寻,调节最适当指力的方法。在寸口三部细细寻找脉动最明显的部位,统称寻法,以捕获最丰富的脉象信息。④循法:是指切脉时三指沿寸口脉长轴循行,诊察脉之长短,比较寸关尺三部脉象的特点。⑤总按:即三指同时用力诊脉的方法。从总体上辨别寸关尺三部和左右两手脉象的形态、脉位的浮沉等。总按时一般指力均匀,但亦有三指用力不一致的情况。⑥单诊:用一个手指诊察一部脉象的方法。主要用于分别了解寸、关、尺各部脉象的形态特征。应先用总按的方法,从总体上辨别脉象的形态、脉位的浮沉,然后再使用循法和单诊手法等辨别左右手寸、关、尺各部脉象的形态特征。

(3)平息:医生在诊脉时注意调匀呼吸,即所谓"平息"。一方面医生保持呼吸调匀,清心宁神,可以自己的呼吸计算患者的脉搏至数;另一方面,平息有利于医生思想集中,可以仔细地辨别脉象。

(4)切脉时间:一般每次诊脉每手应不少于1分钟,两手以3分钟左右为宜。诊脉时应注意每次诊脉的时间至少应在五十动,一则有利于仔细辨别脉象变化,再则切脉时初按和久按的指感有可能不同,对临床辨证有一定意义,所以切脉的时间要适当长些。

(5)小儿脉诊法:小儿寸口部位甚短,一般用"一指(拇指或食指)定关法",不必细分寸、关、尺三部。具体操作方法是,用左手握住小儿的手,对3岁以下的小儿,可用右手大拇指按于小儿掌后高骨部脉上,不分三部,以定至数为主。对3~5岁的小儿,则以高骨中线为关,以一指向两侧转动以寻察三部。6~8岁小儿,则可挪动拇指诊三部。9~10岁,可以次第下指,依寸、关、尺三部诊脉。10岁以上,可按成人三部脉法进行辨析。

**2. 养老、支沟的定位;神阙隔盐灸**

(1)养老:在前臂后区,腕背横纹上1寸,尺骨头桡侧凹陷中。

(2)支沟:在前臂后区,腕背侧远端横纹上3寸,尺骨与桡骨间隙中点。

(3)隔盐灸:①定取腧穴宜取仰卧位,身体放松。②取纯净干燥的食盐适量,将脐窝填平,也可于盐上再放置一姜片。③将艾炷置于盐上(或姜片上),点燃艾炷尖端,任其自燃。④若患者感觉施灸局部灼热不可耐受,术者宜用镊子夹去残炷,换炷再灸。⑤如上反复施灸,灸满规定壮数,一般灸5~9壮。⑥灸毕,除去艾灰、食盐。

**3. 疱疹的问诊**

(1)现病史

①主症的时间、程度:疱疹先出现的部位?分布的部位?疱疹的颜色?疱液是清亮还是混浊?疱疹起病前是否有发热?是否有水痘患者接触史?

②伴随症状:是否伴有高热、汗出、口渴?是否伴有丘疹、结痂?是否有头痛?食欲如何?二便如何?

③诊疗经过：是否进行过相关检查？是否确诊？是否治疗，怎样治疗，效果如何？
（2）其他病史：既往史、个人史、家族史、过敏史有无异常？

**4. 时行感冒的临床表现**

具有流行性、传染性，在同一时期发患者数剧增，且病症相似。多突然起病，恶寒，发热（多为高热），周身酸痛，疲乏无力。病情一般较普通感冒为重。

## 033 号题

【题干】
1. 脉诊的操作。
2. 商阳、三阴交的定位；三指推法。
3. 带下病的问诊。
4. 两颧潮红的临床意义。

【答题要求】根据你所抽题目的要求，边操作边口述或现场口述，时间 20 分钟。

【答案解析】

**1. 脉诊的操作**

（1）患者体位：诊脉时患者应取正坐位或仰卧位，前臂自然向前平展，与心脏置于同一水平，手腕伸直，手掌向上，手指微微弯曲，在腕关节下面垫一松软的脉枕，使寸口部位充分伸展，局部气血畅通，便于诊察脉象。

（2）医生指法：诊脉指法主要包括选指、布指、运指三部分。

1）选指：医生用左手或右手的食指、中指和无名指三个手指指目诊察。指目是指尖和指腹交界棱起之处，是手指触觉较灵敏的部位。诊脉者的手指指端要平齐，即三指平齐，手指略呈弓形，与受诊者体表约呈 45° 为宜，这样的角度可以使指目紧贴于脉搏搏动处。

2）布指：中指定关。医生先以中指按在掌后高骨内侧动脉处，然后食指按在关前（腕侧）定寸，无名指按在关后（肘侧）定尺。布指的疏密要与患者手臂长短与医生手指粗细相适应，如患者的手臂长或医者手指较细，布指宜疏，反之宜密。定寸时可选取太渊穴所在位置（腕横纹上），定尺时可考虑按寸到关的距离确定关到尺的长度以明确尺的位置。寸关尺不是一个点，而是一段脉管的诊察范围。

3）运指：医生运用指力的轻重、挪移及布指变化以体察脉象。常用的指法有举、按、寻、循、总按和单诊等，注意诊察患者的脉位（浮沉、长短）、脉次（至数、均匀度）、脉形（大小、软硬、紧张度等）、脉势（强弱、流利度等）及左右手寸关尺各部表现。

常用具体指法：①举法：是指医生用较轻的指力，按在寸口脉搏搏动部位，以体察脉搏部位的方法。亦称"轻取"或"浮取"。②按法：是指医生用较重的指力，甚至按到筋骨，体察脉象的方法。此法又称"重取"或"沉取"。医生手指用力适中，按至肌肉以体察脉象的方法称为"中取"。③寻法：是指切脉时指力从轻到重，或从重到轻，左右推寻，调节最适当指力的方法。在寸口三部细细寻找脉动最明显的部位，统称寻法，以捕获最丰富的脉象信息。④循法：是指切脉时三指沿寸口脉长轴循行，诊察脉之长短，比较寸关尺三部脉象的特点。⑤总按：即三指同时用力诊脉的方法。从总体上辨别寸关尺三部和左右两手脉象的形态、脉位的浮沉等。总按时一般指力均匀，但亦有三指用力不一致的情况。⑥单诊：用一个手指诊察一部脉象的方法。主要用于分别了解寸、关、尺各部脉象的形态特征。应先用总按的方法，从总体上辨别脉象的形态、脉位的浮沉，然后再使用循法和单诊手法等辨别左右手寸、关、尺各部脉象的形态特征。

（3）平息：医生在诊脉时注意调匀呼吸，即所谓"平息"。一方面医生保持呼吸调匀，清心宁神，可以自己的呼吸计算患者的脉搏至数；另一方面，平息有利于医生思想集中，可以仔细地辨别脉象。

（4）切脉时间：一般每次诊脉每手应不少于1分钟，两手以3分钟左右为宜。诊脉时应注意每次诊脉的时间至少应在五十动，一则有利于仔细辨别脉象变化，再则切脉时初按和久按的指感有可能不同，对临床辨证有一定意义，所以切脉的时间要适当长些。

（5）小儿脉诊法：小儿寸口部位甚短，一般用"一指（拇指或食指）定关法"，不必细分寸、关、尺三部。具体操作方法是，用左手握住小儿的手，对3岁以下的小儿，可用右手大拇指按于小儿掌后高骨部脉上，不分三部，以定至数为主。对3～5岁的小儿，则以高骨中线为关，以一指向两侧转动以寻察三部。6～8岁小儿，则可挪动拇指诊三部。9～10岁，可以次第下指，依寸、关、尺三部诊脉。10岁以上，可按成人三部脉法进行辨析。

**2. 商阳、三阴交的定位；三指推法**

（1）商阳：在手指，食指末节桡侧，指甲根角侧上方0.1寸。

（2）三阴交：在小腿内侧，内踝尖上3寸，胫骨内侧缘后际。

（3）三指推法：食、中、无名指并拢，以指端部着力于施术部位上，腕关节略屈，前臂部主动施力，通过腕关节及掌部使食、中及无名三指向指端方向做单向直线推动。

**3. 带下病的问诊**

（1）现病史

①主症的时间、程度：带下量是多还是少？颜色是白色、黄色还是五色杂下？质地清稀如水，还是黏稠如脓，或如豆渣状或凝乳状？气味是否异常？是否有鱼腥臭味？有无经期、产后余血未净，摄生不洁，或不禁房事，或妇科手术后感染邪毒病史？

②伴随症状：是否伴有发热？是否伴有腹痛？是否有阴部瘙痒、灼热、疼痛？有无尿频、尿痛？有无面色白或萎黄、四肢倦怠？有无腰酸、畏寒肢冷、小腹冷？是否头晕耳鸣、五心烦热、咽干口燥？大小便情况如何？

③诊疗经过：是否做过白带检查？是否进行过妇科检查？是否确诊？是否治疗，怎样治疗，效果如何？

（2）其他病史：既往史、个人史、家族史、过敏史有无异常？

**4. 两颧潮红的临床意义**

两颧潮红者，多属阴虚阳亢的虚热证；久病重病面色苍白，却颧颊部嫩红如妆，游移不定者，属戴阳证，是脏腑精气衰竭殆尽，阴阳虚极，阴不敛阳，虚阳浮越所致，属病重。

## 034 号题

【题干】

1. 脉诊的操作。
2. 申脉、华佗夹脊的定位；拇指前位捏脊法。
3. 下痢脓血的问诊。
4. 细脉的特征及临床意义。

【答题要求】根据你所抽题目的要求，边操作边口述或现场口述，时间20分钟。

【答案解析】

**1. 脉诊的操作**

（1）患者体位：诊脉时患者应取正坐位或仰卧位，前臂自然向前平展，与心脏置于同一水平，手腕伸直，手掌向上，手指微微弯曲，在腕关节下面垫一松软的脉枕，使寸口部位充分伸展，局部气血畅通，便于诊察脉象。

（2）医生指法：诊脉指法主要包括选指、布指、运指三部分。

1）选指：医生用左手或右手的食指、中指和无名指三个手指指目诊察。指目是指尖和指腹交界棱起之处，是手指触觉较灵敏的部位。诊脉者的手指指端要平齐，即三指平齐，手指略呈弓形，与受诊者体表约呈45°为宜，这样的角度可以使指目紧贴于脉搏搏动处。

2）布指：中指定关。医生先以中指按在掌后高骨内侧动脉处，然后食指按在关前（腕侧）定寸，无名指按在关后（肘侧）定尺。布指的疏密要与患者手臂长短与医生手指粗细相适应，如患者的手臂长或医者的手指较细，布指宜疏，反之宜密。定寸时可选取太渊穴所在位置（腕横纹上），定尺时可考虑按寸到关的距离确定关到尺的长度以明确尺的位置。寸关尺不是一个点，而是一段脉管的诊察范围。

3）运指：医生运用指力的轻重、挪移及布指变化以体察脉象。常用的指法有举、按、寻、循、总按和单诊等，注意诊察患者的脉位（浮沉、长短）、脉次（至数、均匀度）、脉形（大小、软硬、紧张度等）、脉势（强弱、流利度等）及左右手寸关尺各部表现。

常用具体指法：①举法：是指医生用较轻的指力，按在寸口脉搏搏动部位，以体察脉搏部位的方法。亦称"轻取"或"浮取"。②按法：是指医生用较重的指力，甚至按到筋骨，体察脉象的方法。此法又称"重取"或"沉取"。医生手指用力适中，按至肌肉以体察脉象的方法称为"中取"。③寻法：是指切脉时指力从轻到重，或从重到轻，左右推寻，调节最适当指力的方法。在寸口三部细细寻找脉动最明显的部位，统称寻法，以捕获最丰富的脉象信息。④循法：是指切脉时三指沿寸口脉长轴循行，诊察脉之长短，比较寸关尺三部脉象的特点。⑤总按：即三指同时用力诊脉的方法。从总体上辨别寸关尺三部和左右两手脉象的形态、脉位的浮沉等。总按时一般指力均匀，但亦有三指用力不一致的情况。⑥单诊：用一个手指诊察一部脉象的方法。主要用于分别了解寸、关、尺各部脉象的形态特征。应先用总按的方法，从总体上辨别脉象的形态、脉位的浮沉，然后再使用循法和单诊手法等辨别左右手寸、关、尺各部脉象的形态特征。

（3）平息：医生在诊脉时注意调匀呼吸，即所谓"平息"。一方面医生保持呼吸调匀，清心宁神，可以自己的呼吸计算患者的脉搏至数；另一方面，平息有利于医生思想集中，可以仔细地辨别脉象。

（4）切脉时间：一般每次诊脉每手应不少于1分钟，两手以3分钟左右为宜。诊脉时应注意每次诊脉的时间至少应在五十动，一则有利于仔细辨别脉象变化，再则切脉时初按和久按的指感有可能不同，对临床辨证有一定意义，所以切脉的时间要适当长些。

（5）小儿脉诊法：小儿寸口部位甚短，一般用"一指（拇指或食指）定关法"，不必细分寸、关、尺三部。具体操作方法是，用左手握住小儿的手，对3岁以下的小儿，可用右手大拇指按于小儿掌后高骨部脉上，不分三部，以定至数为主。对3～5岁的小儿，则以高骨中线为关，以一指向两侧转动以寻察三部。6～8岁小儿，则可挪动拇指诊三部。9～10岁，可以次第下指，依寸、关、尺三部诊脉。10岁以上，可按成人三部脉法进行辨析。

**2. 申脉、华佗夹脊的定位；拇指前位捏脊法**

（1）申脉：在踝区，外踝尖直下，外踝下缘与跟骨之间凹陷中。

（2）华佗夹脊：在脊柱区，第1胸椎至第5腰椎棘突下两侧，后正中线旁开0.5寸，一侧17穴。

（3）拇指前位捏脊法：双手半握空拳状，腕关节略背伸，以食、中、无名和小指的背侧置于脊柱两侧，拇指伸直前按，并对准食指中节处，以拇指的螺纹面和食指的桡侧缘将皮肤捏起，并进行提捻，然后向前推行移动。在向前移动捏脊的过程中，两手拇指要交替前按，同时前臂要主动用力，推动食指桡侧缘前行，两者互为配合，从而交替捏提捻动前行。

**3. 下痢脓血的问诊**

（1）现病史

①主症的时间、程度：胃痛的发病时间？疼痛的性质是胀痛、刺痛、冷痛、灼痛，还是隐痛？疼痛是持续性，还是阵发性？是否喜温喜按？跟进食、情绪变化是否有关？

②伴随症状：是否伴有恶心、呕吐、呃逆、嗳气？是否伴有胁痛、喜太息？是否伴有腹痛？有无恶寒、发热？小便情况如何？大便颜色如何？有无形寒畏冷、四肢不温？

③诊疗经过：是否进行过胃镜检查？是否确诊？是否治疗，怎样治疗，效果如何？

（2）其他病史：既往史、个人史、家族史、过敏史有无异常？

**4. 细脉的特征及临床意义**

细脉：脉细如线，应指明显。主气血俱虚，湿证。

## 035 号题

**【题干】**

1. 脉诊的操作。
2. 头维、后溪的定位；三棱针刺络法。
3. 腰痛遇寒加重的问诊。
4. 黄胖的临床意义；濡脉的特征。

**【答题要求】** 根据你所抽题目的要求，边操作边口述或现场口述，时间 20 分钟。

**【答案解析】**

**1. 脉诊的操作**

（1）患者体位：诊脉时患者应取正坐位或仰卧位，前臂自然向前平展，与心脏置于同一水平，手腕伸直，手掌向上，手指微微弯曲，在腕关节下面垫一松软的脉枕，使寸口部位充分伸展，局部气血畅通，便于诊察脉象。

（2）医生指法：诊脉指法主要包括选指、布指、运指三部分。

1）选指：医生用左手或右手的食指、中指和无名指三个手指指目诊察。指目是指尖和指腹交界棱起之处，是手指触觉较灵敏的部位。诊脉者的手指指端要平齐，即三指平齐，手指略呈弓形，与受诊者体表约呈 45° 为宜，这样的角度可以使指目紧贴于脉搏搏动处。

2）布指：中指定关。医生先以中指按在掌后高骨内侧动脉处，然后食指按在关前（腕侧）定寸，无名指按在关后（肘侧）定尺。布指的疏密要与患者手臂长短与医生手指粗细相适应，如患者的手臂长或医者的手指较细，布指宜疏，反之宜密。定寸时可选取太渊穴所在位置（腕横纹上），定尺时可考虑按寸到关的距离确定关到尺的长度以明确尺的位置。寸关尺不是一个点，而是一段脉管的诊察范围。

3）运指：医生运用指力的轻重、挪移及布指变化以体察脉象。常用的指法有举、

按、寻、循、总按和单诊等，注意诊察患者的脉位（浮沉、长短）、脉次（至数、均匀度）、脉形（大小、软硬、紧张度等）、脉势（强弱、流利度等）及左右手寸关尺各部表现。

常用具体指法：①举法：是指医生用较轻的指力，按在寸口脉搏搏动部位，以体察脉搏部位的方法。亦称"轻取"或"浮取"。②按法：是指医生用较重的指力，甚至按到筋骨，体察脉象的方法。此法又称"重取"或"沉取"。医生手指用力适中，按至肌肉以体察脉象的方法称为"中取"。③寻法：是指切脉时指力从轻到重，或从重到轻，左右推寻，调节最适当指力的方法。在寸口三部细细寻找脉动最明显的部位，统称寻法，以捕获最丰富的脉象信息。④循法：是指切脉时三指沿寸口脉长轴循行，诊察脉之长短，比较寸关尺三部脉象的特点。⑤总按：即三指同时用力诊脉的方法。从总体上辨别寸关尺三部和左右两手脉象的形态、脉位的浮沉等。总按时一般指力均匀，但亦有三指用力不一致的情况。⑥单诊：用一个手指诊察一部脉象的方法。主要用于分别了解寸、关、尺各部脉象的形态特征。应先用总按的方法，从总体上辨别脉象的形态、脉位的浮沉，然后再使用循法和单诊手法等辨别左右手寸、关、尺各部脉象的形态特征。

（3）平息：医生在诊脉时注意调匀呼吸，即所谓"平息"。一方面医生保持呼吸调匀，清心宁神，可以自己的呼吸计算患者的脉搏至数；另一方面，平息有利于医生思想集中，可以仔细地辨别脉象。

（4）切脉时间：一般每次诊脉每手应不少于1分钟，两手以3分钟左右为宜。诊脉时应注意每次诊脉的时间至少应在五十动，一则有利于仔细辨别脉象变化，再则切脉时初按和久按的指感有可能不同，对临床辨证有一定意义，所以切脉的时间要适当长些。

（5）小儿脉诊法：小儿寸口部位甚短，一般用"一指（拇指或食指）定关法"，不必细分寸、关、尺三部。具体操作方法是，用左手握住小儿的手，对3岁以下的小儿，可用右手大拇指按于小儿掌后高骨部脉上，不分三部，以定至数为主。对3～5岁的小儿，则以高骨中线为关，以一指向两侧转动以寻察三部。6～8岁小儿，则可挪动拇指诊三部。9～10岁，可以次第下指，依寸、关、尺三部诊脉。10岁以上，可按成人三部脉法进行辨析。

**2. 头维、后溪的定位；三棱针刺络法**

（1）头维：在头部，当额角发际直上0.5寸，头正中线旁开4.5寸。

（2）后溪：在手内侧，第5指掌关节尺侧近端赤白肉际凹陷中。

（3）三棱针刺络法：①选择适宜的体位，确定血络。②医者戴消毒手套。③肘、膝部静脉处放血时，一般要捆扎橡皮管。将橡皮管结扎在针刺部位的上端（近心端），以使血络怒张显现，其他部位则不方便结扎。为使血络充盈，也可轻轻拍打血络处。④将血络处皮肤严格消毒。⑤一手拇指按压在被刺部位的下端，使血络位置相对固定，一手持针，对准针刺部位，顺血络走向，斜向上与之呈45°左右刺入，以刺穿血络前壁为度，一般刺入 2～3mm，然后迅速出针。⑥根据病情需要，使其流出一定量的血液，也可轻轻按压静脉上端，以助瘀血外出。⑦松开橡皮管，待出血自然停止。⑧以消毒干棉球按压针孔，并以 75% 酒精棉球清除创口周围的血液。

**3. 腰痛遇寒加重的问诊**

（1）现病史

①主症的时间、程度：腰痛持续的时间？疼痛的性质是酸痛、冷痛还是刺痛？疼痛的部位是两侧痛还是正中痛甚？疼痛是否向下肢放射？遇热或活动后疼痛是否减轻？疼痛发作有无规律？除遇寒加重外，阴雨天是否加重？有无着凉、涉水、外伤等诱发因素？

②伴随症状：是否伴有酸软无力？是否伴有喜温喜按、肢冷畏寒？静卧之后疼痛是否减轻？有无进行性加重？大小便情况如何？

③诊疗经过：是否拍摄过腰部 X 线片？是否确诊？是否治疗，怎样治疗，效果如何？

（2）其他病史：既往史、个人史、家族史、过敏史有无异常？

**4. 黄胖的临床意义；濡脉的特征**

（1）黄胖的临床意义：面黄虚浮，称为黄胖，多是脾气虚衰、湿邪内阻所致。

（2）濡脉的特征：浮细无力而软。

## 036 号题

【题干】

1. 脉诊的操作。
2. 翳风、环跳的定位；掌根揉法。
3. 恶心呕吐，食入不化 1 年的问诊。
4. 颤动舌的临床意义。

【答题要求】根据你所抽题目的要求，边操作边口述或现场口述，时间 20 分钟。

【答案解析】

**1. 脉诊的操作**

（1）患者体位：诊脉时患者应取正坐位或仰卧位，前臂自然向前平展，与心脏置于同一水平，手腕伸直，手掌向上，手指微微弯曲，在腕关节下面垫一松软的脉枕，使寸口部位充分伸展，局部气血畅通，便于诊察脉象。

（2）医生指法：诊脉指法主要包括选指、布指、运指三部分。

1）选指：医生用左手或右手的食指、中指和无名指三个手指指目诊察。指目是指指尖和指腹交界棱起之处，是手指触觉较灵敏的部位。诊脉者的手指指端要平齐，即三指平齐，手指略呈弓形，与受诊者体表约呈 45° 为宜，这样的角度可以使指目紧贴于脉搏搏动处。

2）布指：中指定关。医生先以中指按在掌后高骨内侧动脉处，然后食指按在关前（腕侧）定寸，无名指按在关后（肘侧）定尺。布指的疏密要与患者手臂长短与医生手指粗细相适应，如患者的手臂长或医者的手指较细，布指宜疏，反之宜密。定寸时可选取太渊穴所在位置（腕横纹上），定尺时可考虑按寸到关的距离确定关到尺的长度以明确尺的位置。寸关尺不是一个点，而是一段脉管的诊察范围。

3）运指：医生运用指力的轻重、挪移及布指变化以体察脉象。常用的指法有举、按、寻、循、总按和单诊等，注意诊察患者的脉位（浮沉、长短）、脉次（至数、均匀度）、脉形（大小、软硬、紧张度等）、脉势（强弱、流利度等）及左右手寸关尺各部表现。

常用具体指法：①举法：是指医生用较轻的指力，按在寸口脉搏搏动部位，以体察脉搏部位的方法。亦称"轻取"或"浮取"。②按法：是指医生用较重的指力，甚至按到筋骨，体察脉象的方法。此法又称"重取"或"沉取"。医生手指用力适中，按至肌肉以体察脉象的方法称为"中取"。③寻法：是指切脉时指力从轻到重，或从重到轻，左右推寻，调节最适当指力的方法。在寸口三部细细寻找脉动最明显的部位，统称寻法，以捕获最丰富的脉象信息。④循法：是指切脉时三指沿寸口脉长轴循行，诊察脉之长短，比较寸关尺三部脉象的特点。⑤总按：即三指同时用力诊脉的方法。从总体上辨别寸关尺三部和左右两手脉象的形态、脉位的浮沉等。总按时一般指力均匀，但亦有三指用力不一致的情况。⑥单诊：用一个手指诊察一部脉象的方法。主要用于分别了解寸、关、尺各部脉象的形态特征。应先用总按的方法，从总体上辨别脉象的形态、脉位的浮沉，然后再使用循法和单诊手法等辨别左右手寸、关、尺各部脉象的形态特征。

（3）平息：医生在诊脉时注意调匀呼吸，即所谓"平息"。一方面医生保持呼吸调匀，清心宁神，可以自己的呼吸计算患者的脉搏至数；另一方面，平息有利于医生思想集中，可以仔细地辨别脉象。

（4）切脉时间：一般每次诊脉每手应不少于1分钟，两手以3分钟左右为宜。诊脉时应注意每次诊脉的时间至少应在五十动，一则有利于仔细辨别脉象变化，再则切脉时初按和久按的指感有可能不同，对临床辨证有一定意义，所以切脉的时间要适当长些。

（5）小儿脉诊法：小儿寸口部位甚短，一般用"一指（拇指或食指）定关法"，不必细分寸、关、尺三部。具体操作方法是，用左手握住小儿的手，对3岁以下的小儿，可用右手大拇指按于小儿掌后高骨部脉上，不分三部，以定至数为主。对3～5岁的小儿，则以高骨中线为关，以一指向两侧转动以寻察三部。6～8岁小儿，则可挪动拇指诊三部。9～10岁，可以次第下指，依寸、关、尺三部诊脉。10岁以上，可按成人三部脉法进行辨析。

**2. 翳风、环跳的定位；掌根揉法**

（1）翳风：在颈部，耳垂后方，乳突下端前方凹陷中。

（2）环跳：在臀区，股骨大转子最凸点与骶管裂孔连线的外 1/3 与内 2/3 交点处。

（3）掌根揉法：肘关节微屈，腕关节放松并略背伸，手指自然弯曲，亦可双掌重叠，以掌根部附着于施术部位，以肘关节为支点，前臂做主动运动，带动腕及手掌连同前臂做小幅度的回旋揉动，并带动该处的皮下组织一起运动，频率每分钟 120 ～ 160 次。

**3. 恶心呕吐，食入不化 1 年的问诊**

（1）现病史

①主症的时间、程度：恶心、呕吐有无规律？每天发作几次？有无诱发因素？是呕吐清水痰涎还是不消化食物？呕吐物气味如何？是酸臭难闻还是气味不甚？

②伴随症状：食欲如何？脘部有无痞闷不舒？有无乏力？是否喜暖恶寒？大便情况如何？是否夹有不消化食物？睡眠如何？是否伴有口渴喜饮？

③诊疗经过：是否进行过胃镜检查？是否确诊？有无治疗，怎样治疗，效果如何？

（2）其他病史：既往史、个人史、家族史、过敏史有无异常。

**4. 颤动舌的临床意义**

颤动舌是指舌体震颤抖动，不能自主的表现。轻者仅伸舌时颤动，重者不伸舌时亦抖颤难宁。颤动舌为肝风内动的表现，可因热盛、阳亢、阴亏、血虚等所致。久病舌淡白而颤动，多属血虚动风；新病舌绛而颤动，多属热极生风；舌红少津而颤动，多属阴虚动风；酒毒内蕴，亦可见舌体颤动。

## 037 号题

【题干】

1. 脉诊的操作。

2. 犊鼻、梁丘的定位；拳推法。

3. 腰部隐隐作痛，进行性加重 2 年的问诊。

4. 喘息不得卧，卧则气逆的临床意义。

【答题要求】根据你所抽题目的要求，边操作边口述或现场口述，时间 20 分钟。

【答案解析】

**1. 脉诊的操作**

（1）患者体位：诊脉时患者应取正坐位或仰卧位，前臂自然向前平展，与心脏置于同一水平，手腕伸直，手掌向上，手指微微弯曲，在腕关节下面垫一松软的脉枕，使寸口部位充分伸展，局部气血畅通，便于诊察脉象。

（2）医生指法：诊脉指法主要包括选指、布指、运指三部分。

1）选指：医生用左手或右手的食指、中指和无名指三个手指指目诊察。指目是指尖和指腹交界棱起之处，是手指触觉较灵敏的部位。诊脉者的手指指端要平齐，即三指平齐，手指略呈弓形，与受诊者体表约呈45°为宜，这样的角度可以使指目紧贴于脉搏搏动处。

2）布指：中指定关，医生先以中指按在掌后高骨内侧动脉处，然后食指按在关前（腕侧）定寸，无名指按在关后（肘侧）定尺。布指的疏密要与患者手臂长短与医生手指粗细相适应，如患者的手臂长或医者的手指较细，布指宜疏，反之宜密。定寸时可选取太渊穴所在位置（腕横纹上），定尺时可考虑按寸到关的距离确定关到尺的长度以明确尺的位置。寸关尺不是一个点，而是一段脉管的诊察范围。

3）运指：医生运用指力的轻重、挪移及布指变化以体察脉象。常用的指法有举、按、寻、循、总按和单诊等，注意诊察患者的脉位（浮沉、长短）、脉次（至数、均匀度）、脉形（大小、软硬、紧张度等）、脉势（强弱、流利度等）及左右手寸关尺各部表现。

常用具体指法：①举法：是指医生用较轻的指力，按在寸口脉搏跳动部位，以体察脉搏部位的方法。亦称"轻取"或"浮取"。②按法：是指医生用较重的指力，甚至按到筋骨，体察脉象的方法。此法又称"重取"或"沉取"。医生手指用力适中，按至肌肉以体察脉象的方法称为"中取"。③寻法：是指切脉时指力从轻到重，或从重到轻，左右推寻，调节最适当指力的方法。在寸口三部细细寻找脉动最明显的部位，统称寻法，以捕获最丰富的脉象信息。④循法：是指切脉时三指沿寸口脉长轴循行，诊察脉之长短，比较寸关尺三部脉象的特点。⑤总按：即三指同时用力诊脉的方法。从总体上辨别寸关尺三部和左右两手脉象的形态、脉位的浮沉等。总按时一般指力均匀，但亦有三指用力不一致的情况。⑥单诊：用一个手指诊察一部脉象的方法。主要用于分别了解寸、关、尺各部脉象的形态特征。应先用总按的方法，从总体上辨别脉象的形态、脉位的浮沉，然后再使用循法和单诊手法等辨别左右手寸、关、尺各部脉象的形态特征。

（3）平息：医生在诊脉时注意调匀呼吸，即所谓"平息"。一方面医生保持呼吸调匀，清心宁神，可以自己的呼吸计算患者的脉搏至数；另一方面，平息有利于医生思想集中，可以仔细地辨别脉象。

（4）切脉时间：一般每次诊脉每手应不少于1分钟，两手以3分钟左右为宜。诊脉时应注意每次诊脉的时间至少应在五十动，一则有利于仔细辨别脉象变化，再则切脉时初按和久按的指感有可能不同，对临床辨证有一定意义，所以切脉的时间要适当长些。

（5）小儿脉诊法：小儿寸口部位甚短，一般用"一指（拇指或食指）定关法"，不必细分寸、关、尺三部。具体操作方法是，用左手握住小儿的手，对3岁以下的小儿，可用右手大拇指按于小儿掌后高骨部脉上，不分三部，以定至数为主。对3～5岁的小儿，则以高骨中线为关，以一指向两侧转动以寻察三部。6～8岁小儿，则可挪动拇指诊三部。9～10岁，可以次第下指，依寸、关、尺三部诊脉。10岁以上，可按成人三部脉法进行辨析。

**2. 犊鼻、梁丘的定位；拳推法**

（1）犊鼻：在膝前区，髌骨下缘，在髌韧带外侧凹陷中，又名外膝眼。

（2）梁丘：在股前区，髌底上2寸，股外侧肌与股直肌肌腱之间。

（3）拳推法：手握实拳，以食指、中指、无名指及小指四指的近侧指间关节的突起部着力于施术部位，腕关节挺紧伸直，肘关节略屈，以肘关节为支点，前臂主动施力，向前呈单方向直线推进。

**3. 腰部隐隐作痛，进行性加重2年的问诊**

（1）现病史

①主症的时间、程度：腰部隐隐作痛是持续性还是阵发性？是否跟劳累有关？活动后是否减轻？两年期间进行性加重的程度？

②伴随症状：腰部是否伴有酸软无力？有无心烦少寐、口燥咽干、面色潮红、手足心热？有无局部发凉，喜温喜按，遇劳更甚，卧则减轻？大小便情况如何？

③诊疗经过：是否进行过腰部X线检查？是否确诊？有无治疗，怎样治疗，效果如何？

（2）其他病史：既往史、个人史、家族史、过敏史有无异常？

**4. 喘息不得卧，卧则气逆的临床意义**

咳逆倚息不得卧，卧则气逆，多为肺气壅滞，或心阳不足，水气凌心，或肺有伏饮。

## 038 号题

【题干】

1. 脉诊的操作。

2. 太溪、大陵的定位；掌推法。

3. 发热、倦怠乏力、自汗1个月问诊。

4. 睑、面、指颤动，在外感病和内伤病中有何意义？

【答题要求】根据你所抽题目的要求，边操作边口述或现场口述，时间20分钟。

【答案解析】

**1. 脉诊的操作**

（1）患者体位：诊脉时患者应取正坐位或仰卧位，前臂自然向前平展，与心脏置于同一水平，手腕伸直，手掌向上，手指微微弯曲，在腕关节下面垫一松软的脉枕，使寸口部位充分伸展，局部气血畅通，便于诊察脉象。

（2）医生指法：诊脉指法主要包括选指、布指、运指三部分。

1）选指：医生用左手或右手的食指、中指和无名指三个手指指目诊察。指目是指尖和指腹交界棱起之处，是手指触觉较灵敏的部位。诊脉者的手指指端要平齐，即三指平齐，手指略呈弓形，与受诊者体表约呈45°为宜，这样的角度可以使指目紧贴于脉搏搏动处。

2）布指：中指定关，医生先以中指按在掌后高骨内侧动脉处，然后食指按在关前（腕侧）定寸，无名指按在关后（肘侧）定尺。布指的疏密要与患者手臂长短与医生手指粗细相适应，如患者的手臂长或医者的手指较细，布指宜疏，反之宜密。定寸时可选取太渊穴所在位置（腕横纹上），定尺时可考虑按寸到关的距离确定关到尺的长度以明确尺的位置。寸关尺不是一个点，而是一段脉管的诊察范围。

3）运指：医生运用指力的轻重、挪移及布指变化以体察脉象。常用的指法有举、按、寻、循、总按和单诊等，注意诊察患者的脉位（浮沉、长短）、脉次（至数、均匀度）、脉形（大小、软硬、紧张度等）、脉势（强弱、流利度等）及左右手寸关尺各部表现。

常用具体指法：①举法：是指医生用较轻的指力，按在寸口脉搏搏动部位，以体察脉搏部位的方法。亦称"轻取"或"浮取"。②按法：是指医生用较重的指力，甚至按到筋骨，体察脉象的方法。此法又称"重取"或"沉取"。医生手指用力适中，按至肌肉以体察脉象的方法称为"中取"。③寻法：是指切脉时指力从轻到重，或从重到轻，左右推寻，调节最适当指力的方法。在寸口三部细细寻找脉动最明显的部位，统称寻法，以捕获最丰富的脉象信息。④循法：是指切脉时三指沿寸口脉长轴循行，诊察脉之长短，比较寸关尺三部脉象的特点。⑤总按：即三指同时用力诊脉的方法。从总体上辨别寸关尺三部和左右两手脉象的形态、脉位的浮沉等。总按时一般指力均匀，但亦有三指用力不一致的情况。⑥单诊：用一个手指诊察一部脉象的方法。主要用于分别了解寸、关、尺各部脉象的形态特征。应先用总按的方法，从总体上辨别脉象的形态、脉位的浮沉，然后再使用循法和单诊手法等辨别左右手寸、关、尺各部脉象的形态特征。

（3）平息：医生在诊脉时注意调匀呼吸，即所谓"平息"。一方面医生保持呼吸调匀，清心宁神，可以自己的呼吸计算患者的脉搏至数；另一方面，平息有利于医生思想集中，可以仔细地辨别脉象。

（4）切脉时间：一般每次诊脉每手应不少于1分钟，两手以3分钟左右为宜。诊脉时应注意每次诊脉的时间至少应在五十动，一则有利于仔细辨别脉象变化，再则切脉时初按和久按的指感有可能不同，对临床辨证有一定意义，所以切脉的时间要适当长些。

（5）小儿脉诊法：小儿寸口部位甚短，一般用"一指（拇指或食指）定关法"，不必细分寸、关、尺三部。具体操作方法是，用左手握住小儿的手，对3岁以下的小儿，可用右手大拇指按于小儿掌后高骨部脉上，不分三部，以定至数为主。对3～5岁的小儿，则以高骨中线为关，以一指向两侧转动以寻察三部。6～8岁小儿，则可挪动拇指诊三部。9～10岁，可以次第下指，依寸、关、尺三部诊脉。10岁以上，可按成人三部脉法进行辨析。

**2. 太溪、大陵的定位；掌推法**

（1）太溪：在踝区，内踝尖与跟腱之间的凹陷处。

（2）大陵：在腕前区，腕掌侧远端横纹中央，掌长肌腱与桡侧腕屈肌腱之间。

（3）掌推法：以掌根部着力于施术部位，腕关节略背伸，肘关节伸直，以肩关节为支点，上臂部主动施力，通过肘、前臂、腕，使掌根部向前方做单方向直线推进。

**3. 发热、倦怠乏力、自汗1个月的问诊**

（1）现病史

①主症的时间、程度：发热是高热、潮热还是低热？发热有无规律？倦怠乏力和自汗的程度？与劳累是否有关？

②伴随症状：是否伴有恶寒？夜间是否盗汗？食欲如何？是否形寒怯冷、四肢不温？是否伴有精神倦怠？大便是否正常？

③诊疗经过：是否进行过检查？是否确诊？有无治疗，怎样治疗，效果如何？

（2）其他病史：既往史、个人史、家族史、过敏史有无异常？

**4. 睑、面、指颤动，在外感病和内伤病中有何意义？**

患者睑、面、唇、指（趾）不时颤动者，在外感热病中，多是动风预兆；在内伤杂病中，多是气血不足，筋脉失养，虚风内动。

## 039 号题

**【题干】**

1. 脉诊的操作。

2. 膈俞、太冲的定位；立搽法。

3. 男，下肢肌肉萎缩，腰膝酸痛2年的问诊。

4. 喑哑、失音在新病、久病意义有何不同？

**【答题要求】** 根据你所抽题目的要求，边操作边口述或现场口述，时间20分钟。

**【答案解析】**

**1. 脉诊的操作**

（1）患者体位：诊脉时患者应取正坐位或仰卧位，前臂自然向前平展，与心脏置于同一水平，手腕伸直，手掌向上，手指微微弯曲，在腕关节下面垫一松软的脉枕，使寸口部位充分伸展，局部气血畅通，便于诊察脉象。

（2）医生指法：诊脉指法主要包括选指、布指、运指三部分。

1）选指：医生用左手或右手的食指、中指和无名指三个手指指目诊察。指目是指尖和指腹交界棱起之处，是手指触觉较灵敏的部位。诊脉者的手指指端要平齐，即三指平齐，手指略呈弓形，与受诊者体表约呈45°为宜，这样的角度可以使指目紧贴于脉搏搏动处。

2）布指：中指定关，医生先以中指按在掌后高骨内侧动脉处，然后食指按在关前（腕侧）定寸，无名指按在关后（肘侧）定尺。布指的疏密要与患者手臂长短与医生手指粗细相适应，如患者的手臂长或医者的手指较细，布指宜疏，反之宜密。定寸时可选取太渊穴所在位置（腕横纹上），定尺时可考虑按寸到关的距离确定关到尺的长度以明确尺的位置。寸关尺不是一个点，而是一段脉管的诊察范围。

3）运指：医生运用指力的轻重、挪移及布指变化以体察脉象。常用的指法有举、按、寻、循、总按和单诊等，注意诊察患者的脉位（浮沉、长短）、脉次（至数、均匀度）、脉形（大小、软硬、紧张度等）、脉势（强弱、流利度等）及左右手寸关尺各部表现。

常用具体指法：①举法：是指医生用较轻的指力，按在寸口脉搏搏动部位，以体察脉搏部位的方法。亦称"轻取"或"浮取"。②按法：是指医生用较重的指力，甚至按到筋骨，体察脉象的方法。此法又称"重取"或"沉取"。医生手指用力适中，按至肌肉以体察脉象的方法称为"中取"。③寻法：是指切脉时指力从轻到重，或从重到轻，左右推寻，调节最适当指力的方法。在寸口三部细细寻找脉动最明显的部位，统称寻法，以捕获最丰富的脉象信息。④循法：是指切脉时三指沿寸口脉长轴循行，诊察脉之长短，比较寸关尺三部脉象的特点。⑤总按：即三指同时用力诊脉的方法。从总体上辨别寸关尺三部和左右两手脉象的形态、脉位的浮沉等。总按时一般指力均匀，但亦有三指用力不一致的情况。⑥单诊：用一个手指诊察一部脉象的方法。主要用于分别了解寸、关、尺各部脉象的形态特征。应先用总按的方法，从总体上辨别脉象的形态、脉位的浮沉，然后再使用循法和单诊手法等辨别左右手寸、关、尺各部脉象的形态特征。

（3）平息：医生在诊脉时注意调匀呼吸，即所谓"平息"。一方面医生保持呼吸调匀，清心宁神，可以自己的呼吸计算患者的脉搏至数；另一方面，平息有利于医生思想集中，可以仔细地辨别脉象。

（4）切脉时间：一般每次诊脉每手应不少于1分钟，两手以3分钟左右为宜。诊脉时应注意每次诊脉的时间至少应在五十动，一则有利于仔细辨别脉象变化，再则切脉时初按和久按的指感有可能不同，对临床辨证有一定意义，所以切脉的时间要适当长些。

（5）小儿脉诊法：小儿寸口部位甚短，一般用"一指（拇指或食指）定关法"，不必细分寸、关、尺三部。具体操作方法是，用左手握住小儿的手，对3岁以下的小儿，可用右手大拇指按于小儿掌后高骨部脉上，不分三部，以定至数为主。对3～5岁的小儿，则以高骨中线为关，以一指向两侧转动以寻察三部。6～8岁小儿，则可挪动拇指诊三部。9～10岁，可以次第下指，依寸、关、尺三部诊脉。10岁以上，可按成人三部脉法进行辨析。

**2. 膈俞、太冲的定位；滚揉法**

（1）膈俞：在脊柱区，第 7 胸椎棘突下，后正中线旁开 1.5 寸。

（2）太冲：在足背，第 1、2 跖骨间，跖骨底结合部之前凹陷中，或触及动脉搏动处。

（3）滚揉法：以第五掌指关节背侧为吸定点，以第四掌指关节至第五掌骨基底部与掌背尺侧缘形成的扇形区域为滚动着力面，腕关节略屈向尺侧，以肘关节为支点，前臂主动做推旋运动，带动腕关节做较大幅度的屈伸活动，使小指、无名指、中指及食指的掌指关节背侧在施术部位上持续不断地来回滚动。

**3. 男，下肢肌肉萎缩，腰膝酸痛 2 年的问诊**

（1）现病史

①主症的时间、程度：肌肉萎缩的程度？持续的时间？是否进行性加重？腰膝酸痛的程度？是否与劳累有关？有无其他诱发因素？

②伴随症状：是否伴有肢体关节疼痛、重着、麻木？肢体是否变形？有无一侧肢体偏瘫？是否伴有口眼㖞斜？是否眩晕耳鸣？有无舌咽干燥？有无遗精或遗尿？

③诊疗经过：是否进行过检查？是否确诊？有无治疗，怎样治疗，效果如何？

（2）其他病史：既往史、个人史、家族史、过敏史有无异常？

**4. 喑哑、失音在新病、久病意义有何不同**

新病：外感风寒或风热，或痰浊壅滞，肺失宣降——金实不鸣。

久病：肺肾阴虚，虚火灼肺，津枯肺损——金破不鸣。

## 040 号题

【题干】

1. 脉诊的操作。

2. 大椎、百会的定位；瘢痕灸。

3. 男，50 岁，项背强直、四肢抽搐 1 小时的问诊

4. 何为喘证？虚脉的临床意义？

【答题要求】根据你所抽题目的要求，边操作边口述或现场口述，时间 20 分钟。

【答案解析】

**1. 脉诊的操作**

（1）患者体位：诊脉时患者应取正坐位或仰卧位，前臂自然向前平展，与心脏置于同一水平，手腕伸直，手掌向上，手指微微弯曲，在腕关节下面垫一松软的脉枕，使寸口部位充分伸展，局部气血畅通，便于诊察脉象。

（2）医生指法：诊脉指法主要包括选指、布指、运指三部分。

1）选指：医生用左手或右手的食指、中指和无名指三个手指指目诊察。指目是指

尖和指腹交界棱起之处，是手指触觉较灵敏的部位。诊脉者的手指指端要平齐，即三指平齐，手指略呈弓形，与受诊者体表约呈45°为宜，这样的角度可以使指目紧贴于脉搏搏动处。

2）布指：中指定关，医生先以中指按在掌后高骨内侧动脉处，然后食指按在关前（腕侧）定寸，无名指按在关后（肘侧）定尺。布指的疏密要与患者手臂长短与医生手指粗细相适应，如患者的手臂长或医者的手指较细，布指宜疏，反之宜密。定寸时可选取太渊穴所在位置（腕横纹上），定尺时可考虑按寸到关的距离确定关到尺的长度以明确尺的位置。寸关尺不是一个点，而是一段脉管的诊察范围。

3）运指：医生运用指力的轻重、挪移及布指变化以体察脉象。常用的指法有举、按、寻、循、总按和单诊等，注意诊察患者的脉位（浮沉、长短）、脉次（至数、均匀度）、脉形（大小、软硬、紧张度等）、脉势（强弱、流利度等）及左右手寸关尺各部表现。

常用具体指法：①举法：是指医生用较轻的指力，按在寸口脉搏搏动部位，以体察脉搏部位的方法。亦称"轻取"或"浮取"。②按法：是指医生用较重的指力，甚至按到筋骨，体察脉象的方法。此法又称"重取"或"沉取"。医生手指用力适中，按至肌肉以体察脉象的方法称为"中取"。③寻法：是指切脉时指力从轻到重，或从重到轻，左右推寻，调节最适当指力的方法。在寸口三部细细寻找脉动最明显的部位，统称寻法，以捕获最丰富的脉象信息。④循法：是指切脉时三指沿寸口脉长轴循行，诊察脉之长短，比较寸关尺三部脉象的特点。⑤总按：即三指同时用力诊脉的方法。从总体上辨别寸关尺三部和左右两手脉象的形态、脉位的浮沉等。总按时一般指力均匀，但亦有三指用力不一致的情况。⑥单诊：用一个手指诊察一部脉象的方法。主要用于分别了解寸、关、尺各部脉象的形态特征。应先用总按的方法，从总体上辨别脉象的形态、脉位的浮沉，然后再使用循法和单诊手法等辨别左右手寸、关、尺各部脉象的形态特征。

（3）平息：医生在诊脉时注意调匀呼吸，即所谓"平息"。一方面医生保持呼吸调匀，清心宁神，可以自己的呼吸计算患者的脉搏至数；另一方面，平息有利于医生思想集中，可以仔细地辨别脉象。

（4）切脉时间：一般每次诊脉每手应不少于1分钟，两手以3分钟左右为宜。诊脉时应注意每次诊脉的时间至少应在五十动，一则有利于仔细辨别脉象变化，再则切脉时初按和久按的指感有可能不同，对临床辨证有一定意义，所以切脉的时间要适当长些。

（5）小儿脉诊法：小儿寸口部位甚短，一般用"一指（拇指或食指）定关法"，不必细分寸、关、尺三部。具体操作方法是，用左手握住小儿的手，对3岁以下的小儿，可用右手大拇指按于小儿掌后高骨部脉上，不分三部，以定至数为主。对3～5岁的小儿，则以高骨中线为关，以一指向两侧转动以寻察三部。6～8岁小儿，则可挪动拇指诊三部。9～10岁，可以次第下指，依寸、关、尺三部诊脉。10岁以上，可按成人三部脉法进行辨析。

**2. 大椎、百会的定位；瘢痕灸**

（1）大椎：在脊柱区，第 7 颈椎棘突下凹陷中，后正中线上。

（2）百会：在头部，前发际正中直上 5 寸。

（3）瘢痕灸：又名化脓灸。操作要点：①定取腧穴以仰卧位或俯卧位为宜，体位要舒适，充分暴露待灸部位。②对腧穴皮肤进行常规消毒，再将所灸穴位处涂以少量的大蒜汁、医用凡士林或少量清水。③将艾炷平稳放置于腧穴上，用线香点燃艾炷顶部，待其自燃，要求每个艾炷都要燃尽，除灰，更换新艾炷继续施灸，灸满规定壮数为止。④施灸中，当艾炷燃至底部，患者感觉局部灼痛难忍时，术者可用双手拇指在腧穴两旁用力按压，或在腧穴附近用力拍打，以减轻疼痛。⑤灸毕要在施灸处贴敷消炎药膏，用无菌纱布覆盖局部，外用胶布固定，以防感染。⑥灸后局部皮肤黑硬，周边红晕，继而起水疱，一般在 7 日左右局部出现无菌性炎症，其脓汁清稀色白，形成灸疮，灸疮 5～6 周自行愈合，留有瘢痕。

**3. 男，50 岁，项背强直、四肢抽搐 1 小时的问诊**

（1）现病史

①主症的时间、程度：项背强直、四肢抽搐起病的缓急？是阵发性还是持续性？每次持续的时间？既往是否有类似发作？

②伴随症状：神志是否清楚？肢体有无偏瘫？有无口眼㖞斜？是否口吐涎沫？有无发出猪羊叫声？是否伴有恶寒发热？有无高热头痛、口噤齿龄、手足躁动？有无腹满便结，口渴喜冷饮？有无心烦易怒、胁肋胀痛？

③诊疗经过：是否做过头颅 CT、脑电图等检查？是否确诊？有无治疗，怎样治疗，效果如何？

（2）其他病史：既往史、个人史、家族史、过敏史有无异常？

**4. 何为喘证？虚脉的临床意义？**

（1）喘证：喘即气喘、喘息。喘证是由肺失宣降，肺气上逆，或肺肾出纳失常而致的以呼吸困难，甚至张口抬肩，鼻翼扇动，不能平卧为临床特征的病证。

（2）虚脉：是指举按无力，应指松软；主气血两虚。

## 041 号题

【题干】

1. 脉诊的操作。

2. 养老、膻中的定位；背部走罐法。

3. 65 岁，女性，手指关节红肿疼痛 3 年，加重 1 个月的问诊。

4. 身热初按热甚，久按热反转轻和久按其热反甚，以及肌肤甲错、皮温正常不热的临床意义。

【答题要求】根据你所抽题目的要求，边操作边口述或现场口述，时间20分钟。

【答案解析】

**1. 脉诊的操作**

（1）患者体位：诊脉时患者应取正坐位或仰卧位，前臂自然向前平展，与心脏置于同一水平，手腕伸直，手掌向上，手指微微弯曲，在腕关节下面垫一松软的脉枕，使寸口部位充分伸展，局部气血畅通，便于诊察脉象。

（2）医生指法：诊脉指法主要包括选指、布指、运指三部分。

1）选指：医生用左手或右手的食指、中指和无名指三个手指指目诊察。指目是指指尖和指腹交界棱起之处，是手指触觉较灵敏的部位。诊脉者的手指指端要平齐，即三指平齐，手指略呈弓形，与受诊者体表约呈45°为宜，这样的角度可以使指目紧贴于脉搏搏动处。

2）布指：中指定关，医生先以中指按在掌后高骨内侧动脉处，然后食指按在关前（腕侧）定寸，无名指按在关后（肘侧）定尺。布指的疏密要与患者手臂长短与医生手指粗细相适应，如患者的手臂长或医者的手指较细，布指宜疏，反之宜密。定寸时可选取太渊穴所在位置（腕横纹上），定尺时可考虑按寸到关的距离确定关到尺的长度以明确尺的位置。寸关尺不是一个点，而是一段脉管的诊察范围。

3）运指：医生运用指力的轻重、挪移及布指变化以体察脉象。常用的指法有举、按、寻、循、总按和单诊等，注意诊察患者的脉位（浮沉、长短）、脉次（至数、均匀度）、脉形（大小、软硬、紧张度等）、脉势（强弱、流利度等）及左右手寸关尺各部表现。

常用具体指法：①举法：是指医生用较轻的指力，按在寸口脉搏搏动部位，以体察脉搏部位的方法。亦称"轻取"或"浮取"。②按法：是指医生用较重的指力，甚至按到筋骨，体察脉象的方法。此法又称"重取"或"沉取"。医生手指用力适中，按至肌肉以体察脉象的方法称为"中取"。③寻法：是指切脉时指力从轻到重，或从重到轻，左右推寻，调节最适当指力的方法。在寸口三部细细寻找脉动最明显的部位，统称寻法，以捕获最丰富的脉象信息。④循法：是指切脉时三指沿寸口脉长轴循行，诊察脉之长短，比较寸关尺三部脉象的特点。⑤总按：即三指同时用力诊脉的方法。从总体上辨别寸关尺三部和左右两手脉象的形态、脉位的浮沉等。总按时一般指力均匀，但亦有三指用力不一致的情况。⑥单诊：用一个手指诊察一部脉象的方法。主要用于分别了解寸、关、尺各部脉象的形态特征。应先用总按的方法，从总体上辨别脉象的形态、脉位的浮沉，然后再使用循法和单诊手法等辨别左右手寸、关、尺各部脉象的形态特征。

（3）平息：医生在诊脉时注意调匀呼吸，即所谓"平息"。一方面医生保持呼吸调匀，清心宁神，可以自己的呼吸计算患者的脉搏至数；另一方面，平息有利于医生思想集中，可以仔细地辨别脉象。

（4）切脉时间：一般每次诊脉每手应不少于1分钟，两手以3分钟左右为宜。诊脉时应注意每次诊脉的时间至少应在五十动，一则有利于仔细辨别脉象变化，再则切脉时初按和久按的指感有可能不同，对临床辨证有一定意义，所以切脉的时间要适当长些。

（5）小儿脉诊法：小儿寸口部位甚短，一般用"一指（拇指或食指）定关法"，不必细分寸、关、尺三部。具体操作方法是，用左手握住小儿的手，对3岁以下的小儿，可用右手大拇指按于小儿掌后高骨部脉上，不分三部，以定至数为主。对3～5岁的小儿，则以高骨中线为关，以一指向两侧转动以寻察三部。6～8岁小儿，则可挪动拇指诊三部。9～10岁，可以次第下指，依寸、关、尺三部诊脉。10岁以上，可按成人三部脉法进行辨析。

**2. 养老、膻中的定位；背部走罐法**

（1）养老：在前臂后区，腕背横纹上1寸，尺骨头桡侧凹陷中。

（2）膻中：在胸部，横平第4肋间隙，前正中线上。

（3）背部走罐法：①选取俯卧位，充分暴露待拔腧穴。②选择大小适宜的玻璃罐。③在施术部位涂抹适量的润滑剂，如凡士林、水，也可选择红花油等润滑剂。④先用闪火法将罐吸拔在施术部位上，然后用单手或双手握住罐体，在施术部位上下、左右往返推移。走罐时，可将罐口前进侧的边缘稍抬起，另一侧边缘稍着力，以利于罐子的推拉。⑤反复操作，至施术部位红润、充血甚至瘀血为度。⑥起罐时，一手握罐，另一手用拇指或食指按压罐口周围的皮肤，使之凹陷，空气进入罐内，罐体自然脱下。

**3. 65岁，女性，手指关节红肿疼痛3年，加重1个月的问诊**

（1）现病史

①主症的时间、程度：手指关节红肿疼痛的性质是酸痛、冷痛重着，还是灼热刺痛？疼痛的部位是否固定？是否游走性？夜间是否痛甚？疼痛是否有规律？疼痛是否得冷则舒？遇阴雨天是否加重？近1个月疼痛加重有无诱发因素？

②伴随症状：有无皮下结节或环形红斑？有无关节变形？有无肌肉萎缩？有无发热、恶风、汗出、口渴？有无心慌、心悸？

③诊疗经过：是否做过抗链球菌溶血素"O"试验和类风湿因子等相关检查？是否确诊？有无治疗，怎样治疗，效果如何？

（2）其他病史：既往史、个人史、家族史、过敏史有无异常？

**4. 身热初按热甚，久按热反转轻和久按其热反甚，以及肌肤甲错、皮温正常不热的临床意义**

身热初按热甚，久按热反转轻，为热在表；久按其热反甚，为热在里。肌肤甲错，皮温不热，表明血虚失荣或有瘀血。

## 042 号题

【题干】

1. 脉诊的操作。
2. 四神聪、内关的定位；按虚里。
3. 72 岁，男性，间断心悸、眩晕 2 年，加重半年伴下肢水肿的问诊。
4. 假神、疾脉的临床意义。

【答题要求】根据你所抽题目的要求，边操作边口述或现场口述，时间 20 分钟。

【答案解析】

**1. 脉诊的操作**

（1）患者体位：诊脉时患者应取正坐位或仰卧位，前臂自然向前平展，与心脏置于同一水平，手腕伸直，手掌向上，手指微微弯曲，在腕关节下面垫一松软的脉枕，使寸口部位充分伸展，局部气血畅通，便于诊察脉象。

（2）医生指法：诊脉指法主要包括选指、布指、运指三部分。

1）选指：医生用左手或右手的食指、中指和无名指三个手指指目诊察。指目是指尖和指腹交界棱起之处，是手指触觉较灵敏的部位。诊脉者的手指指端要平齐，即三指平齐，手指略呈弓形，与受诊者体表约呈 45° 为宜，这样的角度可以使指目紧贴于脉搏搏动处。

2）布指：中指定关，医生先以中指按在掌后高骨内侧动脉处，然后食指按在关前（腕侧）定寸，无名指按在关后（肘侧）定尺。布指的疏密要与患者手臂长短与医生手指粗细相适应，如患者的手臂长或医者的手指较细，布指宜疏，反之宜密。定寸时可选取太渊穴所在位置（腕横纹上），定尺时可考虑按寸到关的距离确定关到尺的长度以明确尺的位置。寸关尺不是一个点，而是一段脉管的诊察范围。

3）运指：医生运用指力的轻重、挪移及布指变化以体察脉象。常用的指法有举、按、寻、循、总按和单诊等，注意诊察患者的脉位（浮沉、长短）、脉次（至数与均匀度）、脉形（大小、软硬、紧张度等）、脉势（强弱与流利度等）及左右手寸关尺各部表现。

常用具体指法：①举法：是指医生用较轻的指力，按在寸口脉搏搏动部位，以体察脉搏部位的方法。亦称"轻取"或"浮取"。②按法：是指医生用较重的指力，甚至按到筋骨，体察脉象的方法。此法又称"重取"或"沉取"。医生手指用力适中，按至肌肉以体察脉象的方法称为"中取"。③寻法：是指切脉时指力从轻到重，或从重到轻，左右推寻，调节最适当指力的方法。在寸口三部细细寻找脉动最明显的部位，统称寻法，以捕获最丰富的脉象信息。④循法：是指切脉时三指沿寸口脉长轴循行，诊察脉之长短，比较寸关尺三部脉象的特点。⑤总按：即三指同时用力诊脉的方法。从总体上辨别寸关尺三部和左右两手脉象的形态、脉位的浮沉等。总按时一般指力均匀，但亦有三指用力不一致的情况。⑥单诊：用一个手指诊察一部脉象的方法。主要用于分别了解寸、关、尺各部脉象的形态特征。应先用总按的方法，从总体上辨别脉象的形态、脉位的浮沉，然后再使用循法和单诊手法等辨别左右手寸、关、尺各部脉象的形态特征。

（3）平息：医生在诊脉时注意调匀呼吸，即所谓"平息"。一方面医生保持呼吸调匀，清心宁神，可以自己的呼吸计算患者的脉搏至数；另一方面，平息有利于医生思想集中，可以仔细地辨别脉象。

（4）切脉时间：一般每次诊脉每手应不少于1分钟，两手以3分钟左右为宜。诊脉时应注意每次诊脉的时间至少应在五十动，一则有利于仔细辨别脉象变化，再则切脉时初按和久按的指感有可能不同，对临床辨证有一定意义，所以切脉的时间要适当长些。

（5）小儿脉诊法：小儿寸口部位甚短，一般用"一指（拇指或食指）定关法"，不必细分寸、关、尺三部。具体操作方法是，用左手握住小儿的手，对3岁以下的小儿，可用右手大拇指按于小儿掌后高骨部脉上，不分三部，以定至数为主。对3～5岁的小儿，则以高骨中线为关，以一指向两侧转动以寻察三部。6～8岁小儿，则可挪动拇指诊三部。9～10岁，可以次第下指，依寸、关、尺三部诊脉。10岁以上，可按成人三部脉法进行辨析。

**2. 四神聪、内关的定位；按虚里**

（1）四神聪：在头顶部，当百会前后左右各1寸，共4穴。

（2）内关：在前臂前区，腕掌侧远端横纹上2寸，掌长肌腱与桡侧腕屈肌腱之间。

（3）按虚里：①虚里位于左乳下第四、五肋间，乳头下稍内侧，即心尖搏动处，为诸脉所宗。②虚里按诊时，一般患者采取坐位和仰卧位，医生位于患者右侧，用右手全掌或指腹平抚左乳下第四、五肋间，乳头下稍内侧的心尖搏动处，并调节压力，注意诊察其动气之强弱、至数和聚散等。③探索虚里搏动的情况，可以了解宗气的强弱、病之虚实、预后之吉凶。正常情况下，虚里按之应手，动而不紧，缓而不急，为健康之征。虚里搏动微弱为不及，属宗气内虚；虚里动而应衣为太过，属宗气外泄。

**3. 72岁，男性，间断心悸、眩晕2年，加重半年伴下肢水肿的问诊**

（1）现病史

①主症的时间、程度：间断心悸、眩晕发作的频率？近半年加重有无诱发因素？下肢水肿起病的缓急？水肿是指凹性还是非指凹性？

②伴随症状：是否伴有胸闷胸痛？是否伴有咳嗽喘息？是否有脘腹胀闷？是否口渴不喜饮？小便量是否减少？有无形寒肢冷？

③诊疗经过：是否做过心功能等相关检查？是否确诊？有无治疗，怎样治疗，效果如何？

（2）其他病史：既往史、个人史、家族史、过敏史有无异常？

**4. 假神、疾脉的临床意义**

（1）假神：提示脏腑精气耗竭殆尽，正气将绝，阴不敛阳，虚阳外越，阴阳即将离决，属病危。常见于临终之前，为死亡的预兆。故古人将其比喻为回光返照、残灯复明。

（2）疾脉：主阳极阴竭，元气欲脱。

## 043 号题

【题干】

1. 小儿脉诊的操作。
2. 丰隆、内庭的定位；三指揉法。
3. 心悸时发、胸闷烦躁伴口干口苦 10 天的问诊。
4. 患者，女，34 岁。每于经前一两天或月经期小腹胀痛，拒按，伴胸胁、乳房作胀，经量小，经行不畅，经色紫暗有块，血块排出后痛减，经净疼痛消失，舌紫暗或有瘀点，脉弦或弦涩。请说出该患者的针灸治疗主穴和配穴。

【答题要求】根据你所抽题目的要求，边操作边口述或现场口述，时间 20 分钟。

【答案解析】

**1. 小儿脉诊的操作**

小儿寸口部位甚短，一般用"一指（拇指或食指）定关法"，不必细分寸、关、尺三部。具体操作方法是，用左手握住小儿的手，对 3 岁以下的小儿，可用右手大拇指按于小儿掌后高骨部脉上，不分三部，以定至数为主。对 3～5 岁的小儿，则以高骨中线为关，以一指向两侧转动以寻察三部。6～8 岁小儿，则可挪动拇指诊三部。9～10 岁，可以次第下指，依寸、关、尺三部诊脉。10 岁以上，可按成人三部脉法进行辨析。

**2. 丰隆、内庭的定位；三指揉法**

（1）丰隆：在小腿外侧，外踝尖上 8 寸，条口穴外 1 寸，胫骨前肌外缘。

（2）内庭：在足背，第 2、3 趾间，趾蹼缘后方赤白肉际处。

（3）三指揉法：食、中、无名指并拢，三指螺纹面着力，腕关节微屈，用三指螺纹面着力于腧穴，以肘关节为支点，前臂做主动运动，通过腕关节使三指螺纹面在施术部位上做轻柔的小幅度的环旋或上下、左右运动，频率每分钟 120～160 次。

**3. 心悸时发、胸闷烦躁伴口干口苦 10 天的问诊**

（1）现病史

①主症的时间、程度：心悸发作的频率？起病的缓急？胸闷烦躁有无诱发因素？口干口苦的程度？是否受惊易作？

②伴随症状：有无胸闷胸痛？有无失眠多梦？是否大便秘结？小便有何改变？

③诊疗经过：是否做过心电图检查？是否确诊？有无治疗，怎样治疗，效果如何？

（2）其他病史：既往史、个人史、家族史、过敏史有无异常？

**4.** 患者，女，34岁。每于经前一两天或月经期小腹胀痛，拒按，伴胸胁、乳房作胀，经量小，经行不畅，经色紫暗有块，血块排除后痛减，经净疼痛消失，舌紫暗或有瘀点，脉弦或弦涩。请说出该患者的针灸治疗的主穴和配穴

根据患者表现，判定为痛经，气滞血瘀证。

主穴：中极、次髎、地机、三阴交、十七椎。

配穴：气滞血瘀配太冲、血海。

## 044 号题

【题干】

1. 脉诊的操作。

2. 至阴、丘墟的定位；至阴雀啄灸。

3. 患者，女，抑郁易怒，胸胁胀满的问诊。

4. 牙痛的主穴，风火牙痛的配穴。

【答题要求】根据你所抽题目的要求，边操作边口述或现场口述，时间20分钟。

【答案解析】

**1. 脉诊的操作**

（1）患者体位：诊脉时患者应取正坐位或仰卧位，前臂自然向前平展，与心脏置于同一水平，手腕伸直，手掌向上，手指微微弯曲，在腕关节下面垫一松软的脉枕，使寸口部位充分伸展，局部气血畅通，便于诊察脉象。

（2）医生指法：诊脉指法主要包括选指、布指、运指三部分。

1）选指：医生用左手或右手的食指、中指和无名指三个手指指目诊察。指目是指尖和指腹交界棱起之处，是手指触觉较灵敏的部位。诊脉者的手指指端要平齐，即三指平齐，手指略呈弓形，与受诊者体表约呈45°为宜，这样的角度可以使指目紧贴于脉搏搏动处。

2）布指：中指定关。医生先以中指按在掌后高骨内侧动脉处，然后食指按在关前（腕侧）定寸，无名指按在关后（肘侧）定尺。布指的疏密要与患者手臂长短与医生手指粗细相适应，如患者的手臂长或医者的手指较细，布指宜疏，反之宜密。定寸时可选取太渊穴所在位置（腕横纹上），定尺时可考虑按寸到关的距离确定关到尺的长度以明确尺的位置。寸关尺不是一个点，而是一段脉管的诊察范围。

3）运指：医生运用指力的轻重、挪移及布指变化以体察脉象。常用的指法有举、按、寻、循、总按和单诊等，注意诊察患者的脉位（浮沉、长短）、脉次（至数、均匀度）、脉形（大小、软硬、紧张度等）、脉势（强弱、流利度等）及左右手寸关尺各部表现。

常用具体指法：①举法：是指医生用较轻的指力，按在寸口脉搏搏动部位，以体察脉搏部位的方法。亦称"轻取"或"浮取"。②按法：是指医生用较重的指力，甚至按到筋骨，体察脉象的方法。此法又称"重取"或"沉取"。医生手指用力适中，按至肌肉以体察脉象的方法称为"中取"。③寻法：是指切脉时指力从轻到重，或从重到轻，左右推寻，调节最适当指力的方法。在寸口三部细细寻找脉动最明显的部位，统称寻法，以捕获最丰富的脉象信息。④循法：是指切脉时三指沿寸口脉长轴循行，诊察脉之长短，比较寸关尺三部脉象的特点。⑤总按：即三指同时用力诊脉的方法。从总体上辨别寸关尺三部和左右两手脉象的形态、脉位的浮沉等。总按时一般指力均匀，但亦有三指用力不一致的情况。⑥单诊：用一个手指诊察一部脉象的方法。主要用于分别了解寸、关、尺各部脉象的形态特征。应先用总按的方法，从总体上辨别脉象的形态、脉位的浮沉，然后再使用循法和单诊手法等辨别左右手寸、关、尺各部脉象的形态特征。

（3）平息：医生在诊脉时注意调匀呼吸，即所谓"平息"。一方面医生保持呼吸调匀，清心宁神，可以自己的呼吸计算患者的脉搏至数；另一方面，平息有利于医生思想集中，可以仔细地辨别脉象。

（4）切脉时间：一般每次诊脉每手应不少于1分钟，两手以3分钟左右为宜。诊脉时应注意每次诊脉的时间至少应在五十动，一则有利于仔细辨别脉象变化，再则切脉时初按和久按的指感有可能不同，对临床辨证有一定意义，所以切脉的时间要适当长些。

（5）小儿脉诊法：小儿寸口部位甚短，一般用"一指（拇指或食指）定关法"，不必细分寸、关、尺三部。具体操作方法是，用左手握住小儿的手，对3岁以下的小儿，可用右手大拇指按于小儿掌后高骨部脉上，不分三部，以定至数为主。对3～5岁的小儿，则以高骨中线为关，以一指向两侧转动以寻察三部。6～8岁小儿，则可挪动拇指诊三部。9～10岁，可以次第下指，依寸、关、尺三部诊脉。10岁以上，可按成人三部脉法进行辨析。

**2. 至阴、丘墟的定位；至阴雀啄灸**

（1）至阴：在足趾，小趾末节外侧，趾甲根角侧后方0.1寸（指寸）。

（2）丘墟：在踝区，外踝的前下方，趾长伸肌腱的外侧凹陷中。

（3）雀啄灸：①选取适宜体位，充分暴露待灸腧穴。②点燃艾卷：选用纯艾卷，将其一端点燃。③术者手持艾卷的中上部，将艾卷燃烧端对准腧穴，像麻雀啄米样一上一下移动，使艾卷燃烧端与皮肤的距离远近不一。动作要匀速，起落幅度应大小一致。④燃艾施灸，如此反复操作，给予施灸局部以变量刺激。若遇到小儿或局部知觉减退者，术者应以食指和中指，置于施灸部位两侧，通过医者的手指来测知患者局部受热程度，以便随时调节施灸时间和距离，防止烫伤。⑤把握灸量：灸至皮肤出现红晕，有温热感而无灼痛为度，一般灸10～15分钟。⑥灸毕熄灭艾火。

**3. 患者，女，抑郁易怒，胸胁胀满的问诊**

（1）现病史

①主症的时间、程度：抑郁易怒、胸胁胀满起病的缓急？是否跟情绪刺激有关？

②伴随症状：是否口苦而干？有无头痛？是否目赤、耳鸣？有无嘈杂吞酸？大便是否正常？是否咽中如有异物梗阻，咳之不出，吞之不下？是否悲伤欲哭，时时哈欠？

③诊疗经过：是否做过肝功能检查？是否确诊？有无治疗，怎样治疗，效果如何？

（2）其他病史：既往史、个人史、家族史、过敏史有无异常？

**4. 牙痛的主穴，风火牙痛的配穴**

主穴：合谷、颊车、下关。

配穴：风火牙痛配外关、风池。

## 045 号题

**【题干】**

1. 脉诊的操作。

2. 腰痛点、地机的定位；抖上肢法。

3. 女，29 岁，皮肤瘀斑，伴潮热盗汗的问诊。

4. 腰部扭伤的主穴和配穴。

**【答题要求】** 根据你所抽题目的要求，边操作边口述或现场口述，时间 20 分钟。

**【答案解析】**

**1. 脉诊的操作**

（1）患者体位：诊脉时患者应取正坐位或仰卧位，前臂自然向前平展，与心脏置于同一水平，手腕伸直，手掌向上，手指微微弯曲，在腕关节下面垫一松软的脉枕，使寸口部位充分伸展，局部气血畅通，便于诊察脉象。

（2）医生指法：诊脉指法主要包括选指、布指、运指三部分。

1）选指：医生用左手或右手的食指、中指和无名指三个手指指目诊察。指目是指尖和指腹交界棱起之处，是手指触觉较灵敏的部位。诊脉者的手指指端要平齐，即三指平齐，手指略呈弓形，与受诊者体表约呈 45° 为宜，这样的角度可以使指目紧贴于脉搏搏动处。

2）布指：中指定关。医生先以中指按在掌后高骨内侧动脉处，然后食指按在关前（腕侧）定寸，无名指按在关后（肘侧）定尺。布指的疏密要与患者手臂长短与医生手指粗细相适应，如患者的手臂长或医者的手指较细，布指宜疏，反之宜密。定寸时可选取太渊穴所在位置（腕横纹上），定尺时可考虑按寸到关的距离确定关到尺的长度以明确尺的位置。寸关尺不是一个点，而是一段脉管的诊察范围。

3）运指：医生运用指力的轻重、挪移及布指变化以体察脉象。常用的指法有举、

按、寻、循、总按和单诊等，注意诊察患者的脉位（浮沉、长短）、脉次（至数、均匀度）、脉形（大小、软硬、紧张度等）、脉势（强弱、流利度等）及左右手寸关尺各部表现。

常用具体指法：①举法：是指医生用较轻的指力，按在寸口脉搏搏动部位，以体察脉搏部位的方法。亦称"轻取"或"浮取"。②按法：是指医生用较重的指力，甚至按到筋骨，体察脉象的方法。此法又称"重取"或"沉取"。医生手指用力适中，按至肌肉以体察脉象的方法称为"中取"。③寻法：是指切脉时指力从轻到重，或从重到轻，左右推寻，调节最适当指力的方法。在寸口三部细细寻找脉动最明显的部位，统称寻法，以捕获最丰富的脉象信息。④循法：是指切脉时三指沿寸口脉长轴循行，诊察脉之长短，比较寸关尺三部脉象的特点。⑤总按：即三指同时用力诊脉的方法。从总体上辨别寸关尺三部和左右两手脉象的形态、脉位的浮沉等。总按时一般指力均匀，但亦有三指用力不一致的情况。⑥单诊：用一个手指诊察一部脉象的方法。主要用于分别了解寸、关、尺各部脉象的形态特征。应先用总按的方法，从总体上辨别脉象的形态、脉位的浮沉，然后再使用循法和单诊手法等辨别左右手寸、关、尺各部脉象的形态特征。

（3）平息：医生在诊脉时注意调匀呼吸，即所谓"平息"。一方面医生保持呼吸调匀，清心宁神，可以自己的呼吸计算患者的脉搏至数；另一方面，平息有利于医生思想集中，可以仔细地辨别脉象。

（4）切脉时间：一般每次诊脉每手应不少于1分钟，两手以3分钟左右为宜。诊脉时应注意每次诊脉的时间至少应在五十动，一则有利于仔细辨别脉象变化，再则切脉时初按和久按的指感有可能不同，对临床辨证有一定意义，所以切脉的时间要适当长些。

（5）小儿脉诊法：小儿寸口部位甚短，一般用"一指（拇指或食指）定关法"，不必细分寸、关、尺三部。具体操作方法是，用左手握住小儿的手，对3岁以下的小儿，可用右手大拇指按于小儿掌后高骨部脉上，不分三部，以定至数为主。对3～5岁的小儿，则以高骨中线为关，以一指向两侧转动以寻察三部。6～8岁小儿，则可挪动拇指诊三部。9～10岁，可以次第下指，依寸、关、尺三部诊脉。10岁以上，可按成人三部脉法进行辨析。

**2. 腰痛点、地机的定位；抖上肢法**

（1）腰痛点：在手背，第2、3掌骨间及第4、5掌骨间，腕背侧远端横纹与掌指关节的中点处，一手2穴。

（2）地机：在小腿内侧，阴陵泉穴下3寸，胫骨内侧缘后际。

（3）抖上肢法：受术者取坐位或站立位，肩臂部放松。术者站在其前外侧，身体略前倾。用双手握住其腕部，慢慢将被抖动的上肢向前外方抬起至60°左右，然后两前臂微用力做连续的小幅度上下抖动，使抖动所产生的抖动波呈波浪般地传递到肩部。或术者以一手按其肩部，另一手握住其腕部，做连续不断地小幅度上下抖动，抖动中可结合被操作肩关节的前后方向活动。此法又称上肢提抖法。

**3. 女，29岁，皮肤瘀斑，伴潮热盗汗的问诊**

（1）现病史

①主症的时间、程度：皮肤瘀斑起病的缓急？持续的时间？紫斑出现的部位？有无诱发因素，如外感、服用某些食物或药物等？潮热盗汗的程度？

②伴随症状：是否伴有鼻衄、齿衄、尿血？月经量是否过多？是否伴有腹痛便血？是否伴有四肢关节疼痛？有无心烦、口渴、手足心热？有无倦怠乏力？有无食少、腹胀、便溏？

③诊疗经过：是否做过凝血功能检查？是否确诊？有无治疗，怎样治疗，效果如何？

（2）其他病史：既往史、个人史、家族史、过敏史有无异常？

**4. 腰部扭伤的主穴和配穴**

主穴：阿是穴、局部腧穴。

配穴：腰部取阿是穴、大肠俞、腰痛点、委中。

## 046号题

【题干】

1. 脉诊的操作。

2. 翳风、天宗的定位；抖下肢法。

3. 患者呕吐酸腐、嗳气的问诊。

4. 呕吐饮食停滞证的配穴；天枢的主治。

【答题要求】根据你所抽题目的要求，边操作边口述或现场口述，时间20分钟。

【答案解析】

**1. 脉诊的操作**

（1）患者体位：诊脉时患者应取正坐位或仰卧位，前臂自然向前平展，与心脏置于同一水平，手腕伸直，手掌向上，手指微微弯曲，在腕关节下面垫一松软的脉枕，使寸口部位充分伸展，局部气血畅通，便于诊察脉象。

（2）医生指法：诊脉指法主要包括选指、布指、运指三部分。

1）选指：医生用左手或右手的食指、中指和无名指三个手指指目诊察。指目是指尖和指腹交界棱起之处，是手指触觉较灵敏的部位。诊脉者的手指指端要平齐，即三指平齐，手指略呈弓形，与受诊者体表约呈45°为宜，这样的角度可以使指目紧贴于脉搏搏动处。

2）布指：中指定关。医生先以中指按在掌后高骨内侧动脉处，然后食指按在关前（腕侧）定寸，无名指按在关后（肘侧）定尺。布指的疏密要与患者手臂长短与医生手指粗细相适应,如患者的手臂长或医者的手指较细,布指宜疏,反之宜密。定寸时可选取太渊穴所在位置(腕横纹上),定尺时可考虑按寸到关的距离确定关到尺的长度以明确尺的位置。寸关尺不是一个点,而是一段脉管的诊察范围。

3)运指:医生运用指力的轻重、挪移及布指变化以体察脉象。常用的指法有举、按、寻、循、总按和单诊等,注意诊察患者的脉位(浮沉、长短)、脉次(至数、均匀度)、脉形(大小、软硬、紧张度等)、脉势(强弱、流利度等)及左右手寸关尺各部表现。

常用具体指法:①举法:是指医生用较轻的指力,按在寸口脉搏搏动部位,以体察脉搏部位的方法。亦称"轻取"或"浮取"。②按法:是指医生用较重的指力,甚至按到筋骨,体察脉象的方法。此法又称"重取"或"沉取"。医生手指用力适中,按至肌肉以体察脉象的方法称为"中取"。③寻法:是指切脉时指力从轻到重,或从重到轻,左右推寻,调节最适当指力的方法。在寸口三部细细寻找脉动最明显的部位,统称寻法,以捕获最丰富的脉象信息。④循法:是指切脉时三指沿寸口脉长轴循行,诊察脉之长短,比较寸关尺三部脉象的特点。⑤总按:即三指同时用力诊脉的方法。从总体上辨别寸关尺三部和左右两手脉象的形态、脉位的浮沉等。总按时一般指力均匀,但亦有三指用力不一致的情况。⑥单诊:用一个手指诊察一部脉象的方法。主要用于分别了解寸、关、尺各部脉象的形态特征。应先用总按的方法,从总体上辨别脉象的形态、脉位的浮沉,然后再使用循法和单诊手法等辨别左右手寸、关、尺各部脉象的形态特征。

(3)平息:医生在诊脉时注意调匀呼吸,即所谓"平息"。一方面医生保持呼吸调匀,清心宁神,可以自己的呼吸计算患者的脉搏至数;另一方面,平息有利于医生思想集中,可以仔细地辨别脉象。

(4)切脉时间:一般每次诊脉每手应不少于1分钟,两手以3分钟左右为宜。诊脉时应注意每次诊脉的时间至少应在五十动,一则有利于仔细辨别脉象变化,再则切脉时初按和久按的指感有可能不同,对临床辨证有一定意义,所以切脉的时间要适当长些。

(5)小儿脉诊法:小儿寸口部位甚短,一般用"一指(拇指或食指)定关法",不必细分寸、关、尺三部。具体操作方法是,用左手握住小儿的手,对3岁以下的小儿,可用右手大拇指按于小儿掌后高骨部脉上,不分三部,以定至数为主。对3~5岁的小儿,则以高骨中线为关,以一指向两侧转动以寻察三部。6~8岁小儿,则可挪动拇指诊三部。9~10岁,可以次第下指,依寸、关、尺三部诊脉。10岁以上,可按成人三部脉法进行辨析。

**2. 翳风、天宗的定位;抖下肢法**

(1)翳风:在颈部,耳垂后方,乳突下端前方凹陷中。

(2)天宗:在肩胛区,肩胛冈中点与肩胛骨下角连线上1/3与下2/3交点凹陷中。

(3)抖下肢法:受术者仰卧位,下肢放松。术者站其足端,用双手分别握住受术者两足踝部，将两下肢抬起，离开床面30cm左右，然后上臂、前臂同时施力，做连续的小幅度上下抖动，使其下肢及髋部有舒松感。两下肢可同时操作，亦可单侧操作。

**3. 患者呕吐酸腐、嗳气的问诊**

（1）现病史

①主症的时间、程度：呕吐起病的缓急？呕吐次数？呕吐物的性质、气味？嗳气是徐是缓？嗳气的气味？有无诱发因素？与进食、受凉、情绪变化是否有关？

②伴随症状：是否伴有发热、头痛？是否脘腹胀满疼痛？有无厌食？大便是否正常？气味如何？

③诊疗经过：是否做过相关检查？是否确诊？有无治疗，怎样治疗，效果如何？

（2）其他病史：既往史、个人史、家族史、过敏史有无异常？

**4. 呕吐饮食停滞证的配穴；天枢的主治**

（1）呕吐饮食停滞配梁门、天枢。

（2）天枢主治：①绕脐腹痛、腹胀、便秘、泄泻、痢疾等脾胃肠病证.②癥瘕、月经不调、痛经等妇科病证。

## 047号题

【题干】

1. 脉诊的选指、布指、运指。

2. 血海、曲池的定位；指按法。

3. 患者小便混浊如米泔水的问诊。

4. 呕吐的主穴，肝气犯胃证的配穴。

【答题要求】根据你所抽题目的要求，边操作边口述或现场口述，时间20分钟。

【答案解析】

**1. 脉诊的选指、布指、运指**

（1）选指：医生用左手或右手的食指、中指和无名指三个手指指目诊察。指目是指尖和指腹交界棱起之处，是手指触觉较灵敏的部位。诊脉者的手指指端要平齐，即三指平齐，手指略呈弓形，与受诊者体表约呈45°为宜，这样的角度可以使指目紧贴于脉搏搏动处。

（2）布指：中指定关。医生先以中指按在掌后高骨内侧动脉处，然后食指按在关前（腕侧）定寸，无名指按在关后（肘侧）定尺。布指的疏密要与患者手臂长短与医生手指粗细相适应，如患者的手臂长或医者的手指较细，布指宜疏，反之宜密。定寸时可选取太渊穴所在位置（腕横纹上），定尺时可考虑按寸到关的距离确定关到尺的长度以明确尺的位置。寸关尺不是一个点，而是一段脉管的诊察范围。

（3）运指：医生运用指力的轻重、挪移及布指变化以体察脉象。常用的指法有举、按、寻、循、总按和单诊等，注意诊察患者的脉位（浮沉、长短）、脉次（至数、均匀度）、脉形（大小、软硬、紧张度等）、脉势（强弱、流利度等）及左右手寸关尺各部表现。

**2. 血海、曲池的定位；指按法**

（1）血海：在股前区，髌底内侧端上2寸，当股内侧肌隆起处。简便取穴法：患者屈膝，医者以左手掌心按于患者右膝髌骨上缘，第2～5指向上伸直，拇指约呈45°斜置，拇指尖下是穴。对侧取法仿此。

（2）曲池：在肘区，尺泽与肱骨外上髁连线中点。

（3）指按法：以拇指螺纹面着力于施术部位，余四指张开，置于相应位置以支撑助力，腕关节屈曲40°～60°。拇指主动用力，垂直向下按压。当按压力达到所需的力度后，要稍停片刻，然后松劲撤力，再做重复按压，使按压动作既平稳又有节奏。

**3. 患者小便混浊如米泔水的问诊**

（1）现病史

①主症的时间、程度：小便混浊如米泔水持续的时间？小便量是否减少？有无诱发因素？尿液中有无絮状凝块或者血块？

②伴随症状：小便是否频数？排尿时尿道是否热涩疼痛？尿时有无阻塞不畅？小腹是否牵引作痛？有无口干口渴？有无腰酸畏寒？有无神疲乏力？大便是否正常？

③诊疗经过：是否做过尿常规、膀胱B超等相关检查？是否确诊？有无治疗，怎样治疗，效果如何？

（2）其他病史：既往史、个人史、家族史、过敏史有无异常？

**4. 呕吐的主穴，肝气犯胃证的配穴**

主穴：中脘、胃俞、足三里、内关。

配穴：肝气犯胃配肝俞、太冲。

## 048 号题

【题干】

1. 小儿脉诊的操作。
2. 昆仑、迎香的定位；平补平泻法。
3. 咳嗽、咽痛、咳吐黄痰3天的问诊。
4. 急性踝部扭伤的取穴；丘墟的主治。

【答题要求】根据你所抽题目的要求，边操作边口述或现场口述，时间20分钟。

【答案解析】

**1. 小儿脉诊的操作**

小儿寸口部位甚短，一般用"一指（拇指或食指）定关法"，不必细分寸、关、尺三部。具体操作方法是，用左手握住小儿的手，对 3 岁以下的小儿，可用右手大拇指按于小儿掌后高骨部脉上，不分三部，以定至数为主。对 3～5 岁的小儿，则以高骨中线为关，以一指向两侧转动以寻察三部。6～8 岁小儿，则可挪动拇指诊三部。9～10 岁，可以次第下指，依寸、关、尺三部诊脉。10 岁以上，可按成人三部脉法进行辨析。

**2. 昆仑、迎香的定位；平补平泻法**

（1）昆仑：在踝区，外踝尖与跟腱之间的凹陷处。

（2）迎香：在面部，鼻翼外缘中点旁，当鼻唇沟中。

（3）平补平泻法：①进针，行针得气。②施予均匀的提插、捻转手法，即每次提插的幅度、捻转的角度要基本一致，频率适中，节律和缓，针感强弱适当。

**3. 咳嗽、咽痛、咳吐黄痰 3 天的问诊**

（1）现病史

①主症的时间、程度：咳嗽、咽痛、咳吐黄痰起病的缓急？咳嗽的时间、程度？有无诱发因素？咽痛的程度？咳吐黄痰的量？咳痰难易程度？痰中是否有脓血？气味是否腥臭？

②伴随症状：是否伴有恶风、身热？有无鼻流黄涕？有无胸闷呕恶？是渴而喜饮还是渴而不欲饮？是否伴有胁肋胀痛、心烦易怒？

③诊疗经过：是否做过胸部 X 线检查？是否确诊？有无治疗，怎样治疗，效果如何？

（2）其他病史：既往史、个人史、家族史、过敏史有无异常？

**4. 急性踝部扭伤的取穴；丘墟的主治**

（1）急性踝部扭伤：阿是穴、申脉、解溪、丘墟。

（2）丘墟的主治：①偏头痛，胸胁胀痛。②下肢痿痹，外踝肿痛，足下垂，脚气。③疟疾。

## 049 号题

【题干】

1. 脉诊的操作。

2. 涌泉、照海的定位；抖腰法。

3. 女，38 岁，鼻衄、头晕伴乏力的问诊。

4. 心悸的主穴；痰火扰心证的配穴。

【答题要求】根据你所抽题目的要求，边操作边口述或现场口述，时间 20 分钟。

【答案解析】

**1. 脉诊的操作**

（1）患者体位：诊脉时患者应取正坐位或仰卧位，前臂自然向前平展，与心脏置于同一水平，手腕伸直，手掌向上，手指微微弯曲，在腕关节下面垫一松软的脉枕，使寸口部位充分伸展，局部气血畅通，便于诊察脉象。

（2）医生指法：诊脉指法主要包括选指、布指、运指三部分。

1）选指：医生用左手或右手的食指、中指和无名指三个手指指目诊察。指目是指尖和指腹交界棱起之处，是手指触觉较灵敏的部位。诊脉者的手指指端要平齐，即三指平齐，手指略呈弓形，与受诊者体表约呈45°为宜，这样的角度可以使指目紧贴于脉搏搏动处。

2）布指：中指定关。医生先以中指按在掌后高骨内侧动脉处，然后食指按在关前（腕侧）定寸，无名指按在关后（肘侧）定尺。布指的疏密要与患者手臂长短与医生手指粗细相适应，如患者的手臂长或医者的手指较细，布指宜疏，反之宜密。定寸时可选取太渊穴所在位置（腕横纹上），定尺时可考虑按寸到关的距离确定关到尺的长度以明确尺的位置。寸关尺不是一个点，而是一段脉管的诊察范围。

3）运指：医生运用指力的轻重、挪移及布指变化以体察脉象。常用的指法有举、按、寻、循、总按和单诊等，注意诊察患者的脉位（浮沉、长短）、脉次（至数、均匀度）、脉形（大小、软硬、紧张度等）、脉势（强弱、流利度等）及左右手寸关尺各部表现。

常用具体指法：①举法：是指医生用较轻的指力，按在寸口脉搏搏动部位，以体察脉搏部位的方法。亦称"轻取"或"浮取"。②按法：是指医生用较重的指力，甚至按到筋骨，体察脉象的方法。此法又称"重取"或"沉取"。医生手指用力适中，按至肌肉以体察脉象的方法称为"中取"。③寻法：是指切脉时指力从轻到重，或从重到轻，左右推寻，调节最适当指力的方法。在寸口三部细细寻找脉动最明显的部位，统称寻法，以捕获最丰富的脉象信息。④循法：是指切脉时三指沿寸口脉长轴循行，诊察脉之长短，比较寸关尺三部脉象的特点。⑤总按：即三指同时用力诊脉的方法。从总体上辨别寸关尺三部和左右两手脉象的形态、脉位的浮沉等。总按时一般指力均匀，但亦有三指用力不一致的情况。⑥单诊：用一个手指诊察一部脉象的方法。主要用于分别了解寸、关、尺各部脉象的形态特征。应先用总按的方法，从总体上辨别脉象的形态、脉位的浮沉，然后再使用循法和单诊手法等辨别左右手寸、关、尺各部脉象的形态特征。

（3）平息：医生在诊脉时注意调匀呼吸，即所谓"平息"。一方面医生保持呼吸调匀，清心宁神，可以自己的呼吸计算患者的脉搏至数；另一方面，平息有利于医生思想集中，可以仔细地辨别脉象。

（4）切脉时间：一般每次诊脉每手应不少于1分钟，两手以3分钟左右为宜。诊脉时应注意每次诊脉的时间至少应在五十动，一则有利于仔细辨别脉象变化，再则切脉时初按和久按的指感有可能不同，对临床辨证有一定意义，所以切脉的时间要适当长些。

（5）小儿脉诊法：小儿寸口部位甚短，一般用"一指（拇指或食指）定关法"，不必细分寸、关、尺三部。具体操作方法是，用左手握住小儿的手，对3岁以下的小儿，可用右手大拇指按于小儿掌后高骨部脉上，不分三部，以定至数为主。对3～5岁的小儿，则以高骨中线为关，以一指向两侧转动以寻察三部。6～8岁小儿，则可挪动拇指诊三部。9～10岁，可以次第下指，依寸、关、尺三部诊脉。10岁以上，可按成人三部脉法进行辨析。

**2. 涌泉、照海的定位；抖腰法**

（1）涌泉：在足底，屈足卷趾时足心最凹陷中，约当足底第2、3趾蹼与足跟连线的前1/3与后2/3交点凹陷中。

（2）照海：在踝区，内踝尖下1寸，内踝下缘边际凹陷处。

（3）抖腰法：受术者俯卧位，两手拉住床头或由助手固定其两腋部。以两手握住其两足踝部，两臂伸直，身体后仰，与助手相对用力，牵引其腰部。待受术者腰部放松后，身体前倾，以准备抖动。其后随身体起立之势，瞬间用力，做1～3次较大幅度的抖动，使抖动之力作用于腰部，使其产生较大幅度的波浪状运动。

**3. 女，38岁，鼻衄、头晕伴乏力的问诊**

（1）现病史

①主症的时间、程度：鼻衄起病的缓急？衄血的颜色和质量？头晕是持续性还是阵发性？乏力的程度？发作有无规律？有无诱发因素？

②伴随症状：是否兼齿衄、肌衄？是否有便血、尿血？有无耳鸣、心悸、自汗？有无夜寐不宁？有无神疲倦怠？有无食少、腹胀、便溏？

③诊疗经过：是否进行过凝血功能检查？是否确诊？有无治疗，怎样治疗，效果如何？

（2）其他病史：既往史、个人史、家族史、过敏史有无异常？

（3）月经史：既往月经周期是否正常？经量多少？行经期几天？

**4. 心悸的主穴；痰火扰心证的配穴**

主穴：内关、神门、郄门、心俞、巨阙。

配穴：痰火扰心配尺泽、丰隆。

## 050号题

【题干】

1. 脉诊的操作。

2. 外关、梁丘的定位；夹搓法。

3. 男性，57岁，头胀痛、急躁易怒1年的问诊。

4. 虚喘的主穴；膏肓的主治。

【答题要求】根据你所抽题目的要求，边操作边口述或现场口述，时间20分钟。

## 【答案解析】

**1. 脉诊的操作**

（1）患者体位：诊脉时患者应取正坐位或仰卧位，前臂自然向前平展，与心脏置于同一水平，手腕伸直，手掌向上，手指微微弯曲，在腕关节下面垫一松软的脉枕，使寸口部位充分伸展，局部气血畅通，便于诊察脉象。

（2）医生指法：诊脉指法主要包括选指、布指、运指三部分。

1）选指：医生用左手或右手的食指、中指和无名指三个手指指目诊察。指目是指尖和指腹交界棱起之处，是手指触觉较灵敏的部位。诊脉者的手指指端要平齐，即三指平齐，手指略呈弓形，与受诊者体表约呈45°为宜，这样的角度可以使指目紧贴于脉搏搏动处。

2）布指：中指定关。医生先以中指按在掌后高骨内侧动脉处，然后食指按在关前（腕侧）定寸，无名指按在关后（肘侧）定尺。布指的疏密要与患者手臂长短与医生手指粗细相适应，如患者的手臂长或医者的手指较细，布指宜疏，反之宜密。定寸时可选取太渊穴所在位置（腕横纹上），定尺时可考虑按寸到关的距离确定关到尺的长度以明确尺的位置。寸关尺不是一个点，而是一段脉管的诊察范围。

3）运指：医生运用指力的轻重、挪移及布指变化以体察脉象。常用的指法有举、按、寻、循、总按和单诊等，注意诊察患者的脉位（浮沉、长短）、脉次（至数、均匀度）、脉形（大小、软硬、紧张度等）、脉势（强弱、流利度等）及左右手寸关尺各部表现。

常用具体指法：①举法：是指医生用较轻的指力，按在寸口脉搏搏动部位，以体察脉搏部位的方法。亦称"轻取"或"浮取"。②按法：是指医生用较重的指力，甚至按到筋骨，体察脉象的方法。此法又称"重取"或"沉取"。医生手指用力适中，按至肌肉以体察脉象的方法称为"中取"。③寻法：是指切脉时指力从轻到重，或从重到轻，左右推寻，调节最适当指力的方法。在寸口三部细细寻找脉动最明显的部位，统称寻法，以捕获最丰富的脉象信息。④循法：是指切脉时三指沿寸口脉长轴循行，诊察脉之长短，比较寸关尺三部脉象的特点。⑤总按：即三指同时用力诊脉的方法。从总体上辨别寸关尺三部和左右两手脉象的形态、脉位的浮沉等。总按时一般指力均匀，但亦有三指用力不一致的情况。⑥单诊：用一个手指诊察一部脉象的方法。主要用于分别了解寸、关、尺各部脉象的形态特征。应先用总按的方法，从总体上辨别脉象的形态、脉位的浮沉，然后再使用循法和单诊手法等辨别左右手寸、关、尺各部脉象的形态特征。

（3）平息：医生在诊脉时注意调匀呼吸，即所谓"平息"。一方面医生保持呼吸调匀，清心宁神，可以自己的呼吸计算患者的脉搏至数；另一方面，平息有利于医生思想集中，可以仔细地辨别脉象。

（4）切脉时间：一般每次诊脉每手应不少于1分钟，两手以3分钟左右为宜。诊脉时应注意每次诊脉的时间至少应在五十动,一则有利于仔细辨别脉象变化,再则切脉时初按和久按的指感有可能不同,对临床辨证有一定意义,所以切脉的时间要适当长些。

（5）小儿脉诊法：小儿寸口部位甚短,一般用"一指（拇指或食指）定关法",不必细分寸、关、尺三部。具体操作方法是,用左手握住小儿的手,对3岁以下的小儿,可用右手大拇指按于小儿掌后高骨部脉上,不分三部,以定至数为主。对3～5岁的小儿,则以高骨中线为关,以一指向两侧转动以寻察三部。6～8岁小儿,则可挪动拇指诊三部。9～10岁,可以次第下指,依寸、关、尺三部诊脉。10岁以上,可按成人三部脉法进行辨析。

**2. 外关、梁丘的定位；夹搓法**

（1）外关：腕背侧远端横纹上2寸,尺骨与桡骨间隙中点。

（2）梁丘：在股前区,髌底上2寸,股外侧肌与股直肌肌腱之间。

（3）夹搓法：施术者以双手掌面夹住施术部位,令受术者肢体放松,以肘关节和肩关节为支点,前臂与上臂部主动施力,做相反方向的较快速搓动,并同时做上下往返移动。

**3. 男性，57岁，头胀痛、急躁易怒1年的问诊**

（1）现病史

①主症的时间、程度：头痛的部位是在颠顶还是两侧,是前额连及眉棱骨疼痛,还是后头部连及项部?胀痛是阵发性还是持续性?起病的缓急?发作有无规律?有无诱发因素?

②伴随症状：除伴有急躁易怒外,是否伴有面红目赤、口苦咽干?有无胁痛?是否伴有眩晕欲仆?是否夜寐不宁?大便是否秘结?小便是否短赤?

③诊疗经过：是否进行过头颅CT、脑血流灌注显像等相关检查?是否确诊?有无治疗,怎样治疗,效果如何?

（2）其他病史：既往史、个人史、家族史、过敏史有无异常?

**4. 哮喘虚证的主穴；膏肓的主治**

（1）主穴：肺俞、膏肓、肾俞、太渊、太溪、足三里、定喘。

（2）膏肓的主治：①咳嗽、气喘、肺痨等肺系虚损病证。②肩胛痛。③健忘、遗精、盗汗、羸瘦等虚劳诸证。

### 051号题

【题干】

1. 脉诊的操作。

2. 郄门、肺俞的定位；推搓法。

3. 男，腹痛拒按、烦渴引饮的问诊。

4.抽搐的主穴；血虚生风的配穴。

【答题要求】根据你所抽题号的要求，边操作边口述或现场口述，时间20分钟。

【答案解析】

**1.脉诊的操作**

（1）患者体位：诊脉时患者应取正坐位或仰卧位，前臂自然向前平展，与心脏置于同一水平，手腕伸直，手掌向上，手指微微弯曲，在腕关节下面垫一松软的脉枕，使寸口部位充分伸展，局部气血畅通，便于诊察脉象。

（2）医生指法：诊脉指法主要包括选指、布指、运指三部分。

1）选指：医生用左手或右手的食指、中指和无名指三个手指指目诊察。指目是指尖和指腹交界棱起之处，是手指触觉较灵敏的部位。诊脉者的手指指端要平齐，即三指平齐，手指略呈弓形，与受诊者体表约呈45°为宜，这样的角度可以使指目紧贴于脉搏搏动处。

2）布指：中指定关，医生先以中指按在掌后高骨内侧动脉处，然后食指按在关前（腕侧）定寸，无名指按在关后（肘侧）定尺。布指的疏密要与患者手臂长短与医生手指粗细相适应，如患者的手臂长或医者的手指较细，布指宜疏，反之宜密。定寸时可选取太渊穴所在位置（腕横纹上），定尺时可考虑按寸到关的距离确定关到尺的长度以明确尺的位置。寸关尺不是一个点，而是一段脉管的诊察范围。

3）运指：医生运用指力的轻重、挪移及布指变化以体察脉象。常用的指法有举、按、寻、循、总按和单诊等，注意诊察患者的脉位（浮沉、长短）、脉次（至数、均匀度）、脉形（大小、软硬、紧张度等）、脉势（强弱、流利度等）及左右手寸关尺各部表现。

常用具体指法：①举法：是指医生用较轻的指力，按在寸口脉搏跳动部位，以体察脉搏部位的方法。亦称"轻取"或"浮取"。②按法：是指医生用较重的指力，甚至按到筋骨，体察脉象的方法。此法又称"重取"或"沉取"。医生手指用力适中，按至肌肉以体察脉象的方法称为"中取"。③寻法：是指切脉时指力从轻到重，或从重到轻，左右推寻，调节最适当指力的方法。在寸口三部细细寻找脉动最明显的部位，统称寻法，以捕获最丰富的脉象信息。④循法：是指切脉时三指沿寸口脉长轴循行，诊察脉之长短，比较寸关尺三部脉象的特点。⑤总按：即三指同时用力诊脉的方法。从总体上辨别寸关尺三部和左右两手脉象的形态、脉位的浮沉等。总按时一般指力均匀，但亦有三指用力不一致的情况。⑥单诊：用一个手指诊察一部脉象的方法。主要用于分别了解寸、关、尺各部脉象的形态特征。应先用总按的方法，从总体上辨别脉象的形态、脉位的浮沉，然后再使用循法和单诊手法等辨别左右手寸、关、尺各部脉象的形态特征。

（3）平息：医生在诊脉时注意调匀呼吸，即所谓"平息"。一方面医生保持呼吸调匀，清心宁神，可以自己的呼吸计算患者的脉搏至数；另一方面，平息有利于医生思想集中，可以仔细地辨别脉象。

（4）切脉时间：一般每次诊脉每手应不少于1分钟，两手以3分钟左右为宜。诊脉时应注意每次诊脉的时间至少应在五十动，一则有利于仔细辨别脉象变化，再则切脉时初按和久按的指感有可能不同，对临床辨证有一定意义，所以切脉的时间要适当长些。

（5）小儿脉诊法：小儿寸口部位甚短，一般用"一指（拇指或食指）定关法"，不必细分寸、关、尺三部。具体操作方法是，用左手握住小儿的手，对3岁以下的小儿，可用右手大拇指按于小儿掌后高骨部脉上，不分三部，以定至数为主。对3～5岁的小儿，则以高骨中线为关，以一指向两侧转动以寻察三部。6～8岁小儿，则可挪动拇指诊三部。9～10岁，可以次第下指，依寸、关、尺三部诊脉。10岁以上，可按成人三部脉法进行辨析。

**2. 郄门、肺俞的定位；推搓法**

（1）郄门：在前臂前区，腕掌侧远端横纹上5寸，掌长肌腱与桡侧腕屈肌腱之间。

（2）肺俞：在脊柱区，第3胸椎棘突下，后正中线旁开1.5寸。

（3）推搓法：以单手或双手掌面着力于施术部位。以肘关节为支点，前臂部主动施力，做较快速地推去拉回的搓动。

**3. 男，腹痛拒按、烦渴引饮的问诊**

（1）现病史

①主症的时间、程度：腹痛的性质是胀痛、冷痛、灼痛、绞痛，还是刺痛？疼痛部位是转移的还是固定的？疼痛是持续性还是阵发性？起病的缓急？有无诱发因素？烦渴引饮的程度？饮水量多少？疼痛拒按的部位？腹痛有无放射感？

②伴随症状：是否伴有恶心呕吐？大便是否通畅？大便次数是否增多？大便是否有脓血？腹部有无压痛、反跳痛？有无潮热汗出？小便有无短黄？

③诊疗经过：是否做过相关检查？是否确诊？有无治疗，怎样治疗，效果如何？

（2）其他病史：既往史、个人史、家族史、过敏史有无异常？

**4. 抽搐的主穴；血虚生风的配穴**

主穴：水沟、内关、合谷、太冲、阳陵泉。

配穴：血虚生风配血海、足三里。

### 052号题

【题干】

1. 脉诊的操作。

2. 大肠俞、腰阳关的定位；拇指后位捏脊法。

3. 胁肋胀痛、走窜不定5天的问诊。

4. 抽搐的主穴及热极生风的配穴。

【答题要求】根据你所抽题目的要求，边操作边口述或现场口述，时间20分钟。
【答案解析】
1. 脉诊的操作

（1）患者体位：诊脉时患者应取正坐位或仰卧位，前臂自然向前平展，与心脏置于同一水平，手腕伸直，手掌向上，手指微微弯曲，在腕关节下面垫一松软的脉枕，使寸口部位充分伸展，局部气血畅通，便于诊察脉象。

（2）医生指法：诊脉指法主要包括选指、布指、运指三部分。

1）选指：医生用左手或右手的食指、中指和无名指三个手指指目诊察。指目是指尖和指腹交界棱起之处，是手指触觉较灵敏的部位。诊脉者的手指指端要平齐，即三指平齐，手指略呈弓形，与受诊者体表约呈45°为宜，这样的角度可以使指目紧贴于脉搏搏动处。

2）布指：中指定关。医生先以中指按在掌后高骨内侧动脉处，然后食指按在关前（腕侧）定寸，无名指按在关后（肘侧）定尺。布指的疏密要与患者手臂长短与医生手指粗细相适应，如患者的手臂长或医者的手指较细，布指宜疏，反之宜密。定寸时可选取太渊穴所在位置（腕横纹上），定尺时可考虑按寸到关的距离确定关到尺的长度以明确尺的位置。寸关尺不是一个点，而是一段脉管的诊察范围。

3）运指：医生运用指力的轻重、挪移及布指变化以体察脉象。常用的指法有举、按、寻、循、总按和单诊等，注意诊察患者的脉位（浮沉、长短）、脉次（至数、均匀度）、脉形（大小、软硬、紧张度等）、脉势（强弱、流利度等）及左右手寸关尺各部表现。

常用具体指法：①举法：是指医生用较轻的指力，按在寸口脉搏跳动部位，以体察脉搏部位的方法。亦称"轻取"或"浮取"。②按法：是指医生用较重的指力，甚至按到筋骨，体察脉象的方法。此法又称"重取"或"沉取"。医生手指用力适中，按至肌肉以体察脉象的方法称为"中取"。③寻法：是指切脉时指力从轻到重，或从重到轻，左右推寻，调节最适当指力的方法。在寸口三部细细寻找脉动最明显的部位，统称寻法，以捕获最丰富的脉象信息。④循法：是指切脉时三指沿寸口脉长轴循行，诊察脉之长短，比较寸关尺三部脉象的特点。⑤总按：即三指同时用力诊脉的方法。从总体上辨别寸关尺三部和左右两手脉象的形态、脉位的浮沉等。总按时一般指力均匀，但亦有三指用力不一致的情况。⑥单诊：用一个手指诊察一部脉象的方法。主要用于分别了解寸、关、尺各部脉象的形态特征。应先用总按的方法，从总体上辨别脉象的形态、脉位的浮沉，然后再使用循法和单诊手法等辨别左右手寸、关、尺各部脉象的形态特征。

（3）平息：医生在诊脉时注意调匀呼吸，即所谓"平息"。一方面医生保持呼吸调匀，清心宁神，可以自己的呼吸计算患者的脉搏至数；另一方面，平息有利于医生思想集中，可以仔细地辨别脉象。

（4）切脉时间：一般每次诊脉每手应不少于1分钟，两手以3分钟左右为宜。诊脉时应注意每次诊脉的时间至少应在五十动，一则有利于仔细辨别脉象变化，再则切脉时初按和久按的指感有可能不同，对临床辨证有一定意义，所以切脉的时间要适当长些。

（5）小儿脉诊法：小儿寸口部位甚短，一般用"一指（拇指或食指）定关法"，不必细分寸、关、尺三部。具体操作方法是，用左手握住小儿的手，对3岁以下的小儿，可用右手大拇指按于小儿掌后高骨部脉上，不分三部，以定至数为主。对3～5岁的小儿，则以高骨中线为关，以一指向两侧转动以寻察三部。6～8岁小儿，则可挪动拇指诊三部。9～10岁，可以次第下指，依寸、关、尺三部诊脉。10岁以上，可按成人三部脉法进行辨析。

**2. 大肠俞、腰阳关的定位；拇指后位捏脊法**

（1）大肠俞：在脊柱区，第4腰椎棘突下，后正中线旁开1.5寸。

（2）腰阳关：在脊柱区，后正中线上，第4腰椎棘突下凹陷中。

（3）拇指后位捏脊法：两手拇指伸直，两指端分置于脊柱两侧，指面向前；两手食、中指前按，腕关节微屈。以两手拇指与食、中指螺纹面将皮肤捏起，并轻轻提捻，然后向前推行移动。在向前移动的捏脊过程中，两手拇指要前推，而食指、中指则交替前按，两者相互配合，从而交替捏提捻动前行。

**3. 胁肋胀痛、走窜不定5天的问诊**

（1）现病史

①主症的时间、程度：胁肋胀痛的程度？是阵发性还是持续性？走窜不定的诱因？疼痛是单侧还是双侧？是否放射至左肩背部？有无诱发因素？疼痛是否和情志变化相关？是否跟呼吸和进食有关？

②伴随症状：是否胸闷腹胀？有无嗳气频作？疼痛是否得嗳气、矢气则减轻？有无喜太息？

③诊疗经过：是否进行过肝功能和肝胆B超检查？是否确诊？有无治疗，怎样治疗，效果如何？

（2）其他病史：既往史、个人史、家族史、过敏史有无异常？是否有肝炎、胆囊炎、胆结石等病史？

**4. 抽搐的主穴及热极生风的配穴**

主穴：水沟、内关、合谷、太冲、阳陵泉。

配穴：热极生风配曲池。

## 053号题

【题干】

1. 脉诊的操作。

2. 膏肓、中冲的定位；呼吸补泻法。

3. 女，19 岁，经血淋沥不尽、纳呆便溏的问诊。

4. 次髎、风池的主治。

【答题要求】根据你所抽题目的要求，边操作边口述或现场口述，时间 20 分钟。

【答案解析】

**1. 脉诊的操作**

（1）患者体位：诊脉时患者应取正坐位或仰卧位，前臂自然向前平展，与心脏置于同一水平，手腕伸直，手掌向上，手指微微弯曲，在腕关节下面垫一松软的脉枕，使寸口部位充分伸展，局部气血畅通，便于诊察脉象。

（2）医生指法：诊脉指法主要包括选指、布指、运指三部分。

1）选指：医生用左手或右手的食指、中指和无名指三个手指指目诊察。指目是指尖和指腹交界棱起之处，是手指触觉较灵敏的部位。诊脉者的手指指端要平齐，即三指平齐，手指略呈弓形，与受诊者体表约呈 45° 为宜，这样的角度可以使指目紧贴于脉搏搏动处。

2）布指：中指定关。医生先以中指按在掌后高骨内侧动脉处，然后食指按在关前（腕侧）定寸，无名指按在关后（肘侧）定尺。布指的疏密要与患者手臂长短与医生手指粗细相适应，如患者的手臂长或医者的手指较细，布指宜疏，反之宜密。定寸时可选取太渊穴所在位置（腕横纹上），定尺时可考虑按寸到关的距离确定关到尺的长度以明确尺的位置。寸关尺不是一个点，而是一段脉管的诊察范围。

3）运指：医生运用指力的轻重、挪移及布指变化以体察脉象。常用的指法有举、按、寻、循、总按和单诊等，注意诊察患者的脉位（浮沉、长短）、脉次（至数、均匀度）、脉形（大小、软硬、紧张度等）、脉势（强弱、流利度等）及左右手寸关尺各部表现。

常用具体指法：①举法：是指医生用较轻的指力，按在寸口脉搏搏动部位，以体察脉搏部位的方法。亦称"轻取"或"浮取"。②按法：是指医生用较重的指力，甚至按到筋骨，体察脉象的方法。此法又称"重取"或"沉取"。医生手指用力适中，按至肌肉以体察脉象的方法称为"中取"。③寻法：是指切脉时指力从轻到重，或从重到轻，左右推寻，调节最适当指力的方法。在寸口三部细细寻找脉动最明显的部位，统称寻法，以捕获最丰富的脉象信息。④循法：是指切脉时三指沿寸口脉长轴循行，诊察脉之长短，比较寸关尺三部脉象的特点。⑤总按：即三指同时用力诊脉的方法。从总体上辨别寸关尺三部和左右两手脉象的形态、脉位的浮沉等。总按时一般指力均匀，但亦有三指用力不一致的情况。⑥单诊：用一个手指诊察一部脉象的方法。主要用于分别了解寸、关、尺各部脉象的形态特征。应先用总按的方法，从总体上辨别脉象的形态、脉位的浮沉，然后再使用循法和单诊手法等辨别左右手寸、关、尺各部脉象的形态特征。

（3）平息：医生在诊脉时注意调匀呼吸，即所谓"平息"。一方面医生保持呼吸调匀，清心宁神，可以自己的呼吸计算患者的脉搏至数；另一方面，平息有利于医生思想集中，可以仔细地辨别脉象。

（4）切脉时间：一般每次诊脉每手应不少于1分钟，两手以3分钟左右为宜。诊脉时应注意每次诊脉的时间至少应在五十动，一则有利于仔细辨别脉象变化，再则切脉时初按和久按的指感有可能不同，对临床辨证有一定意义，所以切脉的时间要适当长些。

（5）小儿脉诊法：小儿寸口部位甚短，一般用"一指（拇指或食指）定关法"，不必细分寸、关、尺三部。具体操作方法是，用左手握住小儿的手，对3岁以下的小儿，可用右手大拇指按于小儿掌后高骨部脉上，不分三部，以定至数为主。对3～5岁的小儿，则以高骨中线为关，以一指向两侧转动以寻察三部。6～8岁小儿，则可挪动拇指诊三部。9～10岁，可以次第下指，依寸、关、尺三部诊脉。10岁以上，可按成人三部脉法进行辨析。

**2. 膏肓、中冲的定位；呼吸补泻法**

（1）膏肓：在脊柱区，第4胸椎棘突下，后正中线旁开3寸。

（2）中冲：在手指，中指末端最高点。

（3）呼吸补泻法：①补法：患者呼气时进针，吸气时出针。②泻法：患者吸气时进针，呼气时出针。

**3. 女，19岁，经血淋沥不尽、纳呆便溏的问诊**

（1）现病史

①主症的时间、程度：经血淋沥不尽持续的时间？经血的颜色是淡红、鲜红、深红，还是紫暗？经血是黏稠还是有血块？纳呆便溏持续的时间？每天的饮食量是多少？每天大便次数？

②伴随症状：是否伴有神疲肢倦、气短懒言？有无面浮肢肿、小腹空坠？有无四肢不温？有无腰膝酸软？带下是否正常？是否伴有失眠多梦？是否伴有五心烦热、盗汗？是否伴有畏寒肢冷、小便频数？

③诊疗经过：是否进行过激素六项、基础体温、宫颈黏液等检查？是否确诊？是否治疗，怎样治疗，效果如何？

（2）其他病史：既往史、个人史、家族史、过敏史有无异常？

（3）月经史：初潮年龄？既往月经周期、经期、经量颜色如何？有无崩漏史？有无口服避孕药或其他激素史？有无内科出血病史？

**4. 次髎、风池的主治**

（1）次髎：①妇科病证。②遗精、阳痿等男科病证。③小便不利、癃闭、遗尿、疝气等前阴病证。④腰骶痛，下肢痿痹。

（2）风池：①中风、头痛、眩晕、不寐、癫痫等内风所致病证。②恶寒发热、口眼喎斜等外风所致病证。③目赤肿痛、视物不明、鼻塞、鼻衄、鼻渊、耳鸣、咽喉肿痛等五官病证。④颈项强痛。

## 054 号题

【题干】

1. 脉诊的操作。

2. 少商、关元的定位；隔附子饼灸。

3. 女，50岁，失眠、心悸、盗汗的问诊。

4. 哮喘实证的主穴及痰热阻肺证的配穴。

【答题要求】根据你所抽题目的要求，边操作边口述或现场口述，时间20分钟。

【答案解析】

**1. 脉诊的操作**

（1）患者体位：诊脉时患者应取正坐位或仰卧位，前臂自然向前平展，与心脏置于同一水平，手腕伸直，手掌向上，手指微微弯曲，在腕关节下面垫一松软的脉枕，使寸口部位充分伸展，局部气血畅通，便于诊察脉象。

（2）医生指法：诊脉指法主要包括选指、布指、运指三部分。

1）选指：医生用左手或右手的食指、中指和无名指三个手指指目诊察。指目是指尖和指腹交界棱起之处，是手指触觉较灵敏的部位。诊脉者的手指指端要平齐，即三指平齐，手指略呈弓形，与受诊者体表约呈 45° 为宜，这样的角度可以使指目紧贴于脉搏搏动处。

2）布指：中指定关。医生先以中指按在掌后高骨内侧动脉处，然后食指按在关前（腕侧）定寸，无名指按在关后（肘侧）定尺。布指的疏密要与患者手臂长短与医生手指粗细相适应，如患者的手臂长或医者的手指较细，布指宜疏，反之宜密。定寸时可选取太渊穴所在位置（腕横纹上），定尺时可考虑按寸到关的距离确定关到尺的长度以明确尺的位置。寸关尺不是一个点，而是一段脉管的诊察范围。

3）运指：医生运用指力的轻重、挪移及布指变化以体察脉象。常用的指法有举、按、寻、循、总按和单诊等，注意诊察患者的脉位（浮沉、长短）、脉次（至数、均匀度）、脉形（大小、软硬、紧张度等）、脉势（强弱、流利度等）及左右手寸关尺各部表现。

常用具体指法：①举法：是指医生用较轻的指力，按在寸口脉搏跳动部位，以体察脉搏部位的方法。亦称"轻取"或"浮取"。②按法：是指医生用较重的指力，甚至按到筋骨，体察脉象的方法。此法又称"重取"或"沉取"。医生手指用力适中，按至肌肉以体察脉象的方法称为"中取"。③寻法：是指切脉时指力从轻到重，或从重到轻，左右推寻，调节最适当指力的方法。在寸口三部细细寻找脉动最明显的部位，统称寻法，以捕获最丰富的脉象信息。④循法：是指切脉时三指沿寸口脉长轴循行，诊察脉之长短，比较寸关尺三部脉象的特点。⑤总按：即三指同时用力诊脉的方法。从总体上辨别寸关尺三部和左右两手脉象的形态、脉位的浮沉等。总按时一般指力均匀，但亦有三指用力不一致的情况。⑥单诊：用一个手指诊察一部脉象的方法。主要用于分别了解寸、关、尺各部脉象的形态特征。应先用总按的方法，从总体上辨别脉象的形态、脉位的浮沉，然后再使用循法和单诊手法等辨别左右手寸、关、尺各部脉象的形态特征。

（3）平息：医生在诊脉时注意调匀呼吸，即所谓"平息"。一方面医生保持呼吸调匀，清心宁神，可以自己的呼吸计算患者的脉搏至数；另一方面，平息有利于医生思想集中，可以仔细地辨别脉象。

（4）切脉时间：一般每次诊脉每手应不少于1分钟，两手以3分钟左右为宜。诊脉时应注意每次诊脉的时间至少应在五十动，一则有利于仔细辨别脉象变化，再则切脉时初按和久按的指感有可能不同，对临床辨证有一定意义，所以切脉的时间要适当长些。

（5）小儿脉诊法：小儿寸口部位甚短，一般用"一指（拇指或食指）定关法"，不必细分寸、关、尺三部。具体操作方法是，用左手握住小儿的手，对3岁以下的小儿，可用右手大拇指按于小儿掌后高骨部脉上，不分三部，以定至数为主。对3～5岁的小儿，则以高骨中线为关，以一指向两侧转动以寻察三部。6～8岁小儿，则可挪动拇指诊三部。9～10岁，可以次第下指，依寸、关、尺三部诊脉。10岁以上，可按成人三部脉法进行辨析。

**2. 少商、关元的定位；隔附子饼灸**

（1）少商：在手指，拇指末节桡侧，指甲根角侧上方0.1寸。

（3）关元：在下腹部，脐中下3寸，前正中线上。

（3）隔附子饼灸：①将附子研成细末，用黄酒适量调成泥状，做成直径约3cm、厚约0.8cm的圆饼，中间用针穿刺数孔备用。②选取适宜体位，充分暴露待灸腧穴。③先将附子饼置于穴上，再将中号或大号艾炷置于附子饼上，点燃艾炷尖端，任其自燃。④艾炷燃尽，去艾灰，更换艾炷，依前法再灸，施灸中若感觉施灸局部灼痛不可耐受，术者用镊子将附子饼一端夹住端起，稍待片刻，重新放下再灸。⑤灸完规定壮数为止，一般每穴灸3～9壮。⑥灸毕去除附子饼及艾灰。

**3. 女，50岁，失眠、心悸、盗汗的问诊**

（1）现病史

①主症的时间、程度：患者是入睡困难、寐而易醒，还是醒后不能再寐，甚则是彻夜不寐？发病的时间？有无诱发因素？

②伴随症状：是否伴有心烦、多梦？有无头晕耳鸣？有无腰膝酸软、五心烦热？有无咽干少津？有无心悸心慌？食欲如何？二便是否正常？

③诊疗经过：是否做过相关检查？是否确诊？有无治疗，怎样治疗，效果如何？

（2）其他病史：既往史、个人史、家族史、过敏史有无异常？

（3）月经史：初潮年龄？既往月经是否规律？目前月经周期，行经期，月经量、色、质是否正常？

**4. 哮喘实证的主穴及痰热阻肺证的配穴**

主穴：列缺、尺泽、肺俞、中府、定喘。

配穴：痰热阻肺配丰隆、曲池。

### 055 号题

【题干】

1. 脉诊的选指、布指、运指。

2. 肩井、中脘的定位；准头、阙上的定位及所属脏腑。

3. 男，60 岁，排便困难、四肢不温的问诊。

4. 牙痛的主穴及胃火牙痛的配穴。

【答题要求】根据你所抽题目的要求，边操作边口述或现场口述，时间 20 分钟。

【答案解析】

**1. 脉诊的选指、布指、运指**

（1）选指：医生用左手或右手的食指、中指和无名指三个手指指目诊察。指目是指尖和指腹交界棱起之处，是手指触觉较灵敏的部位。诊脉者的手指指端要平齐，即三指平齐，手指略呈弓形，与受诊者体表约呈 45° 为宜，这样的角度可以使指目紧贴于脉搏搏动处。

（2）布指：中指定关。医生先以中指按在掌后高骨内侧动脉处，然后食指按在关前（腕侧）定寸，无名指按在关后（肘侧）定尺。布指的疏密要与患者手臂长短与医生手指粗细相适应，如患者的手臂长或医者的手指较细，布指宜疏，反之宜密。定寸时可选取太渊穴所在位置（腕横纹上），定尺时可考虑按寸到关的距离确定关到尺的长度以明确尺的位置。寸关尺不是一个点，而是一段脉管的诊察范围。

（3）运指：医生运用指力的轻重、挪移及布指变化以体察脉象。常用的指法有举、按、寻、循、总按和单诊等，注意诊察患者的脉位（浮沉、长短）、脉次（至数、均匀度）、脉形（大小、软硬、紧张度等）、脉势（强弱、流利度等）及左右手寸关尺各部表现。

**2. 肩井、中脘的定位；准头、阙上的定位及所属脏腑**

（1）肩井：在肩胛区，第 7 颈椎棘突与肩峰最外侧点连线的中点。

（2）中脘：在上腹部，前正中线上，脐上 4 寸。

（3）准头、阙上的定位及所属脏腑：鼻称明堂，眉间叫阙，额称庭或颜，颊侧称藩，耳门为蔽。庭候首面，阙上候咽喉，阙中（印堂）候肺，阙下（下极，山根）候心，下极之下（年寿）候肝，肝部左右候胆，肝下（准头）候脾，方上（脾两旁）候胃，中央（颧下）候大肠，夹大肠候肾，明堂（鼻端）以上候小肠，明堂以下候膀胱、子处。

**3. 男，60岁，排便困难、四肢不温的问诊**

（1）现病史

①主症的时间、程度：排便困难持续的时间？有无诱发因素？大便是否干结？四肢不温的程度？

②伴随症状：是否伴有大便变形？便后是否有血？是否伴有周期性肛门疼痛？排便后肛门是否具有异物感？便后肛门有无异物突出？有无腹痛，得暖则减？有无腰膝酸冷？是否伴有倦怠乏力？是否伴有畏寒？

③诊疗经过：是否做过肛门指诊等相关检查？有无治疗，怎样治疗，效果如何？

（2）其他病史：既往史、个人史、家族史、过敏史有无异常？

**4. 牙痛的主穴及胃火牙痛的配穴**

主穴：合谷、颊车、下关。

配穴：胃火牙痛配内庭、二间。

## 056 号题

【题干】

1. 小儿脉诊的操作。
2. 申脉、水沟的定位；拇指平推法。
3. 男，60岁，喘咳气涌、痰多质黏色黄的问诊。
4. 心绞痛痰浊阻络证的配穴；丰隆的主治。

【答题要求】根据你所抽题目的要求，边操作边口述或现场口述，时间20分钟。

【答案解析】

**1. 小儿脉诊的操作**

小儿寸口部位甚短，一般用"一指（拇指或食指）定关法"，不必细分寸、关、尺三部。具体操作方法是，用左手握住小儿的手，对3岁以下的小儿，可用右手大拇指按于小儿掌后高骨部脉上，不分三部，以定至数为主。对3～5岁的小儿，则以高骨中线为关，以一指向两侧转动以寻察三部。6～8岁小儿，则可挪动拇指诊三部。9～10岁，可以次第下指，依寸、关、尺三部诊脉。10岁以上，可按成人三部脉法进行辨析。

**2. 申脉、水沟的定位；拇指平推法**

（1）申脉：在踝区，外踝尖直下，外踝下缘与跟骨之间的凹陷处。

（2）水沟：在面部，人中沟的上1/3与下2/3交点处。

（3）拇指平推法：以拇指螺纹面着力于施术部位或穴位上，余四指置于其前外方以助力，腕关节略屈曲。拇指及腕部主动施力，向其食指方向呈短距离、单向直线推进。在推进的过程中，拇指螺纹面的着力部分应逐渐偏向桡侧，且随着拇指的推进腕关节应逐渐伸直。

**3. 男，60岁，喘咳气涌、痰多质黏色黄的问诊**

（1）现病史

①主症的时间、程度：患者喘咳气涌发病的时间？发作有无规律？有无诱发因素？痰多质黏色黄出现的时间？痰液是否腥臭难闻？

②伴随症状：是否伴有发热？是否胸闷窒塞？是否伴有哮鸣如吼？是否伴有胸痛？痰中是否有脓？是否咳血？是否心慌心悸？有无口渴而喜冷饮？睡眠如何？食欲如何？大小便有无异常？

③诊疗经过：是否进行过胸部X线检查？是否确诊？有无治疗，怎样治疗，效果如何？

（2）其他病史：既往史、个人史、家族史、过敏史有无异常？既往是否有慢性阻塞性肺疾病的病史？有无吸烟史？

**4. 心绞痛痰浊阻络证的配穴；丰隆的主治**

（1）心绞痛痰浊阻络证配中脘、丰隆。

（2）丰隆的主治：①头痛、眩晕等头部病证。②癫狂。③咳嗽、哮喘、痰多等肺系病证。④下肢痿痹。

## 057号题

【题干】

1. 脉诊的操作。
2. 秩边、定喘的定位；无瘢痕灸。
3. 男，70岁，小便点滴不通、尿时灼热，伴口黏2天的问诊。
4. 舌体胖大有齿痕的临床意义。

【答题要求】根据你所抽题目的要求，边操作边口述或现场口述，时间20分钟。

【答案解析】

**1. 脉诊的操作**

（1）患者体位：诊脉时患者应取正坐位或仰卧位，前臂自然向前平展，与心脏置于同一水平，手腕伸直，手掌向上，手指微微弯曲，在腕关节下面垫一松软的脉枕，使寸口部位充分伸展，局部气血畅通，便于诊察脉象。

（2）医生指法：诊脉指法主要包括选指、布指、运指三部分。

1）选指：医生用左手或右手的食指、中指和无名指三个手指指目诊察。指目是指尖和指腹交界棱起之处，是手指触觉较灵敏的部位。诊脉者的手指指端要平齐，即三指平齐，手指略呈弓形，与受诊者体表约呈45°为宜，这样的角度可以使指目紧贴于脉搏搏动处。

2）布指：中指定关，医生先以中指按在掌后高骨内侧动脉处，然后食指按在关前（腕侧）定寸，无名指按在关后（肘侧）定尺。布指的疏密要与患者手臂长短与医生手指粗细相适应，如患者的手臂长或医者的手指较细，布指宜疏，反之宜密。定寸时可选取太渊穴所在位置（腕横纹上），定尺时可考虑按寸到关的距离确定关到尺的长度以明确尺的位置。寸关尺不是一个点，而是一段脉管的诊察范围。

3）运指：医生运用指力的轻重、挪移及布指变化以体察脉象。常用的指法有举、按、寻、循、总按和单诊等，注意诊察患者的脉位（浮沉、长短）、脉次（至数、均匀度）、脉形（大小、软硬、紧张度等）、脉势（强弱、流利度等）及左右手寸关尺各部表现。

常用具体指法：①举法：是指医生用较轻的指力，按在寸口脉搏跳动部位，以体察脉搏部位的方法。亦称"轻取"或"浮取"。②按法：是指医生用较重的指力，甚至按到筋骨，体察脉象的方法。此法又称"重取"或"沉取"。医生手指用力适中，按至肌肉以体察脉象的方法称为"中取"。③寻法：是指切脉时指力从轻到重，或从重到轻，左右推寻，调节最适当指力的方法。在寸口三部细细寻找脉动最明显的部位，统称寻法，以捕获最丰富的脉象信息。④循法：是指切脉时三指沿寸口脉长轴循行，诊察脉之长短，比较寸关尺三部脉象的特点。⑤总按：即三指同时用力诊脉的方法。从总体上辨别寸关尺三部和左右两手脉象的形态、脉位的浮沉等。总按时一般指力均匀，但亦有三指用力不一致的情况。⑥单诊：用一个手指诊察一部脉象的方法。主要用于分别了解寸、关、尺各部脉象的形态特征。应先用总按的方法，从总体上辨别脉象的形态、脉位的浮沉，然后再使用循法和单诊手法等辨别左右手寸、关、尺各部脉象的形态特征。

（3）平息：医生在诊脉时注意调匀呼吸，即所谓"平息"。一方面医生保持呼吸调匀，清心宁神，可以自己的呼吸计算患者的脉搏至数；另一方面，平息有利于医生思想集中，可以仔细地辨别脉象。

（4）切脉时间：一般每次诊脉每手应不少于1分钟，两手以3分钟左右为宜。诊脉时应注意每次诊脉的时间至少应在五十动，一则有利于仔细辨别脉象变化，再则切脉时初按和久按的指感有可能不同，对临床辨证有一定意义，所以切脉的时间要适当长些。

（5）小儿脉诊法：小儿寸口部位甚短，一般用"一指（拇指或食指）定关法"，不必细分寸、关、尺三部。具体操作方法是，用左手握住小儿的手，对3岁以下的小儿，可用右手大拇指按于小儿掌后高骨部脉上，不分三部，以定至数为主。对3～5岁的小儿，则以高骨中线为关，以一指向两侧转动以寻察三部。6～8岁小儿，则可挪动拇指诊三部。9～10岁，可以次第下指，依寸、关、尺三部诊脉。10岁以上，可按成人三部脉法进行辨析。

**2. 秩边、定喘的定位；无瘢痕灸**

（1）秩边：在骶区，横平第 4 骶后孔，骶正中嵴旁开 3 寸。

（2）定喘：在脊柱区，横平第 7 颈椎棘突下，后正中线旁开 0.5 寸。

（3）无瘢痕灸：又名非化脓灸。操作要点：①定取腧穴宜采取仰卧位或俯卧位，充分暴露待灸部位。②用棉签蘸少许大蒜汁或医用凡士林或涂清水于穴区皮肤，用以黏附艾炷。③将艾炷平置于腧穴上，用线香点燃艾炷顶部，待其自燃，要求每个艾炷不可燃尽，当艾炷燃剩 1/3，患者感觉腧穴局部有灼痛时，即可易炷再灸。④灸满规定壮数为止，一般应灸至腧穴局部皮肤呈现红晕而不起疱为度。

**3. 男，70 岁，小便点滴不通、尿时灼热，伴口黏 2 天的问诊**

（1）现病史

①主症的时间、程度：小便点滴不通的程度？一日小便总量是否减少？发病缓急？有无诱发因素？排尿是否中断？尿时是否疼痛？小便颜色如何？

②伴随症状：除伴口黏外，是否伴有小腹胀满？是否有身热不扬？有无口渴不欲饮？大便是否正常？有无阳痿不举？

③诊疗经过：是否进行过前列腺指诊、尿常规等检查？是否确诊？有无治疗，怎样治疗，效果如何？

（2）其他病史：既往史、个人史、家族史、过敏史有无异常？

**4. 舌淡胖大有齿痕的临床意义**

舌淡胖大而有齿痕，多属寒湿壅盛，或阳虚水湿内停。

## 058 号题

【题干】

1. 脉诊的操作。

2. 承山、照海的定位；按尺肤。

3. 水肿、泛恶 1 个月的问诊。

4. 弦脉的脉形特征及临床意义。

【答题要求】根据你所抽题目的要求，边操作边口述或现场口述，时间 20 分钟。

【答案解析】

**1. 脉诊的操作**

（1）患者体位：诊脉时患者应取正坐位或仰卧位，前臂自然向前平展，与心脏置于同一水平，手腕伸直，手掌向上，手指微微弯曲，在腕关节下面垫一松软的脉枕，使寸口部位充分伸展，局部气血畅通，便于诊察脉象。

（2）医生指法：诊脉指法主要包括选指、布指、运指三部分。

1）选指：医生用左手或右手的食指、中指和无名指三个手指指目诊察。指目是指尖和指腹交界棱起之处，是手指触觉较灵敏的部位。诊脉者的手指指端要平齐，即三指平齐，手指略呈弓形，与受诊者体表约呈 45° 为宜，这样的角度可以使指目紧贴于脉搏搏动处。

2）布指：中指定关，医生先以中指按在掌后高骨内侧动脉处，然后食指按在关前（腕侧）定寸，无名指按在关后（肘侧）定尺。布指的疏密要与患者手臂长短与医生手指粗细相适应，如患者的手臂长或医者的手指较细，布指宜疏，反之宜密。定寸时可选取太渊穴所在位置（腕横纹上），定尺时可考虑按寸到关的距离确定关到尺的长度以明确尺的位置。寸关尺不是一个点，而是一段脉管的诊察范围。

3）运指：医生运用指力的轻重、挪移及布指变化以体察脉象。常用的指法有举、按、寻、循、总按和单诊等，注意诊察患者的脉位（浮沉、长短）、脉次（至数、均匀度）、脉形（大小、软硬、紧张度等）、脉势（强弱、流利度等）及左右手寸关尺各部表现。

常用具体指法：①举法：是指医生用较轻的指力，按在寸口脉搏搏动部位，以体察脉搏部位的方法。亦称"轻取"或"浮取"。②按法：是指医生用较重的指力，甚至按到筋骨，体察脉象的方法。此法又称"重取"或"沉取"。医生手指用力适中，按至肌肉以体察脉象的方法称为"中取"。③寻法：是指切脉时指力从轻到重，或从重到轻，左右推寻，调节最适当指力的方法。在寸口三部细细寻找脉动最明显的部位，统称寻法，以捕获最丰富的脉象信息。④循法：是指切脉时三指沿寸口脉长轴循行，诊察脉之长短，比较寸关尺三部脉象的特点。⑤总按：即三指同时用力诊脉的方法。从总体上辨别寸关尺三部和左右两手脉象的形态、脉位的浮沉等。总按时一般指力均匀，但亦有三指用力不一致的情况。⑥单诊：用一个手指诊察一部脉象的方法。主要用于分别了解寸、关、尺各部脉象的形态特征。应先用总按的方法，从总体上辨别脉象的形态、脉位的浮沉，然后再使用循法和单诊手法等辨别左右手寸、关、尺各部脉象的形态特征。

（3）平息：医生在诊脉时注意调匀呼吸，即所谓"平息"。一方面医生保持呼吸调匀，清心宁神，可以自己的呼吸计算患者的脉搏至数；另一方面，平息有利于医生思想集中，可以仔细地辨别脉象。

（4）切脉时间：一般每次诊脉每手应不少于 1 分钟，两手以 3 分钟左右为宜。诊脉时应注意每次诊脉的时间至少应在五十动，一则有利于仔细辨别脉象变化，再则切脉时初按和久按的指感有可能不同，对临床辨证有一定意义，所以切脉的时间要适当长些。

（5）小儿脉诊法：小儿寸口部位甚短，一般用"一指（拇指或食指）定关法"，不必细分寸、关、尺三部。具体操作方法是，用左手握住小儿的手，对 3 岁以下的小儿，可用右手大拇指按于小儿掌后高骨部脉上，不分三部，以定至数为主。对 3～5 岁的小儿，则以高骨中线为关，以一指向两侧转动以寻察三部。6～8 岁小儿，则可挪动拇指诊三部。9～10 岁，可以次第下指，依寸、关、尺三部诊脉。10 岁以上，可按成人三部脉法进行辨析。

**2. 承山、照海的定位；按尺肤**

（1）承山：在小腿后区，腓肠肌两肌腹与肌腱交角处。

（2）照海：在踝区，内踝尖下1寸，内踝下缘边际凹陷中。

（3）按尺肤：受检者可采取坐位或仰卧位。诊左尺肤时，医生用右手握住患者上臂近肘处，左手握住患者手掌，同时向桡侧转前臂，使前臂内侧面向上平放，尺肤部充分暴露，医生用指腹或手掌平贴尺肤处并上下滑动来感觉尺肤的寒热、滑涩、缓急（紧张度）。诊右尺肤时，医生操作手法同上，左、右手置换位置，方向相反。

**3. 水肿、泛恶1个月的问诊**

（1）现病史

①主症的时间、程度：是眼睑先肿还是下肢先肿？水肿是指凹性还是非指凹性？发病缓急？有无诱发因素？有无乳蛾、心悸、疮毒、紫癜及久病体虚病史？恶心是阵发性还是持续性？

②伴随症状：神志是否清楚？是否伴有身体困重？是否胸闷喘息？食欲如何？有无腹胀？是否呕吐？小便是否正常？是否伴有畏寒肢冷、面色㿠白？大便是否正常？有无腰膝酸软？

③诊疗经过：是否做过肾功能、尿常规等相关检查？是否确诊？有无治疗，怎样治疗，效果如何？

（2）其他病史：既往史、个人史、家族史、过敏史有无异常？

**4. 弦脉的脉形特征及临床意义**

脉形特征：端直以长，如按琴弦。

临床意义：见于肝胆病、疼痛、痰饮等，以及老年健康者。

## 059 号题

【题干】

1. 脉诊的操作。

2. 鱼际、中渚的定位；实按灸。

3. 膝关节疼痛、肌肤麻木的问诊。

4. 后溪、膈俞的主治。

【答题要求】根据你所抽题目的要求，边操作边口述或现场口述，时间20分钟。

【答案解析】

**1. 脉诊的操作**

（1）患者体位：诊脉时患者应取正坐位或仰卧位，前臂自然向前平展，与心脏置于同一水平，手腕伸直，手掌向上，手指微微弯曲，在腕关节下面垫一松软的脉枕，使寸口部位充分伸展，局部气血畅通，便于诊察脉象。

（2）医生指法：诊脉指法主要包括选指、布指、运指三部分。

1）选指：医生用左手或右手的食指、中指和无名指三个手指指目诊察。指目是指尖和指腹交界棱起之处，是手指触觉较灵敏的部位。诊脉者的手指指端要平齐，即三指平齐，手指略呈弓形，与受诊者体表约呈45°为宜，这样的角度可以使指目紧贴于脉搏搏动处。

2）布指：中指定关。医生先以中指按在掌后高骨内侧动脉处，然后食指按在关前（腕侧）定寸，无名指按在关后（肘侧）定尺。布指的疏密要与患者手臂长短与医生手指粗细相适应，如患者的手臂长或医者的手指较细，布指宜疏，反之宜密。定寸时可选取太渊穴所在位置（腕横纹上），定尺时可考虑按寸到关的距离确定关到尺的长度以明确尺的位置。寸关尺不是一个点，而是一段脉管的诊察范围。

3）运指：医生运用指力的轻重、挪移及布指变化以体察脉象。常用的指法有举、按、寻、循、总按和单诊等，注意诊察患者的脉位（浮沉、长短）、脉次（至数、均匀度）、脉形（大小、软硬、紧张度等）、脉势（强弱、流利度等）及左右手寸关尺各部表现。

常用具体指法：①举法：是指医生用较轻的指力，按在寸口脉搏搏动部位，以体察脉搏部位的方法。亦称"轻取"或"浮取"。②按法：是指医生用较重的指力，甚至按到筋骨，体察脉象的方法。此法又称"重取"或"沉取"。医生手指用力适中，按至肌肉以体察脉象的方法称为"中取"。③寻法：是指切脉时指力从轻到重，或从重到轻，左右推寻，调节最适当指力的方法。在寸口三部细细寻找脉动最明显的部位，统称寻法，以捕获最丰富的脉象信息。④循法：是指切脉时三指沿寸口脉长轴循行，诊察脉之长短，比较寸关尺三部脉象的特点。⑤总按：即三指同时用力诊脉的方法。从总体上辨别寸关尺三部和左右两手脉象的形态、脉位的浮沉等。总按时一般指力均匀，但亦有三指用力不一致的情况。⑥单诊：用一个手指诊察一部脉象的方法。主要用于分别了解寸、关、尺各部脉象的形态特征。应先用总按的方法，从总体上辨别脉象的形态、脉位的浮沉，然后再使用循法和单诊手法等辨别左右手寸、关、尺各部脉象的形态特征。

（3）平息：医生在诊脉时注意调匀呼吸，即所谓"平息"。一方面医生保持呼吸调匀，清心宁神，可以自己的呼吸计算患者的脉搏至数；另一方面，平息有利于医生思想集中，可以仔细地辨别脉象。

（4）切脉时间：一般每次诊脉每手应不少于1分钟，两手以3分钟左右为宜。诊脉时应注意每次诊脉的时间至少应在五十动，一则有利于仔细辨别脉象变化，再则切脉时初按和久按的指感有可能不同，对临床辨证有一定意义，所以切脉的时间要适当长些。

（5）小儿脉诊法：小儿寸口部位甚短，一般用"一指（拇指或食指）定关法"，不必细分寸、关、尺三部。具体操作方法是，用左手握住小儿的手，对3岁以下的小儿，可用右手大拇指按于小儿掌后高骨部脉上，不分三部，以定至数为主。对 3～5 岁的小儿，则以高骨中线为关，以一指向两侧转动以寻察三部。6～8 岁小儿，则可挪动拇指诊三部。9～10 岁，可以次第下指，依寸、关、尺三部诊脉。10 岁以上，可按成人三部脉法进行辨析。

**2. 鱼际、中渚的定位；实按灸**

（1）鱼际：在手外侧，第 1 掌骨桡侧中点赤白肉际处。

（2）中渚：在手背，第 4、5 掌骨间，第 4 掌指关节近端凹陷中。

（3）实按灸：①点燃艾卷：将太乙针灸或雷火针灸的艾卷一端点燃。②棉布裹艾：以棉布 6～7 层裹紧艾火端。③持艾灸熨：医者手持艾卷，将艾火端对准腧穴，趁热按到施术部位，停止 1～2 秒然后抬起，进行灸熨。④艾火熄灭则再点燃再按熨。⑤如此反复，灸至皮肤红晕为度，一般灸熨 7～10 次为度。

**3. 膝关节疼痛、肌肤麻木的问诊**

（1）现病史

①主症的时间、程度：膝关节疼痛持续的时间？疼痛部位是游走性还是固定于一个部位？是双侧还是单侧？关节有无红肿？发作有无规律？与气候变化是否有关？发病前有无诱发因素？肌肤麻木的范围？

②伴随症状：关节活动度如何？是否伴有身体困重？有无皮下结节和环形红斑？是否伴有肌肉萎缩？有无胸闷？食欲如何？小便是否正常？

③诊疗经过：是否做过抗"O"试验和类风湿因子（RF）相关检查？是否确诊？有无治疗，怎样治疗，效果如何？

（2）其他病史：既往史、个人史、家族史、过敏史有无异常？

**4. 后溪、膈俞的主治**

（1）后溪：①头项强痛、腰背痛、手指及肘臂挛痛等。②耳聋、目赤、咽喉肿痛等五官病证。③癫狂痫等神志病证。④疟疾。

（2）膈俞：①胃痛。②呕吐、呃逆、咳嗽、气喘等气逆之证。③贫血、吐血、便血等血证。④瘾疹、皮肤瘙痒等皮肤病证。⑤潮热、盗汗等阴虚证。

### 060 号题

【题干】

1. 脉诊的操作。

2. 公孙、通里的定位；留罐法。

3. 患者，女，25 岁，腹痛隐隐、时作时止的问诊。

4. 踝部扭伤的取穴；申脉的主治。

【答题要求】根据你所抽题目的要求，边操作边口述或现场口述，时间 20 分钟。

【答案解析】

**1. 脉诊的操作**

（1）患者体位：诊脉时患者应取正坐位或仰卧位，前臂自然向前平展，与心脏置于同一水平，手腕伸直，手掌向上，手指微微弯曲，在腕关节下面垫一松软的脉枕，使寸口部位充分伸展，局部气血畅通，便于诊察脉象。

（2）医生指法：诊脉指法主要包括选指、布指、运指三部分。

1）选指：医生用左手或右手的食指、中指和无名指三个手指指目诊察。指目是指尖和指腹交界棱起之处，是手指触觉较灵敏的部位。诊脉者的手指指端要平齐，即三指平齐，手指略呈弓形，与受诊者体表约呈45°为宜，这样的角度可以使指目紧贴于脉搏搏动处。

2）布指：中指定关。医生先以中指按在掌后高骨内侧动脉处，然后食指按在关前（腕侧）定寸，无名指按在关后（肘侧）定尺。布指的疏密要与患者手臂长短与医生手指粗细相适应，如患者的手臂长或医者的手指较细，布指宜疏，反之宜密。定寸时可选取太渊穴所在位置（腕横纹上），定尺时可考虑按寸到关的距离确定关到尺的长度以明确尺的位置。寸关尺不是一个点，而是一段脉管的诊察范围。

3）运指：医生运用指力的轻重、挪移及布指变化以体察脉象。常用的指法有举、按、寻、循、总按和单诊等，注意诊察患者的脉位（浮沉、长短）、脉次（至数、均匀度）、脉形（大小、软硬、紧张度等）、脉势（强弱、流利度等）及左右手寸关尺各部表现。

常用具体指法：①举法：是指医生用较轻的指力，按在寸口脉搏搏动部位，以体察脉搏部位的方法。亦称"轻取"或"浮取"。②按法：是指医生用较重的指力，甚至按到筋骨，体察脉象的方法。此法又称"重取"或"沉取"。医生手指用力适中，按至肌肉以体察脉象的方法称为"中取"。③寻法：是指切脉时指力从轻到重，或从重到轻，左右推寻，调节最适当指力的方法。在寸口三部细细寻找脉动最明显的部位，统称寻法，以捕获最丰富的脉象信息。④循法：是指切脉时三指沿寸口脉长轴循行，诊察脉之长短，比较寸关尺三部脉象的特点。⑤总按：即三指同时用力诊脉的方法。从总体上辨别寸关尺三部和左右两手脉象的形态、脉位的浮沉等。总按时一般指力均匀，但亦有三指用力不一致的情况。⑥单诊：用一个手指诊察一部脉象的方法。主要用于分别了解寸、关、尺各部脉象的形态特征。应先用总按的方法，从总体上辨别脉象的形态、脉位的浮沉，然后再使用循法和单诊手法等辨别左右手寸、关、尺各部脉象的形态特征。

（3）平息：医生在诊脉时注意调匀呼吸，即所谓"平息"。一方面医生保持呼吸调匀，清心宁神，可以自己的呼吸计算患者的脉搏至数；另一方面，平息有利于医生思想集中，可以仔细地辨别脉象。

（4）切脉时间：一般每次诊脉每手应不少于1分钟，两手以3分钟左右为宜。诊脉时应注意每次诊脉的时间至少应在五十动,一则有利于仔细辨别脉象变化,再则切脉时初按和久按的指感有可能不同,对临床辨证有一定意义,所以切脉的时间要适当长些。

(5)小儿脉诊法:小儿寸口部位甚短,一般用"一指(拇指或食指)定关法",不必细分寸、关、尺三部。具体操作方法是,用左手握住小儿的手,对3岁以下的小儿,可用右手大拇指按于小儿掌后高骨部脉上,不分三部,以定至数为主。对3~5岁的小儿,则以高骨中线为关,以一指向两侧转动以寻察三部。6~8岁小儿,则可挪动拇指诊三部。9~10岁,可以次第下指,依寸、关、尺三部诊脉。10岁以上,可按成人三部脉法进行辨析。

**2. 公孙、通里的定位;留罐法**

(1)公孙:在跖区,第1跖骨底的前下缘赤白肉际处。

(2)通里:在前臂前区,腕掌侧远端横纹上1寸,尺侧腕屈肌腱的桡侧缘。

(3)留罐法:①选取适宜体位,充分暴露待拔腧穴。②根据需要选用大小适宜的罐具。③用止血钳或镊子夹住95%的酒精棉球,点燃,使棉球在罐内壁中段绕1~3圈或短暂停留后迅速退出,迅速将罐扣在应拔的部位,即可吸住。④留罐时间,以局部皮肤红润、充血或瘀血为度,一般为5~15分钟。⑤起罐时,一手握罐,另一手用拇指或食指按压罐口周围的皮肤,使之凹陷,空气进入罐内,罐体自然脱下。

**3. 患者,女,25岁,腹痛隐隐、时作时止的问诊**

(1)现病史

①主症的时间、程度:腹痛的部位是上腹、脐腹、少腹,还是小腹?疼痛发生的频率?疼痛持续的时间?发作有无规律?遇冷是否加重?疼痛是否喜按?有无诱发因素?

②伴随症状:是否神疲乏力、气短懒言?有无形寒肢冷?食欲如何?大小便有何变化?

③诊疗经过:是否做过相关检查?是否确诊?有无治疗,怎样治疗,效果如何?

(2)其他病史:既往史、个人史、家族史、过敏史有无异常?

(3)月经史:初潮年龄?既往月经周期、行经期及经量、色、质是否正常?有无痛经病史?有无癥瘕病史?

**4. 踝部扭伤的取穴;申脉的主治**

(1)踝部扭伤取阿是穴、申脉、解溪、丘墟。

(2)申脉主治:①头痛、眩晕等头部疾病。②癫狂痫等神志病证。③嗜睡、不寐、眼睛开合不利的病证。④腰腿酸痛,下肢运动不利。

# 第三站 西医临床

## 001号题

【题干】

1. 霍夫曼征。
2. 普通伤口换药。
3. 房颤心电图表现。

【答题要求】根据你抽取题目的要求,进行实践操作或口头答辩,时间20分钟。

【答案解析】

**1. 霍夫曼征**

[检查方法]医师用左手托住患者的腕部,用右手食指和中指夹持患者中指,稍向上提,使腕部处于轻度过伸位,用拇指快速弹刮患者中指指甲,如引起其余四指轻度掌屈反应为阳性。

[临床意义]阳性表现均提示锥体束病变,霍夫曼征多见于颈髓病变。

**2. 普通伤口换药**

[操作前准备]

(1)清洗双手,戴好帽子、口罩。

(2)核对患者信息,复习病历,明确诊断与换药的目的。

(3)与患者进行床边交流,告知操作的目的,取得患者配合。

(4)根据操作目的及前次换药记录准备换药物品,包括一次性无菌换药包1个(内含弯盘2个、垫单1块、镊子2把、纱布及棉球若干、消毒剂等)、医用剪刀1把、医用胶带、医用绷带等。如换药伤口或切口面积较大,估计无菌换药包中的纱布、棉球及消毒剂数量不足时,另用无菌换药弯盘取适量干棉球、纱布及消毒剂做补充,严禁中断操作过程进行物品补充。

(5)特殊伤口在不增加患者痛苦的前提下,可事先查验伤口,以便根据需要另备无菌血管钳、无菌手术剪、生理盐水棉球、凡士林纱布及抗生素药物等。

［操作步骤与方法］

（1）根据病情及换药需要，给患者取恰当的体位，要求使患者舒适不易疲劳，不易发生意外污染事件，伤口暴露充分，采光良好，便于操作者及需要时有助手相助的操作，伤口部位尽量避开患者的视线。

（2）将一次性换药包打开，并将其他换药物品合理地放置在医用推车上，再一次查验物品是否齐全、能用且够用。

（3）操作开始，先用手取下外层敷料（勿用镊子），再用1把镊子取下内层敷料。揭除内层敷料应轻巧，一般应沿伤口长轴方向揭除；若内层敷料粘连在创面上，不可硬揭，可用生理盐水棉球浸湿后稍等片刻再揭去，以免伤及创面引起出血。

（4）双手执镊，右手镊子接触伤口，左手镊子保持无菌，从换药碗中夹取无菌物品传递给右手镊子，两镊不可碰触。

（5）无感染伤口，用0.75%吡咯烷酮碘（碘伏）或2.5%碘酊消毒，由伤口中心向外侧消毒伤口及周围皮肤，涂擦时沿切口方向单向涂擦，范围半径距切口3～5cm，连续擦拭2～3遍。如用2.5%碘酊消毒，待碘酊干后再用70%酒精涂擦2～3遍脱碘。

（6）伤口分泌物较多且创面较深时，先用干棉球及生理盐水棉球清除分泌物，然后按感染伤口方法消毒。

（7）消毒完毕，一般创面用消毒凡士林纱布覆盖，污染伤口或易出血伤口根据需要放置引流纱条。

（8）用无菌纱布覆盖伤口，覆盖范围应超过伤口边缘3cm以上，一般盖8～10层纱布，医用胶带固定，贴胶带的方向应与肢体或躯干长轴垂直。

**3. 房颤心电图表现**

（1）P波消失，代之以一系列大小不等、间距不均、形态各异的心房颤动波（f波），其频率为350～600次/分钟。

（2）R-R间距绝对不匀齐。

（3）QRS波群形态一般正常。

## 002号题

【题干】

1. 脊柱弯曲度检查。
2. 戴无菌手套。
3. 肺癌组织分型。

【答题要求】根据你抽取题目的要求，进行实践操作或口头答辩，时间20分钟。

【答案解析】

**1. 脊柱弯曲度检查**

[检查方法]

（1）脊柱前后凸：嘱被检查者取立位，侧面观察脊柱各部形态，了解有无前后凸畸形。正常人直立时，脊柱有四个生理弯曲，从侧面观察，颈段稍前凸，胸段稍后凸，腰椎明显前凸，骶椎明显后凸。

（2）脊柱侧弯度：嘱被检者取立位或坐位，从后面观察脊柱有无侧弯。轻度侧弯时，检查者用食、中指或拇指沿脊椎的棘突以适当的压力由上向下划压，致使被压处皮肤出现一条红色压痕，以此痕为标准，观察脊柱有无侧弯（正常人脊柱无侧弯）。

[临床意义]

（1）脊柱后凸：也称驼背，多发生于胸段脊柱，常见于：①佝偻病，儿童多见。②脊柱结核，青少年多见，胸段脊柱成角畸形是其特征性表现。③强直性脊柱炎，成年人多见，脊柱胸段成弧形（或弓形）后凸，常有脊柱强直性固定。④脊椎退行性变，老年人多见，主要表现为驼背。

（2）脊柱前凸：多发生在腰椎部位，可见于晚期妊娠、大量腹水、腹腔巨大肿瘤、髋关节结核及先天性髋关节脱位等。

（3）脊柱侧凸：脊柱离开后正中线向左或右偏曲称为脊柱侧凸。①姿势性侧凸：无脊柱结构的异常，改变体位可使侧凸得以纠正。多见于儿童发育期坐立姿势不良、下肢长短不一、椎间盘突出及脊髓灰质炎后遗症等。②器质性侧凸：改变体位不能纠正侧凸。多见于先天性脊柱发育不全、佝偻病、脊椎损伤、胸膜增厚、胸膜粘连等。

**2. 戴无菌手套**

[操作前准备]

（1）着装符合手术室及相关操作工作间的管理要求。

（2）戴好帽子、口罩。

（3）按照操作要求已完成外科手消毒。

（4）查看无菌手套类型、号码是否合适及无菌有效期。

[操作步骤与方法]

（1）选取合适的操作空间，确保戴无菌手套过程中不会因为手套放置不当或空间不足而发生污染事件。

（2）撕开无菌手套外包装，取出内包装平放在操作台上。

（3）一手捏住两只手套翻折部分，提出手套，适当调整使两只手套拇指相对并对齐。

（4）右手（或左手）手指并拢插入对应的手套内，然后适当张开手指伸入对应的指套内，再用戴好手套的右手（或左手）的2～5指插入左手（或右手）手套的翻折部内,用相同的方法将左手(或右手)插入手套内,并使各手指到位。

(5)分别将手套翻折部分翻回盖住手术衣袖口。

(6)在手术或操作开始前,应将双手举于胸前,严禁碰触任何物品而发生污染事件。

**3. 肺癌组织分型**

(1)非小细胞肺癌(NSCLC):包括鳞状上皮细胞癌(简称鳞癌)、腺癌、大细胞癌及其他肺癌如腺鳞癌、类癌、肉瘤样癌等。

(2)小细胞肺癌:在原发性肺癌中恶性程度最高,患者年龄较轻,多有吸烟史。

## 003 号题

【题干】

1. 腹股沟淋巴结检查。
2. 外科手消毒。
3. 高血压的降压药用药原则。

【答题要求】根据你抽取题目的要求,进行实践操作或口头答辩,时间20分钟。

【答案解析】

**1. 腹股沟淋巴结检查**

[检查方法] 检查腹股沟淋巴结时,被检查者仰卧,下肢伸直,检查者用手指指腹在腹股沟处平行进行触诊。

[临床意义] 下肢、会阴及臀部的炎症常引起腹股沟淋巴结肿大。

**2. 外科手消毒**

(1)洗手:①用流动水冲洗双手、前臂和上臂下1/3。②取适量抗菌洗手液(约3mL)涂满双手、前臂、上臂至肘关节以上10cm处,按"七步洗手法"清洗双手、前臂至肘关节以上10cm处。七步洗手法:手掌相对→手掌对手背→双手十指交叉→双手互握→揉搓拇指→指尖→手腕、前臂至肘关节以上10cm处。两侧在同一水平交替上升,不得回搓。③用流动水冲洗清洗剂,水从指尖到双手、前臂、上臂,使水从肘下流走,沿一个方向冲洗,不可让水倒流,彻底冲洗干净。④再取适量抗菌洗手液(约3mL)揉搓双手,按照"七步洗手法"第二次清洗双手及前臂至肘关节以上10cm处。⑤用流动水冲洗清洗剂,水从指尖到双手、前臂、上臂,使水从肘下流走,沿一个方向冲洗,不可让水倒流,彻底冲洗干净。⑥抓取无菌小毛巾中心部位,先擦干双手,然后将无菌小毛巾对折呈三角形,底边置于腕部,直角部位向指端,以另手拉住两侧对角,边转动边顺势向上移动至肘关节以上10cm处,擦干经过部位水迹,不得回擦;翻转毛巾,用毛巾的另一面以相同方法擦干另一手臂。操作完毕将擦手巾弃于指定容器内。⑦保持手指朝上,将双手悬空举在胸前,自然晾干手及手臂。

（2）手消毒：①取适量外科手消毒液（约3mL）于一手的掌心，将另一手指尖在消毒液内浸泡约5秒，搓揉双手，然后将消毒液环形涂抹于前臂直至肘上约10cm处，确保覆盖到所有皮肤。②以相同方法消毒另一侧手、前臂至肘关节以上10cm处。③取外科手消毒液（约3mL），涂抹双手所有皮肤，按"七步洗手法"揉搓双手，直至消毒剂干燥。④整个涂抹揉搓过程约3分钟。⑤保持手指朝上，将双手悬空举在胸前，待外科手消毒液自行挥发至彻底干燥。

**3. 高血压的降压药用药原则**

（1）小剂量：从小剂量开始，根据需要，逐步增加剂量。

（2）优先选择长效制剂：使用每日1次给药而有持续24小时降压作用的长效药物，以有效控制夜间血压与晨峰血压。

（3）联合用药：增加降压效果，减少不良反应。

（4）个体化：根据患者具体情况、耐受性及个人意愿或长期承受能力，选择适合患者的降压药物。

## 004号题

【题干】

1. 膝反射。

2. 感染区穿非一次性隔离衣。

3. 一度房室传导阻滞心电图的特点。

【答题要求】根据你抽取题目的要求，进行实践操作或口头答辩，时间20分钟。

【答案解析】

**1. 膝反射**

[检查方法] 被检查者取坐位，小腿完全松弛下垂，或让被检查者取仰卧位，医师在其腘窝处托起下肢，使髋、膝关节屈曲，右手用叩诊锤叩击髌骨下方之股四头肌肌腱。正常反应为股四头肌收缩，小腿伸展。反射中枢在腰髓2～4节。

[临床意义]

（1）深反射减弱或消失：一般是相应脊髓节段或所属脊神经病变，常见于末梢神经炎、神经根炎、脊髓灰质炎、脑或脊髓休克状态等。

（2）深反射亢进：见于锥体束的病变，如急性脑血管病、急性脊髓炎休克期过后等。

**2. 感染区穿非一次性隔离衣**

（1）戴好帽子及口罩，取下手表，卷袖过肘，洗手。

（2）手持衣领取下隔离衣，清洁面（内侧面）朝向自己；将衣领两端向外平齐对折并对齐肩缝，露出两侧袖子内口。

（3）右手抓住衣领，将左手伸入衣袖内；右手将衣领向上拉，使左手伸出袖口。

（4）换左手抓住衣领，将右手伸入衣袖内；左手将衣领向上拉，使右手伸出袖口。

（5）两手持衣领，由领子前正中顺着边缘向后将领子整理好并扣好领扣，然后分别扎好袖口或系好袖口扣子（此时手已污染）。

（6）松开收起腰带的活结，将隔离衣一边约在腰下 5cm 处渐向前拉，直到见边缘后捏住；同法捏住另一侧边缘的相同部位，注意手勿碰触到隔离衣的内面。然后双手在背后将边缘对齐，向一侧折叠，将后背完全包裹。一手按住折叠处，另一手将腰带拉至背后压住折叠处，将腰带在背后交叉，绕回到前面系好。

**3. 一度房室传导阻滞心电图的特点**

（1）窦性 P 波之后均伴随有 QRS 波群。

（2）P-R 间期延长：P-R 间期 ≥ 0.20 秒（老年人 > 0.22 秒），或两次心电图检测结果比较，心率没有明显改变的情况下，P-R 间期延长 > 0.04 秒。

## 005 号题

【题干】

1. 乳房的触诊。

2. 屈曲加垫止血法。

3. 2 型糖尿病患者目前餐前血糖 8.5mmol/L，要想了解其近 1～2 个月血糖控制情况，需要检查什么指标？

【答题要求】根据你抽取题目的要求，进行实践操作或口头答辩，时间 20 分钟。

【答案解析】

**1. 乳房的触诊**

［检查方法］被检查者取坐位，先双臂下垂，然后双臂高举超过头部或双手叉腰再进行检查。检查时，先检查健侧乳房，再检查患侧。检查者以并拢的手指掌面略施压力，以旋转或来回滑动的方式进行触诊，切忌用手指将乳房提起来触摸。检查按外上→外下→内下→内上→中央（乳头、乳晕）的顺序进行，然后检查腋窝及锁骨上、下窝等处的淋巴结。

［临床意义］触诊乳房变为较坚实而无弹性，提示皮下组织受肿瘤或炎症浸润。乳房压痛多系炎症所致，恶性病变一般无压痛。触及乳房包块时，应注意其部位、大小、外形、硬度、压痛及活动度。

**2. 屈曲加垫止血法**

［临床应用］适用于肘、膝关节远端肢体受伤出血。

［操作方法］在肘窝、腘窝垫以棉垫卷或绷带卷，将肘关节或膝关节尽力屈曲，借衬垫物压住动脉，并用绷带或三角巾将肢体固定于屈曲位，精确记录止血的时间并标记

在垫布上。

[注意事项] 应用屈曲加垫止血法，必须先确定局部有无骨关节损伤，有骨关节损伤者禁用。

**3. 2型糖尿病患者目前餐前血糖8.5mmol/L，要想了解其近1~2个月血糖控制情况，需要检查什么指标**

应检查糖化血红蛋白。

[参考值] $HBA_{1C}$ 4%~6%；$HBA_1$ 5%~8%。

[临床意义] 可反映采血前2~3个月血糖的平均水平。

（1）评价糖尿病控制程度：$HBA_{1C}$ 增高提示近2~3个月糖尿病控制不良，$HBA_{1C}$ 越高，血糖水平越高，病情越重，可作为糖尿病长期控制的检测指标。

（2）筛检糖尿病：美国糖尿病协会将 $HBA_{1C} \geq 6.5\%$ 作为糖尿病诊断的标准之一。

（3）鉴别高血糖：糖尿病高血糖的 $HBA_{1C}$ 增高，而应激性糖尿病的 $HBA_{1C}$ 正常。

（4）预测血管并发症：$HBA_{1C} > 10\%$，提示血管并发症重。

## 006号题

【题干】

1. 角膜反射。
2. 心肺复苏开放气道的操作。
3. 类风湿关节炎关节的表现。

【答题要求】根据你抽取题目的要求，进行实践操作或口头答辩，时间20分钟。

【答案解析】

**1. 角膜反射**

[检查方法] 嘱患者眼睛注视内上方，医师用细棉絮轻触患者角膜外缘，正常时该侧眼睑迅速闭合，称为直接角膜反射，对侧眼睑也同时闭合称为间接角膜反射。

[临床意义] ①如直接角膜反射存在，间接角膜反射消失，为受刺激对侧的面神经瘫痪。②如直接角膜反射消失，间接角膜反射存在，为受刺激侧的面神经瘫痪。③若直接、间接角膜反射均消失，为受刺激侧三叉神经病变；深昏迷患者角膜反射也消失。

**2. 开放气道**

开放气道的方法分为仰头举颏法和仰头抬颈法，临床最常用的是仰头举颏法。开放气道后要求耳垂和下颌连线与地面成90°角，同时清理口腔分泌物，有假牙的应予以摘除。

（1）仰头举颏法：施救者将左手小鱼际置于患者前额眉弓上方，下压使其头部后仰，另一手食指和中指置于下颌处，将下颌向前上方抬起，协助头部充分后仰，打开气道。

（2）仰头抬颈法：施救者右手置于患者颈项部并抬起颈部，左手小鱼际放在前额眉弓上方向下施压，使头部充分后仰，打开气道。

### 3. 类风湿关节炎关节的表现

（1）晨僵：早晨起床后病变关节感觉僵硬，如胶黏着的感觉，持续1小时以上，称为晨僵，常被作为观察本病活动的指标之一。

（2）关节痛与压痛：关节痛是最早的症状，最常出现的部位为腕、掌指关节、近端指间关节，其次是足趾、膝、踝、肘、肩等关节。多呈对称性、持续性，但时轻时重，疼痛的关节往往伴有压痛，受累关节的皮肤出现褐色色素沉着。

（3）关节肿胀：凡受累的关节均可肿胀，呈对称性。

（4）关节畸形：见于较晚期患者，最为常见的晚期关节畸形是腕和肘关节强直、掌指关节的半脱位、手指向尺侧偏斜和呈"天鹅颈样"及"纽扣花样"表现。

（5）关节功能障碍：关节肿痛和结构破坏都可引起关节的活动障碍。

## 007 号题

【题干】

1. 胆囊触痛征。
2. 手术区皮肤消毒。
3. 血沉增快的意义。

【答题要求】根据你抽取题目的要求，进行实践操作或口头答辩，时间20分钟。

【答案解析】

### 1. 胆囊触痛征

[检查方法] 医师将左手掌平放于患者右肋下部，以左手拇指指腹用适度压力钩压右肋下部胆囊点处，然后嘱患者缓慢深吸气，此时发炎的胆囊下移时碰到用力按压的拇指引起疼痛，患者因疼痛而突然屏气，这一现象称为墨菲征（Murphy sign）阳性，又称胆囊触痛征。胰头癌压迫胆总管出现黄疸进行性加深，胆囊显著肿大时，胆囊无压痛，称为库瓦西耶征（Courvoisier sign）阳性，又称无痛性胆囊增大征阳性。

[临床意义] 正常胆囊不能触及，急性胆囊炎时胆囊肿大可以触及。

### 2. 手术区皮肤消毒

（1）将无菌纱布或消毒大棉球用消毒剂彻底浸透，用卵圆钳夹住消毒纱布或大棉球，由手术切口中心向四周稍用力涂擦，涂擦某一部位时方向保持一致，严禁做往返涂擦动作。消毒范围应包括手术切口周围半径15cm的区域，并应根据手术可能发生的变化适当扩大范围。

（2）重复涂擦3遍，第2、3遍涂擦的范围均不能超出上一遍的范围。

（3）如为感染伤口或会阴、肛门等污染处手术，则应从外周向感染伤口或会阴、肛门处涂擦。

（4）使用过的消毒纱布或大棉球应按手术室要求处置。

**3. 血沉增快的意义**

（1）生理性增快：见于妇女月经期、妊娠期及老年人。

（2）病理性增快：见于：①各种炎症，如细菌性急性炎症、风湿热和结核病活动期。②损伤及坏死，如急性心肌梗死、严重创伤、骨折等。③恶性肿瘤。④各种原因导致的高球蛋白血症，如多发性骨髓瘤、感染性心内膜炎、系统性红斑狼疮、肾炎、肝硬化等。⑤贫血。

## 008 号题

【题干】

1. 左颌下淋巴结检查。

2. 口对口人工呼吸。

3. 肺气肿 X 片的特点。

【答题要求】根据你抽取题目的要求，进行实践操作或口头答辩，时间 20 分钟。

【答案解析】

**1. 左颌下淋巴结检查**

［检查方法］检查左颌下淋巴结时，将左手置于被检查者头顶，使头微向左前倾斜，右手四指并拢，屈曲掌指及指间关节，沿下颌骨内缘向上滑动触摸。检查时如发现有肿大的淋巴结，应记录其数目、大小、质地、移动度，表面是否光滑，有无红肿、压痛和波动，是否有瘢痕、溃疡和瘘管等。

［临床意义］颌下淋巴结肿大常由口腔内炎症所致。

**2. 口对口人工呼吸**

（1）在患者口部覆盖无菌纱布或一次性屏障消毒面膜（施救者戴着一次性口罩时不需要覆盖无菌纱布，可直接吹气）。

（2）施救者用左手拇指和食指堵住患者鼻孔，右手固定患者下颏，打开患者口腔。

（3）施救者张大口将患者口唇严密包裹住，稍缓慢吹气，吹气时用眼睛的余光观察患者胸廓是否隆起。

（4）每次吹气时间不少于 1 秒，吹气量 500～600mL，以胸廓明显起伏为有效。

（5）吹气完毕，松开患者鼻孔，使患者的胸廓自然回缩将气体排出，随后立即给予第二次吹气。

（6）吹气 2 次后立即实施下一周期的心脏按压，交替进行。

（7）心脏按压与吹气的比例为 30：2。

**3. 肺气肿 X 片的特点**

（1）两肺野透亮度增加。

（2）肺纹理分布稀疏、纤细。

（3）横膈位置低平（膈穹隆平坦，位置下降），活动度减弱。

（4）胸廓呈桶状，前后径增宽，肋骨横行，肋间隙增宽。

（5）心影狭长，呈垂位心。

（6）侧位胸片见胸骨后间隙增宽。

## 009 号题

【题干】

1. 心脏瓣膜听诊区。

2. 戴无菌手套。

3. 胃溃疡的 X 线征象。

【答题要求】根据你抽取题目的要求，进行实践操作或口头答辩，时间 20 分钟。

【答案解析】

**1. 心脏瓣膜听诊区**

（1）心脏瓣膜听诊区分布：①二尖瓣区：位于心尖搏动最强处，又称心尖区。一般情况下，位于第 5 肋间隙左锁骨中线内侧。②主动脉瓣区：主动脉瓣有两个听诊区。主动脉瓣区位于胸骨右缘第 2 肋间隙，主动脉瓣狭窄时的收缩期杂音在此区最响；主动脉瓣第二听诊区位于胸骨左缘第 3、4 肋间隙，主动脉瓣关闭不全时的舒张期杂音在此区最响。③肺动脉瓣区：在胸骨左缘第 2 肋间隙。④三尖瓣区：在胸骨体下端近剑突偏右或偏左处。

（2）体位：心脏听诊时，被检者多取坐位或仰卧位，为使听诊清楚，可嘱被检者按要求变化体位。

（3）听诊顺序：二尖瓣区→肺动脉瓣区→主动脉瓣区→主动脉瓣第二听诊区→三尖瓣区（或二尖瓣区→主动脉瓣区→主动脉瓣第二听诊区→肺动脉瓣区→三尖瓣区）。无论何种顺序均应以不遗漏听诊区为准。

**2. 戴无菌手套**

［操作前准备］

（1）着装符合手术室及相关操作工作间的管理要求。

（2）戴好帽子、口罩。

（3）按照操作要求已完成外科手消毒。

（4）查看无菌手套类型、号码是否合适及无菌有效期。

［操作步骤与方法］

（1）选取合适的操作空间，确保戴无菌手套过程中不会因为手套放置不当或空间不足而发生污染事件。

（2）撕开无菌手套外包装，取出内包装平放在操作台上。

（3）一手捏住两只手套翻折部分，提出手套，适当调整使两只手套拇指相对并对齐。

（4）右手（或左手）手指并拢插入对应的手套内，然后适当张开手指伸入对应的指套内，再用戴好手套的右手（或左手）的2～5指插入左手（或右手）手套的翻折部内，用相同的方法将左手（或右手）插入手套内，并使各手指到位。

（5）分别将手套翻折部分翻回盖住手术衣袖口。

（6）在手术或操作开始前，应将双手举于胸前，严禁碰触任何物品而发生污染事件。

**3. 胃溃疡的X线征象**

胃溃疡的直接征象为腔外龛影，多位于小弯侧，形状规则呈乳头状、锥状，边缘光滑整齐，密度均匀，底部平整，急性期口部黏膜水肿带（黏膜线、项圈征、狭颈征），慢性期溃疡瘢痕收缩表现为黏膜纠集。

## 010号题

【题干】

1. 脾脏触诊。
2. 穿手术衣。
3. 胃癌的发病因素。

【答题要求】根据你抽取题目的要求，进行实践操作或口头答辩，时间20分钟。

【答案解析】

**1. 脾脏触诊**

[检查方法] 脾脏明显肿大而位置较表浅时，用单手浅部触诊即可触及。如肿大的脾脏位置较深，则用双手触诊法进行检查。被检者取仰卧位，双腿稍屈曲，医师左手绕过被检者腹部前方，手掌置于其左腰部第9～11肋处，将脾从后向前托起，右手掌平放于上腹部，与肋弓成垂直方向，以稍弯曲的手指末端轻压向腹部深处，随被检者腹式呼吸运动，由下向上逐渐移近左肋弓，直到触及脾缘或左肋缘。脾脏轻度肿大而仰卧位不易触及时，可嘱被检者改为右侧卧位，右下肢伸直，左下肢屈髋、屈膝，用双手触诊较易触及。触及脾脏后应注意其大小、质地、表面形态、有无压痛及摩擦感等。

[临床意义]

（1）轻度脾肿大：见于慢性肝炎、粟粒型肺结核、伤寒、感染性心内膜炎、败血症和急性疟疾等，一般质地较柔软。

（2）中度脾肿大：见于肝硬化、慢性溶血性黄疸、慢性淋巴细胞白血病、系统性红斑狼疮、疟疾后遗症及淋巴瘤等，一般质地较硬。

（3）高度脾肿大：表面光滑者见于慢性粒细胞白血病、慢性疟疾和骨髓纤维化症等，表面不平而有结节者见于淋巴瘤等。

**2. 穿手术衣**

［操作前准备］

（1）基础着装符合手术室及相关操作工作间的管理要求。

（2）戴好帽子、口罩。

（3）按照操作要求已完成外科手消毒。

（4）查看无菌手术衣的类型、号码是否合适及无菌有效期。

［操作步骤与方法］

（1）从已打开的无菌手术衣包内取出无菌手术衣一件，环视四周，选择较大的空间穿手术衣。

（2）提起手术衣两肩及衣领折叠处，将衣领展开，内面朝向自己，正面向外，轻轻将手术衣抖开。

（3）稍向上掷起手术衣，顺势将两手同时插入对应的衣袖内并尽量向前伸，将两手自袖口伸出。如双手未能完全伸出，可由巡回护士（或助手）在后面拉紧领部衣带将手伸出袖口。

（4）由巡回护士（或助手）在身后系好领部、背部系带。

（5）戴好无菌手套，然后一手提起腰带，传递给巡回护士（或助手），协助将腰带绕过后背至前侧部，并将手术衣的后面衣幅完全包盖住后背部，由本人自行系好腰带。

**3. 胃癌的发病因素**

（1）幽门螺杆菌（Hp）感染：Hp 感染与胃癌的发生有一定关系，世界卫生组织（WHO）已将 Hp 列为致癌源。

（2）饮食因素：与食物中亚硝基化合物、苯并芘等致癌物质含量高及饮食中缺乏抗癌或抑癌物质（如维生素 C、β 胡萝卜素及维生素 E）有关。

（3）环境因素：高纬度、高泥炭土壤、石棉地区及寒冷潮湿地区居民的发病率较高。

（4）遗传因素：胃癌有明显的家族聚集倾向。此外，胃癌发病率与血型有一定的关系，如 A 型血较 O 型血的发病率高。

（5）癌前变化。

## 011 号题

**【题干】**

1. 布鲁津斯基征。

2. 颈部无创伤开放气道。

3. 肝硬化的常见并发症。

**【答题要求】** 根据你抽取题目的要求，进行实践操作或口头答辩，时间 20 分钟。

**【答案解析】**

**1. 布鲁津斯基征**

[检查方法] 患者去枕仰卧，双下肢自然伸直，医师左手托患者枕部，右手置于患者胸前，使颈部移动前屈，如两膝关节和髋关节反射性屈曲为阳性。

[临床意义] 脑膜刺激征阳性最多见于脑膜炎，也可见于蛛网膜下腔出血、脑脊液压力增高等。

**2. 颈部无创伤开放气道**

颈部无创伤开放气道有以下两种方法。

（1）仰头举颏法：施救者将一手掌小鱼际（小拇指侧）置于患者前额，下压使其头部后仰，另一手的食指和中指置于靠近颏部的下颌骨下方，将颏部向前抬起，帮助头部后仰，气道开放，必要时拇指可轻牵下唇，使口微微张开。

（2）仰头托颈法：患者仰卧，抢救者一手抬起患者颈部，另一手掌小鱼际侧下压患者前额，使其头后仰，气道开放。

开放气道后要求耳垂和下颌的连线与地面成 90° 角，同时清理口腔分泌物，有假牙的应予以摘除。

**3. 肝硬化的常见并发症**

①急性上消化道出血。②肝性脑病。③原发性肝癌。④感染。⑤肝肾综合征。⑥肝肺综合征。⑦其他：门脉高压性胃病、电解质和酸碱平衡紊乱、门静脉血栓形成等。

## 012 号题

**【题干】**

1. 毛细血管搏动征。

2. 心肺复苏直流电除颤操作方法。

3. 二度房室传导阻滞心电图特点。

**【答题要求】** 根据你抽取题目的要求，进行实践操作或口头答辩，时间 20 分钟。

【答案解析】

**1. 毛细血管搏动征**

[检查方法]用手指轻压患者指甲床末端，或以干净玻片轻压患者口唇黏膜，如见到红白交替的、与患者心搏一致的节律性微血管搏动现象，称为毛细血管搏动征阳性。

[临床意义]主动脉瓣关闭不全时可见到这一征象，其他脉压增大的疾病，如重症贫血、甲状腺功能亢进症等，亦可出现毛细血管搏动征。

**2. 心肺复苏直流电除颤操作方法**

目前多使用自动体外除颤器（AED）。

（1）患者仰卧于硬板床上，去除义齿、手表等物。

（2）先用肾上腺素使粗颤变为细颤后点击除颤。既可达到除颤效果，又能尽量减少电流对于心脏的损害。

（3）抢救者打开除颤器电源，给除颤器充电，一般成人单向波除颤能量为200～360J，双向波除颤能量为150～200J。

（4）将两电极板涂布导电糊或用生理盐水纱布包好，分别置于胸骨右缘第二肋间和心尖部左乳头外侧，使电极中心在腋中线上。

（5）抢救者握手柄，紧压电极板，勿使盐水或导电糊外溢。

（6）抢救者与其他任何人不得接触患者及病床，暂时关闭氧气与心电监护仪，停止胸外心脏按压。按下放电按钮，随后立即判断除颤是否成功。

**3. 二度房室传导阻滞心电图特点**

（1）二度Ⅰ型：又称莫氏Ⅰ型或文氏型。心电图表现为：①P波规律地出现。②P-R间期呈进行性延长（而R-R间距则进行性缩短），直至出现一次心室漏搏，其后P-R间期又恢复为最短，再逐渐延长，直至又出现心室漏搏。这种周而复始的现象，称为房室传导的文氏现象。房室传导比例常为3:2、4:3、5:4等。

（2）二度Ⅱ型：又称莫氏Ⅱ型。心电图表现为：①P波有规律地出现。②发生心室漏搏之前和之后的所有下传搏动的P-R间期都恒定（正常范围或延长）。③QRS波群成比例地脱漏，形态一般正常或增宽畸形。房室传导比例常为2:1、3:2、4:3等。

## 013号题

【题干】

1. 腹水叩诊（移动性浊音叩诊）。

2. 口对鼻人工呼吸。

3. 洋地黄中毒的处理。

【答题要求】根据你抽取题目的要求，进行实践操作或口头答辩，时间20分钟。

## 【答案解析】

**1. 腹水叩诊（移动性浊音叩诊）**

[检查方法] 检查者自腹中部脐水平面开始向患者左侧叩诊，由鼓音变为浊音时，板指固定不动，嘱患者右侧卧位，再度叩诊，如呈鼓音，表明浊音移动。同样方法向右侧叩诊，叩得浊音后嘱患者左侧卧位，核实浊音是否移动。这种因体位不同而出现浊音区变动的现象，称移动性浊音阳性。

[临床意义] 当腹腔内有较多游离液体（在1000mL以上）时，如患者仰卧位，液体因重力作用多积聚于腹腔低处，含气的肠管漂浮其上，故叩诊腹中部呈鼓音，腹部两侧呈浊音；在患者侧卧位时，液体随之流动，叩诊上侧腹部转为鼓音，下侧腹部呈浊音。

**2. 口对鼻人工呼吸**

（1）施救者稍用力抬患者下颌，使口闭合。

（2）先深吸一口气，将口罩住患者鼻孔，将气体吹入患者鼻内，吹气时观察胸廓是否隆起。

（3）平静状态下缓慢吹气，吹气时观察胸廓是否隆起，吹气时间每次不少于1秒，每次送气量500～600mL，以胸廓抬起为有效。

（4）吹气完毕，松开患者口鼻，使患者的肺和胸廓自然回缩，将气体排出。

（5）重复吹气一次，与心脏按压交替进行，按压吹气比为30∶2。

**3. 洋地黄中毒的处理**

发生洋地黄中毒后应立即停药。轻者停药症状可以消失，快速性心律失常者如血钾低则可静脉补钾，钾不低者可用苯妥英钠，禁止电复律；缓慢性心律失常可用阿托品0.5～1mg，皮下注射。

## 014号题

【题干】

1. 脊柱叩击痛。
2. 感染伤口的换药。
3. 胆固醇增高的临床意义。

【答题要求】根据你抽取题目的要求，进行实践操作或口头答辩，时间20分钟。

【答案解析】

**1. 脊柱叩击痛**

[检查方法] 嘱被检查者取坐位，检查者可用中指或叩诊锤垂直叩击胸、腰椎棘突（颈椎位置深，一般不用此法）。也可采用间接叩击法，具体方法是检查者将左手掌置于被检者头部，右手半握拳，以小鱼际肌部位叩击左手背，了解检查者脊柱各部位有无

疼痛。

[临床意义]胸、腰椎病变，如结核、椎间盘突出、外伤或骨折时，相应的脊椎棘突有压痛，椎旁肌肉有压痛，多为腰背肌纤维炎或劳损，叩击痛的部位即为病变部位。

**2. 感染伤口的换药**

[操作前准备]

（1）清洗双手，戴好帽子、口罩。

（2）核对患者信息，复习病历，明确诊断与换药的目的。

（3）与患者进行床边交流，告知操作的目的，取得患者配合。

（4）根据操作目的及前次换药记录准备换药物品，包括一次性无菌换药包1个（内含弯盘2个、垫单1块、镊子2把、纱布及棉球若干、消毒剂等）、医用剪刀1把、医用胶带、医用绷带等。如换药伤口或切口面积较大，估计无菌换药包中的纱布、棉球及消毒剂数量不足时，另用无菌换药弯盘取适量干棉球、纱布及消毒剂做补充，严禁中断操作过程进行物品补充。

（5）特殊伤口在不增加患者痛苦的前提下，可事先查验伤口，以便根据需要另备无菌血管钳、无菌手术剪、生理盐水棉球、凡士林纱布及抗生素药物等。

[操作步骤与方法]

（1）根据病情及换药需要，给患者取恰当的体位，要求使患者舒适不易疲劳，不易发生意外污染事件，伤口暴露充分，采光良好，便于操作者及需要时有助手相助的操作，伤口部位尽量避开患者的视线。

（2）将一次性换药包打开，并将其他换药物品合理地放置在医用推车上，再一次查验物品是否齐全、能用且够用。

（3）操作开始，先用手取下外层敷料（勿用镊子），再用1把镊子取下内层敷料。揭除内层敷料应轻巧，一般应沿伤口长轴方向揭除；若内层敷料粘连在创面上，不可硬揭，可用生理盐水棉球浸湿后稍等片刻再揭去，以免伤及创面引起出血。

（4）双手执镊，右手镊子接触伤口，左手镊子保持无菌，从换药碗中夹取无菌物品传递给右手镊子，两镊不可碰触。

（5）感染伤口，用0.75%吡咯烷酮碘（碘伏）或2.5%碘酊消毒，由外周向感染伤口部位处消毒伤口及周围皮肤，涂擦时沿切口方向单向涂擦，范围半径距切口3～5cm，连续擦拭2～3遍。如用2.5%碘酊消毒，待碘酊干后再用70%酒精涂擦2～3遍脱碘。

（6）伤口分泌物较多且创面较深时，先用干棉球及生理盐水棉球清除分泌物，然后按感染伤口方法消毒。

（7）消毒完毕，一般创面用消毒凡士林纱布覆盖，污染伤口或易出血伤口根据需要放置引流纱条。

（8）用无菌纱布覆盖伤口，覆盖范围应超过伤口边缘3cm以上，一般8～10层纱布，医用胶带固定，贴胶带的方向应与肢体或躯干长轴垂直。

### 3. 胆固醇增高的临床意义

[参考值] 合适水平胆固醇（TC）＜ 5.20mmol/L，边缘水平 TC5.23 ～ 5.69mmol/L，升高 TC ＞ 5.72mmol/L。

[临床意义] TC 增高是冠心病的危险因素之一，高 TC 者动脉硬化、冠心病的发生率较高。TC 升高还见于甲状腺功能减退症、糖尿病、肾病综合征、胆总管阻塞、长期高脂饮食等。

## 015 号题

【题干】
1. 浮髌试验。
2. 胸椎损伤搬运。
3. 房性早搏的心电图判读。

【答题要求】根据你抽取题目的要求，进行实践操作或口头答辩，时间20分钟。

【答案解析】

### 1. 浮髌试验

[检查方法] 被检者取平卧位，下肢伸直放松，检查者左手拇指和其余四指分别固定在患者膝关节上方两侧，并加压压迫髌上囊，使关节液集中于髌骨底面，右手拇指和其余四指分别固定在患膝关节下方两侧，用右手食指连续垂直向下按压髌骨数次，下压时有髌骨与关节面的碰触感，松手时有髌骨随手浮起感，即为浮髌试验阳性。

[临床意义] 浮髌试验阳性见于风湿性关节炎、结核性关节炎等引起的膝关节腔积液。

### 2. 胸椎损伤搬运

（1）在搬动时，尽可能减少不必要的活动，以免引起或加重脊髓损伤。

（2）搬运一般需要由三人或四人共同完成，可求助于现场的成年目击者。进行搬运时一人蹲在伤者的头顶侧，负责托下颌和枕部，并沿脊柱纵轴略加牵引力，使颈部保持中立位，与躯干长轴呈一条直线，其他三人分别蹲在伤者的右侧胸部、右侧腰臀部及右下肢旁，由头侧的搬运者发出口令，四人动作协调一致并保持脊柱平直，将伤者平抬平放至硬质担架（或木板）上。

（3）分别在胸部、腰部及下肢处用固定带将伤者捆绑在硬质担架（或木板）上，保持脊柱伸直位。

### 3. 房性早搏的心电图判读

①提早出现的房性 P' 波，形态与窦性 P 波不同。② P'–R 间期 ≥ 0.12 秒。③房性 P'

波后有正常形态的 QRS 波群。④房性早搏后的代偿间歇不完全，即房早前后的两个窦性 P 波的时距小于窦性 P-P 间距的两倍。

## 016 号题

【题干】
1. 跟腱反射。
2. 外科手消毒。
3. 血清尿素氮 16.7mmol/L 的临床意义。

【答题要求】根据你抽取题目的要求，进行实践操作或口头答辩，时间 20 分钟。

【答案解析】

**1. 跟腱反射**

[检查方法] 患者仰卧，下肢外旋外展，髋、膝关节稍屈曲，医师左手将患者足部背屈成直角，右手用叩诊锤叩击跟腱，正常为腓肠肌收缩，出现足向跖面屈曲。反射中枢在骶髓 1～2 节。

[临床意义] 深反射亢进见于锥体束的病变，如急性脑血管病、急性脊髓炎休克期过后等。

**2. 外科手消毒**

（1）洗手：①用流动水冲洗双手、前臂和上臂下 1/3。②取适量抗菌洗手液（约 3mL）涂满双手、前臂、上臂至肘关节以上 10cm 处，按"七步洗手法"清洗双手、前臂至肘关节以上 10cm 处。七步洗手法：手掌相对→手掌对手背→双手十指交叉→双手互握→揉搓拇指→指尖→手腕、前臂至肘关节以上 10cm 处。两侧在同一水平交替上升，不得回搓。③用流动水冲洗清洗剂，水从指尖到双手、前臂、上臂，使水从肘下流走，沿一个方向冲洗，不可让水倒流，彻底冲洗干净。④再取适量抗菌洗手液（约 3mL）揉搓双手，按照"七步洗手法"第二次清洗双手及前臂至肘关节以上 10cm 处。⑤用流动水冲洗清洗剂，水从指尖到双手、前臂、上臂，使水从肘下流走，沿一个方向冲洗，不可让水倒流，彻底冲洗干净。⑥抓取无菌小毛巾中心部位，先擦干双手，然后将无菌小毛巾对折呈三角形，底边置于腕部，直角部位向指端，以另手拉住两侧对角，边转动边顺势向上移动至肘关节以上 10cm 处，擦干经过部位水迹，不得回擦；翻转毛巾，用毛巾的另一面以相同方法擦干另一手臂。操作完毕将擦手巾弃于指定容器内。⑦保持手指朝上，将双手悬空举在胸前，自然晾干手及手臂。

（2）手消毒：①取适量外科手消毒液（约 3mL）于一手的掌心，将另一手指尖在消毒液内浸泡约 5 秒，搓揉双手，然后将消毒液环形涂抹于前臂直至肘上约 10cm 处，确保覆盖到所有皮肤。②以相同方法消毒另一侧手、前臂至肘关节以上 10cm 处。③取外科手消毒液（约 3mL），涂抹双手所有皮肤，按"七步洗手法"揉搓双手，直至消毒剂干燥。④整个涂抹揉搓过程约3分钟。⑤保持手指朝上，将双手悬空举在胸前，待外科手消毒液自行挥发至彻底干燥。

**3. 血清尿素氮 16.7mmol/L 的临床意义**

[参考值] 3.2～7.1mmol/L。

[临床意义] 增高往往见于：①肾前性因素：肾血流量不足，见于脱水、心功能不全、休克、水肿、腹水等。②肾脏疾病：如慢性肾炎、肾结核和肾肿瘤等。③肾后性因素：尿路结石、前列腺肥大、泌尿生殖系统肿瘤等。④体内蛋白质分解过剩：见于急性传染病、脓毒血症、上消化道出血、大面积烧伤、大手术后和甲状腺功能亢进症等。

## 017 号题

【题干】

1. 冲击触诊（振水音检查）。
2. 心肺复苏的胸外心脏按压。
3. 糖尿病酮症酸中毒（DKA）的治疗。

【答题要求】根据你抽取题目的要求，进行实践操作或口头答辩，时间20分钟。

【答案解析】

**1. 冲击触诊（振水音检查）**

[检查方法] 被检者取仰卧位，医师用耳凑近被检者上腹部或将听诊器体件放于此处，然后用稍弯曲的手指以冲击触诊法连续迅速冲击其上腹部，如听到胃内液体与气体相撞击的声音，称为振水音。

[临床意义] 正常人餐后或饮入多量液体时，上腹部可出现振水音，但若在空腹或餐后6～8小时以上仍有此音，则提示胃内有液体潴留，见于胃扩张、幽门梗阻及胃液分泌过多等。

**2. 心肺复苏的胸外心脏按压**

[按压部位] 胸骨中下1/3处（少年儿童及成年男性可直接取两侧乳头连线的中点）。

[按压方法] 一手掌根部放置在按压点上紧贴患者的胸部皮肤，手指翘起脱离患者胸部皮肤。将另一手掌跟重叠在接触按压部位手掌根背部，手指紧扣向其掌心部，上半身稍向前倾，双侧肘关节伸直，双肩连线位于患者的正上方，保持前臂与患者胸骨垂直，用上半身的力量垂直向下用力按压，然后放松使胸廓充分弹起。放松时掌根不脱离患者胸部皮肤，按压与放松的时间比为1∶1。

[按压要求] 成人按压时使胸骨下陷5～6cm，按压频率为100～120次/分。连续按压30次后给予2次人工呼吸。有多位施救者分工实施心肺复苏术时，每2分钟或5个周期后，可互换角色，保证按压质量。

### 3. 糖尿病酮症酸中毒（DKA）的治疗

[治疗原则] 快速静脉补液恢复有效循环血容量，以适当速度降低血糖，纠正电解质及酸碱平衡失调，积极查明和消除诱因，防治并发症，降低病死率。

[救治措施]

（1）静脉补液：补液是治疗的关键环节，根据具体病情把握补液量和速度。DKA失水量可达体重的10%以上，因此，应按照患者原有体重及失水程度计算补液量，一般为原有体重的10%左右。常规首先补充0.9%氯化钠注射液，开始时输液速度较快，在1~2小时内输入0.9%氯化钠1000~2000mL，前4小时输入所计算失水量1/3的液体，以改善周围循环和肾功能。以后根据血压、心率、每小时尿量、末梢循环情况及有无发热、吐泻等决定输液量和速度。老年患者及原有心、肾疾病的患者，补液过程中应严密监测心肾功能，一般每4~6小时输液1000mL。24小时输液量应包括已失水量和部分继续失水量，一般为4000~6000mL，严重失水者可达6000~8000mL。当血糖下降至13.9mmol/L时可开始应用含糖的液体如5%葡萄糖液，并按每2~4g葡萄糖加入1U短效胰岛素。

（2）应用胰岛素：目前采用持续小剂量（短效）胰岛素治疗方案，即每小时每公斤体重给予0.1U胰岛素，使血清胰岛素浓度恒定达到100~200μU/mL。有休克和（或）严重酸中毒及昏迷的重症患者，可静脉注射首次负荷剂量胰岛素10~20U。血糖下降速度一般以每小时降低3.9~6.1mmol/L为宜，每1~2小时复查血糖，及时调节输液中胰岛素的比例，病情稳定后过渡到胰岛素常规皮下注射。

（3）纠正电解质及酸碱平衡失调：①纠正酸中毒：严重酸中毒者，血pH<7.1，$HCO_3^-$<5mmol/L者应给予补碱治疗，但补碱不宜过多、过快。常用5%碳酸氢钠溶液。②纠正低血钾：DKA患者可有不同程度的失钾，治疗前的血钾水平不能真实反映其体内缺钾程度。补钾应根据血钾和尿量，治疗前血钾低于正常，立即开始补钾，第一个2~4小时每小时补氯化钾1.0~1.5g；血钾正常、尿量<30mL/h，暂缓补钾，待尿量增加后再开始补钾。治疗过程中定时监测血钾和尿量，调整补钾量和速度。

（4）去除诱因及防治并发症：①防治脏器功能衰竭：在抢救过程中要注意治疗措施之间的协调，特别是预防脑水肿、心力衰竭和肾功能衰竭，预防上消化道出血，维持重要脏器功能。②控制感染：严重感染是常见诱因，亦可是发病后的合并症，应积极处理。

## 018号题

【题干】

1. 腹壁反射。

2. 前臂出血弹性止血带止血法。

3.消化性溃疡的临床表现。

【答题要求】根据你抽取题目的要求,进行实践操作或口头答辩,时间20分钟。

【答案解析】

**1. 腹壁反射**

[检查方法]患者仰卧,两下肢稍屈曲,使腹壁放松,然后用叩诊锤柄部末端钝尖部迅速从外向内分别轻划两侧上、中、下腹部皮肤。正常人在受刺激部位出现腹肌收缩。

[临床意义]上腹壁、中腹壁或下腹壁反射减弱或消失,分别见于同侧胸髓7~8节、9~10节、11~12节病损;一侧上、中、下腹壁反射同时消失见于一侧锥体束病损;双侧上、中、下腹壁反射均消失见于昏迷和急性腹膜炎的患者。应注意,肥胖者、老年人、经产妇患者由于腹壁过松也可出现腹壁反射减弱或消失。

**2. 前臂出血弹性止血带止血法**

[操作方法]扎止血带之前先抬高患肢以增加静脉回心血量。将三角巾、毛巾或软布等织物包裹在扎止血带部位的皮肤上,扎止血带时左手掌心向上,手背贴紧肢体,止血带一端用虎口夹住,留出长约10cm的一段,右手拉较长的一端,适当拉紧拉长,绕肢体2~3圈,然后用左手的食指和中指夹住止血带末端用力拉下,使之压在缠绕在肢体上的止血带的下面。精确记录扎止血带的时间并标记在垫布上。

[注意事项]

(1)首先判断伤者的生命征,如发生心脏骤停,应立即实施心肺复苏。

(2)正确选定扎止血带的部位:止血带应扎在伤口的近心端,避开可能伤及神经的部位。前臂出血,宜扎在上臂上1/3处,不可扎在下1/3处,以防损伤桡神经。

(3)弹性止血带捆扎的松紧度要适宜,止血带的松紧度以出血明显减少或终止,远端动脉搏动刚好消失为适宜,过松达不到止血效果,过紧有造成局部软组织及神经损伤的风险。

(4)扎止血带部位必须加衬垫,以免损伤皮肤。

(5)精确记录并标记扎止血带的日期、时间和部位,标记在垫布上或记录在标签上并挂在伤者醒目的部位。

(6)严格控制捆扎时间,持续扎止血带的时间不宜超过3小时,并应每1小时放松止血带1次,每次放松2~3分钟。松解止血带时,如果伤口出血量大,应用指压法暂时止血。

**3. 消化性溃疡的临床表现**

消化性溃疡的典型表现为慢性、周期性、节律性的上腹部疼痛,体征多不典型。但是少数患者可无症状,部分患者以出血、穿孔等并发症表现为首诊原因。

消化性溃疡典型的腹痛特点是:①慢性病程,病情反复加重、缓解病史可达数年到数十年。②周期性发作，发作与缓解交替出现，发作期与缓解期亦长短不一。③有季节性，多在秋冬或冬春之交发病，可因精神情绪不良或过劳而诱发。④上腹痛呈节律性，表现为餐后痛（餐后1小时内）、空腹痛（餐后2~4小时）或（和）午夜痛，腹痛多可因服用抗酸药物而缓解。上腹部疼痛是消化性溃疡的主要症状，常因精神刺激、过度疲劳、饮食不当、服用药物、气候变化等因素诱发或加重，疼痛呈慢性过程，反复周期性发作，尤以十二指肠溃疡（DU）明显。疼痛位于上腹部，胃溃疡（GU）疼痛部位多位于中上腹部或偏左，DU疼痛多位于中上腹部偏右侧。疼痛发作期与缓解期交替，一般秋冬和冬春换季时易发病。腹痛呈节律性并与进食相关，DU饥饿时疼痛，多在餐后2~4小时出现，进食后缓解，部分患者可有午夜痛；GU疼痛不甚规则，常在餐后1小时内发生，至下次餐前自行消失。腹痛的性质可为钝痛、灼痛、胀痛或饥饿痛，常伴有反酸、嗳气、恶心等消化道症状。疼痛剧烈且突然发生或加重，由上腹部迅速向全腹弥漫，应疑诊为急性穿孔。疼痛较重，向背部放射，经抗酸治疗不能缓解者，应考虑后壁慢性穿透性溃疡。

## 019号题

【题干】

1. 气管检查。
2. 卡扣式弹性止血带止血法。
3. 确诊溃疡性结肠炎需要哪些检查项目，需要同哪些疾病鉴别？

【答题要求】根据你抽取题目的要求，进行实践操作或口头答辩，时间20分钟。

【答案解析】

**1. 气管检查**

［检查方法］让被检查者取坐位或仰卧位，头颈部保持自然正中位置。医师分别将右手的食指和无名指置于两侧胸锁关节上，中指在胸骨上切迹部位置于气管正中，观察中指是否在食指和无名指的中间。也可将中指置于气管与两侧胸锁乳头肌之间的间隙内，根据两侧间隙是否相等来判断气管有无移位。

［临床意义］如中指与食指、无名指的距离不等，则表示有气管移位。凡能引起纵隔移位的疾病均可导致气管移位。大量胸腔积液、气胸、纵隔肿瘤或单侧甲状腺肿大，可将气管推向健侧；肺不张、肺硬化、胸膜粘连等，可将气管拉向患侧。

**2. 卡扣式弹性止血带止血法**

［操作方法］扎止血带之前先抬高患肢以增加静脉回心血量。将三角巾、毛巾或软布等织物包裹在扎止血带部位的皮肤上，将卡扣式弹性止血带卡扣打开，捆扎在止血部位后将卡扣卡上，然后拉紧止血带，以出血明显减少或刚好终止出血的松紧度为宜。精确记录扎止血带的时间并标记在垫布上。

[注意事项]

（1）首先判断伤者的生命征，如发生心脏骤停，应立即实施心肺复苏。

（2）正确选定扎止血带的部位：止血带应扎在伤口的近心端，避开可能伤及神经的部位。前臂出血，宜扎在上臂上 1/3 处，不可扎在下 1/3 处，以防损伤桡神经。下肢出血，宜扎在大腿的下 1/3 处，不可扎在上 1/3 处，以防损伤股神经。

（3）弹性止血带捆扎的松紧度要适宜，止血带的松紧度以出血明显减少或终止，远端动脉搏动刚好消失为适宜，过松达不到止血效果，过紧有造成局部软组织及神经损伤的风险。

（4）扎止血带部位必须加衬垫，以免损伤皮肤。

（5）精确记录并标记扎止血带的日期、时间和部位，标记在垫布上或记录在标签上并挂在伤者醒目的部位。

（6）严格控制捆扎时间，持续扎止血带的时间不宜超过 3 小时，并应每 1 小时放松止血带 1 次，每次放松 2～3 分钟。松解止血带时，如果伤口出血量大，应用指压法暂时止血。

**3. 确诊溃疡性结肠炎需要哪些检查项目，需要同哪些疾病鉴别**

（1）检查项目

1）血液检查：①血红蛋白降低，为小细胞低色素性贫血；急性期中性粒细胞增多，血沉增快，凝血酶原时间延长，血浆第Ⅲ、Ⅶ、Ⅷ因子的活性增加，血小板数升高。②严重者血清白蛋白降低，C 反应蛋白增高。③严重者出现电解质紊乱，尤以低钾最明显。

2）粪便检查：常有黏液脓血便，镜检见红细胞、白细胞和巨噬细胞。粪便培养致病菌阴性。

3）结肠镜检查：是诊断与鉴别诊断的最重要手段。内镜下特征：急性期肠黏膜充血水肿，分泌亢进，可有针尖大小的红色斑点和黄白色点状物，肠腔痉挛，皱襞减少；慢性期黏膜粗糙不平，呈细颗粒状，血管模糊，质脆易出血，有假息肉形成。活组织检查显示特异性炎性病变和纤维瘢痕，同时可见糜烂、隐窝脓肿、腺体排列异常及上皮变化等。

4）X 线检查：主要征象：①黏膜粗乱或颗粒样改变。②多发性浅溃疡见小龛影，亦可有炎症性息肉而表现为多个小的圆形或卵圆形充盈缺损。③肠管缩短，结肠袋消失，肠壁变硬，可呈铅管状。

（2）鉴别诊断：应与急性自限性结肠炎、克罗恩病、大肠癌、肠易激综合征、慢性阿米巴痢疾等鉴别，内镜及活组织检查有助于鉴别诊断。

## 020 号题

**【题干】**

1. 胸廓扩张度检查。
2. 感染区脱非一次性隔离衣。
3. 某男，25 岁，血清钾 2.66mmol/L。分析其临床意义。

**【答题要求】** 根据你抽取题目的要求，进行实践操作或口头答辩，时间 20 分钟。

**【答案解析】**

**1. 胸廓扩张度检查**

［检查方法］检查前胸时，被检查者取坐位或仰卧位，检查者两手掌置于胸廓前下部对称部位，左右拇指分别沿两侧肋缘指向剑突，拇指尖在前正中线两侧对称部位，而手掌和伸展的手指置于前侧胸壁，嘱被检者做深呼吸运动，观察比较两手的动度是否一致。检查背部时，被检查者取坐位，将两手掌面平置于肩胛下区对称部位，拇指在后正中线对称部位，并将两侧皮肤向中线轻推，其余四指并拢紧贴于后胸廓两侧，同样嘱被检者做深呼吸运动，观察两侧的呼吸动度是否一致。正常人两侧呼吸动度相等，发生病变时可见一侧或局部胸廓扩张度减弱，而对侧或其他部位动度增强。

［临床意义］①一侧或局部胸廓扩张度减弱或消失见于大叶性肺炎、中等量以上胸腔积液或气胸、胸膜肥厚或粘连、单侧严重肺纤维化、肺不张、肋骨骨折等。②同时可见对侧呼吸动度增强，两侧呼吸动度减弱见于重度肺气肿、双侧肺纤维化、呼吸肌麻痹等。③两侧呼吸动度增强见于剧烈运动及酸中毒大呼吸。

**2. 感染区脱非一次性隔离衣**

（1）解开腰带，在前面打一活结。

（2）解开两袖口，在肘部将部分袖子套塞入袖内，便于消毒双手。

（3）消毒清洗双手后，解开领扣，右手伸入左手腕部套袖内，拉下袖子过手，用遮盖着的左手握住右手隔离衣袖子的外面，将右侧袖子拉下，双手转换渐从袖管中退出。

（4）用左手自衣内握住双肩肩缝撤右手，再用右手握住衣领外面反折，脱出左手。

（5）左手握住领子，右手将隔离衣两边对齐，挂在衣钩上。挂在污染区，则污染面朝外。

**3. 某男，25 岁，血清钾 2.66mmol/L。分析其临床意义**

［参考值］3.5～5.5mmol/L。

［临床意义］过低见于：①摄入不足：长期低钾饮食、禁食或厌食等。②丢失过多：严重呕吐、腹泻或胃肠减压，应用排钾利尿剂及肾上腺皮质激素。

## 021号题

【题干】

1. 肱三头肌反射。
2. 脱手术衣。
3. 脑血栓形成的诊断要点。

【答题要求】根据你抽取题目的要求,进行实践操作或口头答辩,时间20分钟。

【答案解析】

**1. 肱三头肌反射**

[检查方法]患者半屈肘关节,上臂稍外展,医师左手托扶患者肘部,右手用叩诊锤直接叩击尺骨鹰嘴突上方的肱三头肌肌腱附着处。正常时肱三头肌收缩,出现前臂伸展。反射中枢为颈髓6~7节。

[临床意义]

(1)深反射减弱或消失:一般是相应脊髓节段或所属脊神经病变,常见于末梢神经炎、神经根炎、脊髓灰质炎、脑或脊髓休克状态等。

(2)深反射亢进:见于锥体束的病变,如急性脑血管病、急性脊髓炎休克期过后等。

**2. 脱手术衣**

(1)手术结束,先自行解开腰带,然后由巡回护士(或助手)协助解开领部及背部的系带,用左手抓住手术衣的右肩部自上向下拉下手术衣,使衣袖由里向外翻,以同样的方法拉下左侧衣袖,脱下手术衣,确保手术衣里面外翻。

(2)脱手术衣时要保护手臂及洗手衣裤不被手术衣正面污染,将手术衣内面向外掷于指定的污物袋内。

**3. 脑血栓形成的诊断要点**

(1)中年以上,有动脉硬化、高血压、糖尿病等病史,常有短暂性脑缺血发作(TIA)病史。

(2)静息状态下或睡眠中发病,迅速出现局限性神经缺失症状,并持续24小时以上。神经系统症状和体征可用某一血管综合征解释。

(3)意识常清楚或轻度障碍,多无脑膜刺激征。

(4)脑部CT、MRI检查可显示梗死部位和范围,并可排除脑出血、肿瘤和炎症性疾病。

## 022 号题

**【题干】**

1. 巴宾斯基征。
2. 污染区脱一次性隔离衣。
3. 原发性高血压的诊断。

**【答题要求】** 根据你抽取题目的要求，进行实践操作或口头答辩，时间 20 分钟。

**【答案解析】**

**1. 巴宾斯基征**

[检查方法] 患者仰卧，髋、膝关节伸直，医师以手持患者踝部，用叩诊锤柄部末端的钝尖部在足底外侧从后向前快速轻划至小趾根部，再转向拇趾侧。

[临床意义] 正常出现足趾向跖面屈曲，称巴宾斯基征阴性。如出现拇趾背屈，其余四趾呈扇形分开，称巴宾斯基征阳性。阳性提示锥体束病变。

**2. 污染区脱一次性隔离衣**

（1）解开腰带，在前面将腰带打结收起。

（2）抓起肘部的衣袖将部分袖子向上向内套塞入袖内，暴露出双手及手腕部，清洗、消毒双手。

（3）消毒双手后，解开领扣，右手伸入左手腕部的衣袖内，抓住衣袖内面将衣袖拉下；用遮盖着衣袖的左手抓住右手隔离衣袖子的外面，将右侧袖子拉下，使双手从袖管中退出。

（4）用左手自隔离衣内面抓住肩缝处协助将右手退出，再用右手抓住衣领外面，协助将左手退出。

（5）脱下隔离衣后将隔离衣污染面（正面）向内折叠打卷后，掷于指定的污物桶内。

**3. 原发性高血压的诊断**

在未使用降压药物的情况下，非同日3次测量血压，收缩压≥140mmHg和（或）舒张压≥90mmHg，即可诊断为高血压。收缩压≥140mmHg和舒张压＜90mmHg为单纯性收缩期高血压。患者既往有高血压史，目前正在使用降压药物，血压虽然低于140/90mmHg，也诊断为高血压。排除继发性高血压，可诊断为原发性高血压。

## 023 号题

**【题干】**

1. 奥本海姆征。
2. 加压包扎止血法。

3. 慢性肾衰竭的分期。

【答题要求】根据你抽取题目的要求，进行实践操作或口头答辩，时间 20 分钟。

【答案解析】

**1. 奥本海姆征**

[检查方法] 检查者用拇指和食指，或弯曲的食指和中指沿被检者胫骨前缘用力由上向下滑压。

[临床意义] 如出现拇趾背屈，其余四趾呈扇形分开为阳性。阳性提示锥体束病变。

**2. 加压包扎止血法**

适用于中、小静脉，小动脉或毛细血管出血。用无菌敷料或洁净的毛巾、手绢、三角巾等覆盖伤口，加压包扎达到止血目的。必要时可将手掌放在敷料上均匀加压。

**3. 慢性肾衰竭的分期**

慢性肾脏病按 GRF 的分期

| 分期 | 特征 | GFR [mL/(min · 1.73m$^2$)] |
| --- | --- | --- |
| 1 | GFR 正常或增加 | ≥ 90 |
| 2 | GFR 轻度下降 | 60 ~ 89 |
| 3a | GFR 轻到中度下降 | 45 ~ 59 |
| 3b | GFR 中到重度下降 | 30 ~ 44 |
| 4 | GFR 重度下降 | 15 ~ 29 |
| 5 | 肾衰竭 | < 15 或透析 |

## 024 号题

【题干】

1. 心脏左界的叩诊。
2. 污染区穿一次性隔离衣。
3. 急性胰腺炎的检查方法。

【答题要求】根据你抽取题目的要求，进行实践操作或口头答辩，时间 20 分钟。

【答案解析】

**1. 心脏左界叩诊**

[叩诊方法] 心脏叩诊采用间接叩诊法，被检者取仰卧位时，检查者立于被检者右侧，左手叩诊板指与肋间平行。被检者取坐位时，宜保持上半身直立姿势，平稳呼吸，检查者面对被检者，左手叩诊板一般与肋间垂直。通常左侧心浊音界采用轻叩诊法，以叩诊音由清音变浊音来确定心浊音界。

[叩诊顺序] 从心尖搏动最强点外 2 ~ 3cm 处开始，沿肋间由外向内，叩诊音由清

音变浊音时翻转板指,在板指中点相应的胸壁处用标记笔作一标记。如此自下而上,叩至第 2 肋间,分别标记。用直尺测量左锁骨中线与前正中线间的垂直距离,以及左右心界各标记的浊音点距前正中线的垂直距离,并记录。

**2. 污染区穿一次性隔离衣**

(1)戴好帽子及口罩,取下手表,卷袖过肘,洗手。

(2)打开一次性隔离衣外包装,取出隔离衣。

(3)选择不会碰触到周围物品发生污染的较大的空间,将隔离衣完全抖开。

(4)抓住衣领部位分别将手插进两侧衣袖内,露出双手,整理隔离衣后先系好领部系带,然后将隔离衣两侧边襟互相叠压,自上而下分别系好后背的系带。

(5)双手拎住两侧腰部系带在后背交叉,绕回到前面系好。

**3. 急性胰腺炎的检查方法**

(1)标志物检测:淀粉酶测定、血清脂肪酶测定。

(2)血液一般检查:白细胞及中性粒细胞增多,中性粒细胞核左移。

(3)血生化检查:①暂时性血糖升高:与胰岛素释放减少和胰高血糖素释放增加有关;持久的空腹血糖 > 10mmol/L 反映胰腺坏死,提示预后不良。②血胆红素升高:少数患者出现,可于发病后 4~7 天恢复正常。③暂时性血钙降低:血钙 < 2mmol/L 见于重症胰腺炎(SAP),低血钙程度与临床严重程度平行,若血钙 < 15mmol/L 提示预后不良。④血清 AST、LDH:可升高;⑤血甘油三酯:可出现高甘油三酯血症,是病因也可能是后果,后者在急性期过后可恢复正常。⑥ CRP150mg/L,提示胰腺组织坏死。

(4)腹部影像学检查:①腹部 X 线平片:对排除其他急腹症如内脏穿孔等有重要意义。②腹部 B 超:在发病初期(24~48 小时)行 B 超检查,可以初步判断胰腺组织形态学变化,对胰腺肿大、脓肿及假性囊肿有诊断意义,同时有助于判断有无胆道疾病,因此,应作为常规初筛检查。③腹部 CT:根据影像学改变进行分级,对急性胰腺炎(AP)的诊断和鉴别诊断、评估其严重程度,特别是对鉴别轻症胰腺炎(MAP)和 SAP,以及附近器官是否累及具有重要价值。中度重症胰腺炎(MSAP)可见胰腺非特异性增大和增厚,胰周围边缘不规则;SAP 可见胰周围区消失,网膜囊和网膜脂肪变性,密度增加,胸膜腔、腹腔积液。增强 CT 是诊断胰腺坏死的最佳方法,疑有胰腺坏死合并感染者,可行 CT 引导下穿刺。

### 025 号题

【题干】

1. 肺部叩诊。

2. 防污染区穿非一次性隔离衣。

3. 急性重症肝炎的临床表现。

【答题要求】根据你抽取题目的要求，进行实践操作或口头答辩，时间20分钟。
【答案解析】

### 1. 肺部叩诊

[检查方法] 胸部叩诊采用间接叩诊法。被检者可取坐位或仰卧位，放松肌肉，呼吸均匀。首先叩诊前胸，由锁骨上窝开始，然后沿锁骨中线、腋前线自第1肋间隙从上至下逐一肋间进行叩诊。其次叩诊侧胸，嘱被检者两臂抱起置于头上，自腋窝开始沿腋中线、腋后线向下叩诊至肋缘。最后叩诊背部，嘱被检者稍低头，身体稍向前倾，双手交叉抱肘，尽可能使肩胛骨移向外侧方，自肺尖开始沿肩胛线逐一肋间向下叩诊。叩诊时应左右、上下、前后进行对比，并注意叩诊音的变化。

[临床意义]

（1）正常胸部叩诊音

正常肺部叩诊呈清音。肺与肝或肺与心重叠区域叩诊为浊音，又称肝脏或心脏的相对浊音区。叩诊未被肺遮盖的心脏或肝脏时为实音，又称心脏或肝脏的绝对浊音区。前胸左下方为胃泡区，叩诊呈鼓音。

（2）胸部病理性叩诊音

1）浊音或实音：见于：①肺组织含气量减少或消失，如肺炎、肺结核、肺梗死、肺不张、肺水肿、肺硬化等。②肺内不含气的病变，如肺肿瘤、肺包虫病、未穿破的肺脓肿等。③胸膜腔病变，如胸腔积液、胸膜增厚粘连等。④胸壁疾病，如胸壁水肿、肿瘤等。

2）鼓音：见于气胸及直径大于3～4cm的浅表肺空洞，如空洞型肺结核、液化破溃了的肺脓肿或肺肿瘤。

3）过清音：见于肺内含气量增加且肺泡弹性减退者，如肺气肿、支气管哮喘发作时。

### 2. 防污染区穿非一次性隔离衣

（1）戴好帽子及口罩，取下手表，卷袖过肘，严格清洗、消毒双手。

（2）手持衣领取下隔离衣，内侧面朝向自己，防止外面碰触任何物品造成污染；将衣领两端向外平齐对折并对齐肩缝，露出两侧袖子内口。

（3）右手抓住衣领，将左手伸入衣袖内；右手将衣领向上拉，使左手伸出袖口。

（4）换左手抓住衣领，将右手伸入衣袖内；左手将衣领向上拉，使右手伸出袖口。

（5）两手持衣领，由领子前正中顺着边缘向后将领子整理好并扣好领扣。

（6）根据需要戴一次性无菌手套，然后分别扎好袖口。

（7）松开腰带的活结，将隔离衣一边约在腰下5cm处渐向前拉，直到见边缘后捏住；同法捏住另一侧边缘的相同部位，注意手勿碰触隔离衣的内面及操作者自己的衣服。然后双手在背后将边缘对齐，向一侧折叠，将后背完全包裹。一手按住折叠处，另一手将腰带拉至背后压住折叠处，将腰带在背后交叉，绕回到前面系好。

**3. 急性重症肝炎的临床表现**

急性重型肝炎亦称暴发型肝炎，起病急，是以发病2周内出现Ⅱ度以上肝性脑病为特征的肝衰竭症候群。本型病死率高，病程不超过3周。肝衰竭症候群：①极度乏力，严重消化道症状，神经、精神症状。②明显出血现象，凝血酶原时间显著延长，PTA＜40%。③黄疸进行性加深，每日胆红素上升≥17.1μmol/L。④可出现中毒性鼓肠、肝臭、肝肾综合征等。⑤可见扑翼样震颤及病理反射，肝浊音界进行性缩小。⑥胆酶分离，血氨升高。

## 026号题

【题干】

1. 拉塞格征。

2. 肱骨闭合性骨折固定。

3. 常用降压药的分类。

【答题要求】根据你抽取题目的要求，进行实践操作或口头答辩，时间20分钟。

【答案解析】

**1. 拉塞格征**

［检查方法］坐骨神经根受到刺激的表现。患者仰卧，两下肢伸直，医师一手压在一侧膝关节上，使下肢保持伸直，另一手将下肢抬起，正常可抬高70°以上。如不到30°即出现由上而下的放射性疼痛为阳性。以同样的方法再检查另一侧。

［临床意义］阳性是坐骨神经根受到刺激的表现，见于坐骨神经痛、腰椎间盘突出症或腰骶神经根炎等疾病。

**2. 肱骨闭合性骨折的固定**

伤肢取肘关节屈曲呈直角位，长夹板放在上臂的外侧，长及肩关节及肘关节，短夹板放置在上臂内侧，用绷带分三个部位捆绑固定，然后用一条三角巾将前臂悬吊于胸前，用另一条三角巾将伤肢与胸廓固定在一起。若无可用的夹板，可用三角巾先将伤肢固定于胸廓，然后用另一条三角巾将伤肢悬吊于胸前。

**3. 常用降压药的分类**

常用的降压药分为6类：①利尿剂。②β受体阻滞剂。③钙拮抗剂（CCB）。④血管紧张素转换酶抑制剂。⑤血管紧张素Ⅱ受体阻滞剂。⑥$\alpha_1$受体阻滞剂。

## 027号题

【题干】

1. 麦氏点压痛、反跳痛触诊。

2. 前臂闭合性骨折的固定。

3. 急性心肌梗死心电图的特点。

【答题要求】根据你抽取题目的要求，进行实践操作或口头答辩，时间 20 分钟。

【答案解析】

**1. 麦氏点压痛、反跳痛触诊**

[检查方法] 阑尾点，又称麦氏点，位于右髂前上棘与脐连线外 1/3 与中 1/3 交界处，触诊时，由浅入深进行按压，如发生疼痛，称为压痛。检查到压痛后，手指稍停片刻，使压痛感趋于稳定，然后将手突然抬起，此时如患者感觉腹痛骤然加剧，并有痛苦表情，称为反跳痛。

[临床意义] 正常人腹部无压痛及反跳痛。腹壁紧张，同时伴有压痛和反跳痛称为腹膜刺激征，是急性腹膜炎的重要体征。阑尾病变时此处有压痛、反跳痛。

**2. 前臂闭合性骨折的固定**

伤肢取肘关节屈曲呈直角位，将两块夹板分别置于前臂的屈侧及伸侧面，用绷带分别捆绑固定肘、腕关节，然后用三角巾将肘关节屈曲功能位悬吊于胸前，用另一条三角巾将伤肢固定于胸廓。若无夹板，先用三角巾将伤肢悬吊于胸前，然后用另一条三角巾将伤肢固定于胸廓。

**3. 急性心肌梗死心电图的特点**

（1）缺血型 T 波改变："冠状 T 波"，两支对称的尖深倒置 T 波。

（2）损伤型 S-T 段移位：呈弓背向上的 S-T 段抬高，明显时可形成单向曲线。

（3）坏死型 Q 波改变：梗死区的导联上 Q 波异常加深、增宽（宽度＞ 0.04 秒，深度 ≥ R/4）。

## 028 号题

【题干】

1. 颈强直。

2. 指压止血法。

3. 外周血淋巴细胞升高的临床意义。

【答题要求】根据你抽取题目的要求，进行实践操作或口头答辩，时间 20 分钟。

【答案解析】

**1. 颈强直**

[检查方法] 患者去枕仰卧，下肢伸直，医师左手托其枕部做被动屈颈动作，正常时下颏可贴近前胸，如下颏不能贴近前胸且医师感到有抵抗感，患者感颈后疼痛时为阳性。

[临床意义] 阳性最多见于脑膜炎，也可见于蛛网膜下腔出血、脑脊液压力增高或

颈部疾病，如颈椎病、颈椎结核、骨折、脱位，以及颈部肌肉损伤等。

**2. 指压止血法**

［适应证］适用于头、面、颈部和四肢的动脉性出血，将出血部位近心端的供血血管压向对应的骨骼，以阻断血流。

［操作方法］

（1）头顶部、额部出血指压颞浅动脉，一手固定伤者头部，另一手拇指在伤侧耳前将颞浅动脉压向下颌关节。

（2）面部出血指压面动脉，左、右手拇指分别放在两侧下颌角前1cm处的凹陷处，将左、右侧面动脉压向下颌骨，其余四指置于伤者后枕部与拇指形成对应力。

（3）前臂出血指压肱动脉，一手固定伤者患肢，另一手四指并拢置于肱动脉搏动明显处，拇指放于对应部位，将肱动脉压向肱骨。

（4）手部出血指压桡、尺动脉，双手拇指与食指分别放在伤侧的桡动脉与尺动脉处，分别将桡动脉、尺动脉压向手腕部骨骼。

（5）下肢出血指压股动脉，将一手尺侧小鱼际置于伤肢股动脉搏动明显处，用力将股动脉压向股骨。

（6）脚部出血指压胫前、胫后动脉，双手拇指与食指分别放在伤侧脚踝处的胫前动脉与胫后动脉处，分别将胫前动脉、胫后动脉压向脚踝部骨骼。

**3. 外周血淋巴细胞升高的临床意义**

淋巴细胞升高可见于：①感染性疾病：主要为病毒感染，如麻疹、风疹、水痘、流行性腮腺炎、传染性单核细胞增多症等；也可见于某些杆菌感染，如结核病、百日咳、布鲁菌病。②某些血液病。③急性传染病的恢复期。

## 029 号题

【题干】

1. 双上肢肌力、肌张力检查。

2. 气囊－面罩简易呼吸器的使用。

3. 中年女性，空腹血糖＜2.5mmol/L，考虑有什么临床意义。

【答题要求】根据你抽取题目的要求，进行实践操作或口头答辩，时间20分钟。

【答案解析】

**1. 双上肢肌力、肌张力检查**

（1）肌力检查

［检查方法］医师嘱被检查者做肢体伸、屈、内收、外展、旋前、旋后等动作，并从相反方向给予阻力，测试被检查者对阻力的克服力量，要注意两侧对比检查。

肌力评定：采用0～5级的六级分级法。0级：完全瘫痪，无肌肉收缩。1级：仅有肌肉收缩,但无肢体活动。2级:肢体在床面上能水平移动,但不能抬离床面。3级:肢体能抬离床面,但不能抗阻力。4级:能做抗阻力动作,但较正常弱。5级:正常肌力。

[临床意义] ①单瘫:单一肢体瘫痪,多见于脊髓灰质炎。②偏瘫:为一侧肢体(上、下肢)瘫痪,常伴有同侧脑神经损害,多见于颅内病变或脑卒中。③交叉性偏瘫:为一侧肢体瘫痪及对侧脑神经损害,多见于脑干病变。④截瘫:为双侧下肢瘫痪,是脊髓横贯性损伤的表现,见于脊髓外伤、炎症等。

(2)肌张力检查

[检查方法] 医师嘱被检查者肌肉放松,而后持其肢体以不同的速度、幅度进行各个关节的被动运动,根据肢体的阻力判断肌张力(可触摸肌肉,根据肌肉硬度判断),要两侧对比。

[临床意义]

1)肌张力增高:触摸肌肉,坚实感,伸屈肢体时阻力大。可表现为:①痉挛状态:被动伸屈其肢体时,起始阻力大,终末突然阻力减弱,也称折刀现象,见于锥体束损害。②铅管样强直:伸肌和屈肌的肌张力均增高,做被动运动时各个方向的阻力增加均匀一致,见于锥体外系损害。

2)肌张力降低:肌肉松软,伸屈其肢体时阻力小,关节运动范围扩大,见于周围神经炎、脊髓前角灰质炎、小脑病变等。

**2. 气囊-面罩简易呼吸器的使用**

[操作前准备] 检查气囊-面罩简易呼吸器各装置是否无破损,单向活瓣工作正常,管道通畅。

[操作步骤与方法]

(1)简易呼吸器连接氧气,氧流量8~10mL/min。

(2)患者取去枕仰卧位,清除口腔分泌物,摘除假牙,头后仰打开气道。

(3)施救者站在患者头顶处或头部一侧,一手托起患者下颌,使患者头后仰以打开气道,将气囊面罩尖端向上罩在患者的口鼻部。

(4)一手以"CE"手法固定面罩(C法:拇指和食指将面罩紧扣于患者口鼻部,固定面罩,保持面罩密闭无漏气;E法:中指、无名指和小指放在患者下颌角处,向前上托起下颌,保持气道通畅),另一手用拇指与其余四指的对应力挤压简易呼吸器气囊,每次挤压时间大于1秒,潮气量为8~12mL/min,成人频率为12~16次/分,按压和放松气囊的时间比为1:(1.5~2)。

**3. 中年女性,空腹血糖< 2.5mmol/L,考虑有什么临床意义**

[参考值] 空腹血糖3.9~6.1mmol/L。

[临床意义] 血糖降低提示:生理性降低见于饥饿、剧烈运动等。病理性降低见于:①胰岛β细胞增生或肿瘤及胰岛素注射过量等。②缺乏抗胰岛素的激素,如生长

激素、甲状腺激素、肾上腺皮质激素等。③肝糖原贮存缺乏，如急性重症肝炎、急性肝炎、肝硬化、肝癌等。④其他，如药物影响（如磺胺药、水杨酸等）、急性乙醇中毒、特发性低血糖等。

## 030 号题

【题干】

1. 心脏右界的叩诊。
2. 股骨闭合性骨折的固定。
3. 冠心病心绞痛心电图的特点。

【答题要求】根据你抽取题目的要求，进行实践操作或口头答辩，时间 20 分钟。

【答案解析】

**1. 心脏右界的叩诊**

[叩诊方法]心脏叩诊采用间接叩诊法，被检者取仰卧位时，检查者立于被检者右侧，左手叩诊板指与肋间平行。被检者取坐位时，宜保持上半身直立姿势，平稳呼吸，检查者面对被检者，左手叩诊板指一般与肋间垂直，通常右侧宜使用较重的叩诊法，以叩诊音由清音变浊音来确定心浊音。

[叩诊顺序]叩右界时，先沿右锁骨中线，自上而下，叩诊音由清音变浊音时为肝上界。然后，于其上一肋间（一般为第 4 肋间）由外向内叩出浊音点，继续向上，分别于第 3、2 肋间叩出浊音点，并标记。用直尺测量左锁骨中线与前正中线间的垂直距离，以及左右心界各标记的浊音点距前正中线的垂直距离，并记录。

**2. 股骨闭合性骨折的固定**

（1）夹板固定法：将伤肢放置伸直固定位，取长夹板置于伤肢外侧面，夹板长及伤侧腋窝至脚踝，另一夹板放置在伤肢内侧，然后用绷带取大腿上部、膝关节上方、脚踝上方三处捆绑固定，搬运时可用绷带或三角巾将双下肢与担架固定在一起，加强固定作用。

（2）健肢固定法：无长夹板时，在膝、踝关节及两腿之间的空隙处加棉垫或折叠的衣服，用绷带或三角巾将双下肢分别在大腿上部、膝关节上方、脚踝上方三处捆绑在一起。

**3. 冠心病心绞痛心电图的特点**

（1）典型心绞痛：S-T 段水平型或下垂型压低 ≥ 0.1mV，T 波倒置、低平或双向。

（2）变异型心绞痛：S-T 段抬高，常伴 T 波高耸（只在发作时出现，与心梗有别）。

## 031 号题

**【题干】**

1. 肺部听诊。
2. 颈椎损伤的搬运。
3. AST 145U/L 的临床意义。

**【答题要求】** 根据你抽取题目的要求，进行实践操作或口头答辩，时间 20 分钟。

**【答案解析】**

**1. 肺部听诊**

[检查方法] 被检者取坐位或卧位，嘱被检者微张口或均匀的呼吸，必要时可做较深呼吸或咳嗽数声后继续听诊，这样更有利于觉察呼吸音及附加音的变化。听诊顺序一般由肺尖开始，自上而下，分别检查前胸部、侧胸部和背部，注意上下左右对称部位进行对比。听诊时注意呼吸音的变化，是否有异常的附加音，如啰音、胸膜摩擦音等。

[临床意义] 肺部病变时，听诊会有异常发现，如干湿啰音、胸膜摩擦音、异常呼吸音等。

**2. 颈椎损伤的搬运**

（1）可先用颈托固定颈部。

（2）搬运一般需要由三人或四人共同完成，可求助于现场的成年目击者。进行搬运时一人蹲在伤者的头顶侧，负责托下颌和枕部，并沿脊柱纵轴略加牵引力，使颈部保持中立位，与躯干长轴呈一条直线，其他三人分别蹲在伤者的右侧胸部、右侧腰臀部及右下肢旁，由头侧的搬运者发出口令，四人动作协调一致将伤者平直地抬到担架（或木板）上。

（3）放置头部固定器将伤者的头颈部与担架固定在一起，或在伤者头及颈部两侧放置沙袋或卷紧的衣服等，然后用三角巾或长条围巾等将伤者头颈部与担架（或木板）捆扎固定在一起，防止在搬运中发生头颈部移动，并保持呼吸道通畅。

**3. AST 145U/L 的临床意义**

[正常值] 10～40U/L。

[临床意义] AST 升高，主要见于：

（1）肝脏疾病：①病毒性肝炎时，ALT 与 AST 均显著升高，以 ALT 升高更加明显，是诊断病毒性肝炎的重要检测项目。急性重症肝炎 AST 明显升高，但在病情恶化时，黄疸进行性加深，酶活性反而降低，即出现"胆酶分离"现象，提示肝细胞严重坏死，预后不良。②慢性病毒性肝炎转氨酶轻度上升或正常。③肝硬化转氨酶活性正常或降低。④肝内、外胆汁淤积。⑤酒精性肝病、药物性肝炎、脂肪肝、肝癌等，转氨酶轻度升高或正常。酒精性肝病 AST 显著增高，ALT 轻度增高。

（2）心肌梗死：急性心肌梗死后 6～8 小时 AST 增高，4～5 天后恢复正常。

（3）其他疾病：骨骼肌疾病、肺梗死、肾梗死等转氨酶轻度升高。

## 032 号题

【题干】

1. 锁骨上淋巴结触诊。

2. 小腿闭合性骨折的固定。

3. 甲胎蛋白（AFP）450μg/L 的临床意义。

【答题要求】根据你抽取题目的要求，进行实践操作或口头答辩，时间 20 分钟。

【答案解析】

**1. 锁骨上淋巴结触诊**

［检查方法］检查锁骨上窝淋巴结时，检查者面对患者（可取坐位或仰卧位），用右手检查患者的左锁骨上窝，用左手检查其右锁骨上窝。检查时将食指与中指屈曲并拢，在锁骨上窝进行触诊，并深入锁骨后深部。发现淋巴结肿大时，应注意其部位、大小、数目、质地、移动度、压痛、表面是否光滑，是否有瘢痕、瘘管和溃疡，有无粘连等。

［临床意义］左锁骨上窝淋巴结肿大，多为腹腔脏器癌肿（胃癌、肝癌、结肠癌等）转移；右锁骨上窝淋巴结肿大，多为胸腔脏器癌肿（肺癌等）转移。

**2. 小腿闭合性骨折的固定**

伤肢取伸直固定位，取两块夹板分别放置在伤肢的内外两侧，夹板长及大腿中部至脚踝部，然后用绷带或三角巾分别在膝关节上方、膝关节下方、脚踝上方捆绑固定；亦可用三角巾以相同方法将伤肢与健侧下肢捆绑固定在一起。

**3. AFP 450μg/L 的临床意义**

［参考值］RIA 或 ELISA 法＜20μg/L。

［临床意义］450μg/L 表明增高。见于：①原发性肝癌：AFP 是目前诊断原发性肝细胞癌最特异的标志物，50% 患者 AFP＞300μg/L。但也有部分患者 AFP 不增高或增高不明显。②病毒性肝炎、肝硬化：AFP 可升高（常＜200μg/L）。③妊娠：妊娠 3～4 个月后，AFP 上升，7～8 个月达高峰（＜400μg/L），分娩后约 3 周即恢复正常。孕妇血清中 AFP 异常升高，有可能为胎儿神经管畸形。④其他：生殖腺胚胎性肿瘤、胃癌、胰腺癌等血中 AFP 也可增加。

## 033 号题

【题干】

1. 凯尔尼格征。

2.填塞止血法。

3.血红细胞和血红蛋白减少的临床意义。

【答题要求】根据你抽取题目的要求,进行实践操作或口头答辩,时间20分钟。

【答案解析】

**1.凯尔尼格征**

[检查方法]被检者去枕仰卧,一腿伸直,检查者将另一下肢先屈髋、屈膝成直角,然后抬小腿伸直其膝部,正常人膝关节可伸达135°以上,如小于135°时就出现抵抗,且伴有疼痛及屈肌痉挛为阳性,以同样的方法再检查另一侧。

[临床意义]阳性见于脑膜炎、蛛网膜下腔出血、脑脊液压力增高等,也可见于坐骨神经痛、腰骶神经根炎等。

**2.填塞止血法**

[适应证]适用于伤口较深的出血。

[操作方法]用消毒纱布、敷料(如果没有,用干净的布料替代)填塞在伤口内,再用加压包扎法包扎。

**3.血红细胞和血红蛋白减少的临床意义**

根据红细胞和血红蛋白减少的程度,贫血分为四级:①轻度:男性低于120g/L,女性低于110g/L,但高于90g/L。②中度60~90g/L。③重度30~60g/L。④极重度低于30g/L。

贫血可分为三类:①红细胞生成减少,见于造血原料不足(如缺铁性贫血、巨幼细胞贫血)、造血功能障碍(如再生障碍性贫血、白血病等)、慢性系统性疾病(慢性感染、恶性肿瘤、慢性肾病等)。②红细胞破坏过多,见于各种溶血性贫血。③失血,如各种失血性贫血。

## 034号题

【题干】

1.咽部及扁桃体检查。

2.防污染区穿一次性隔离衣。

3.幽门螺杆菌感染的三联疗法。

【答题要求】根据你抽取题目的要求,进行实践操作或口头答辩,时间20分钟。

【答案解析】

**1.咽部及扁桃体检查**

[检查方法]嘱被检查者头稍向后仰,口张大并拉长发"啊"声,医师用压舌板在舌的前2/3与后1/3交界处迅速下压舌体,此时软腭上抬,在照明下可见口咽组织。

[临床意义]咽部充血红肿,分泌物增多,多见于急性咽炎。咽部充血,表面粗

糙，并有淋巴滤泡呈簇状增生，见于慢性咽炎。扁桃体红肿增大，可伴有黄白色分泌物或苔片状易剥离假膜，见于扁桃体炎。

扁桃体肿大分为三度：Ⅰ度肿大时扁桃体不超过咽腭弓；Ⅱ度肿大时扁桃体超过咽腭弓，介于Ⅰ度与Ⅲ度之间；Ⅲ度肿大时扁桃体达到或超过咽后壁中线。扁桃体充血红肿，并有不易剥离的假膜（强行剥离时出血），见于白喉。

**2. 防污染区穿一次性隔离衣**

（1）戴好帽子及口罩，取下手表，卷袖过肘，严格清洗、消毒双手。

（2）助手协助打开一次性隔离衣外包装，取出隔离衣（手不可碰触到外包装袋）。

（3）选择不会碰触到周围物品发生污染的较大的空间，将隔离衣完全抖开。

（4）抓住衣领部位分别将手插进两侧衣袖内，露出双手。

（5）根据需要戴一次性无菌手套，整理隔离衣后先系好领部系带，然后将隔离衣两侧边襟互相叠压，自上而下分别系好后背的系带。操作过程中严禁手碰触隔离衣内面及操作者自己的衣服。

（6）双手拎住两侧腰部系带在后背交叉，绕回到前面系好。

**3. 幽门螺杆菌感染的三联疗法**

三联疗法一般为质子泵抑制剂或铋剂，加上抗生素阿莫西林、克拉霉素、甲硝唑（或替硝唑）中的任意两种。剂量一般为：奥美拉唑每日40mg，兰索拉唑每日60mg，次枸橼酸铋每日480mg，克拉霉素每日500～1000mg，阿莫西林每日2000mg，甲硝唑每日800mg，上述剂量分2次服，连服7日。

## 035号题

【题干】

1. 肱二头肌反射。

2. 防污染区脱一次性隔离衣。

3. 慢性肺源性心脏病急性加重期的处理。

【答题要求】根据你抽取题目的要求，进行实践操作或口头答辩，时间20分钟。

【答案解析】

**1. 肱二头肌反射**

［检查方法］医师以左手托扶被检查者屈曲的肘部，将拇指置于肱二头肌肌腱上，右手用叩诊锤叩击左手拇指指甲，正常时前臂快速屈曲。反射中枢在颈髓5～6节。

［临床意义］

（1）深反射减弱或消失：一般是相应脊髓节段或所属脊神经病变，常见于末梢神经炎、神经根炎、脊髓灰质炎、脑或脊髓休克状态等。

（2）深反射亢进：见于锥体束的病变，如急性脑血管病、急性脊髓炎休克期过后等。

**2. 防污染区脱一次性隔离衣**

（1）解开腰带，在前面打一活结收起腰带。

（2）脱下一次性手套，掷于指定容器内。

（3）分别解开衣领、后背部系带，抓起衣袖分别将衣袖拉下，然后脱下隔离衣。

（4）将脱下的隔离衣折叠打卷后，掷于指定的容器内。

**3. 慢性肺源性心脏病急性加重期的处理**

（1）控制呼吸道感染：一般可首选青霉素静滴，加用链霉素，肌注。经3～5日治疗无效时，可加用或改用其他抗生素，如庆大霉素、红霉素、卡那霉素、氨苄西林、羧苄西林、头孢菌素类。根据痰培养和致病菌对药物敏感度的测定结果选用更为合理。

（2）改善呼吸功能，抢救呼吸衰竭：采取综合措施，包括缓解支气管痉挛、清除痰液、通畅呼吸道、持续低浓度（25%～35%）给氧、应用呼吸中枢兴奋剂等。必要时施行气管切开、气管插管和机械呼吸器治疗等。

（3）控制心力衰竭：在积极控制感染、改善呼吸功能后，一般患者心功能常能改善，尿量增多，水肿消退，肝大可缩小或恢复正常，不需使用利尿剂和强心剂。但较重患者或经治疗无效者可适当选用。

①利尿剂：用药期间密切观察血气与电解质变化。使用排钾利尿剂时应适当补充钾、氯离子。对中度水肿可用氢氯噻嗪每日1～3次，每次25mg，口服，需要时可加用保钾利尿剂，如氨苯蝶啶每日1～3次，每次50～100mg。对重度水肿可临时用呋塞米20mg和依他尼酸25mg，稀释后静脉缓注。碳酸酐酶抑制剂可能诱发肺性脑病，不宜采用。

②强心剂：肺心病患者由于慢性缺氧及感染对洋地黄类药物耐受性很低，疗效差，易发生心律失常，这与处理一般心衰有所不同。强心剂的剂量宜小，一般为常规剂量的1/2～2/3，同时选用作用快、排泄快的强心剂。常以毒毛花苷K或毛花苷C，静脉缓慢注射。

③血管扩张剂的应用：使用时以10%葡萄糖液500mL加酚妥拉明10～20mg静滴。最近有用酚妥拉明10mg和肝素50mg加入10%葡萄糖液500mL中缓慢静滴者，每日1次，对重症血液高凝的肺心病有明显疗效。此外，如硝普钠、硝苯地平等均有一定疗效。

（4）控制心律失常：未经洋地黄制剂治疗者，可在密切观察下选用小量毛花苷C或地高辛治疗；对频发室性早搏、室性心动过速者，可选用利多卡因、丙吡胺等药物。洋地黄中毒所致的心律失常，则按洋地黄中毒处理。另外，还要注意避免应用普萘洛尔等β肾上腺素能受体阻滞剂，以免引起支气管痉挛。

（5）糖皮质激素的应用：一般可用氢化可的松或地塞米松静滴，病情好转后逐渐停用。

（6）降低血黏度药物的应用：用肝素。

## 036号题

**【题干】**

1. 腹壁静脉血流方向的检查。

2. 普通伤口换药。

3. 粪便隐血试验阳性的临床意义。

**【答题要求】** 根据你抽取题目的要求，进行实践操作或口头答辩，时间20分钟。

**【答案解析】**

**1. 腹壁静脉血流方向的检查**

［检查方法］选择一段没有分支的腹壁静脉，检查者将食指和中指并拢压在该段静脉上，一指固定，另一手指紧压静脉向外滑动，挤出静脉内血液后放松该手指，观察静脉是否立刻充盈，如迅速充盈，则血液方向是从放松的一端流向固定手指的一端。再用同法放松另一手指，即可判断出血流方向。

［临床意义］正常时腹壁静脉一般不显露。肝硬化门脉高压形成侧支循环时，腹壁曲张的浅静脉以脐为中心向周围伸展，血流方向是从脐静脉经脐孔进入腹壁曲张的浅静脉流向四方。上腔静脉阻塞时，上腹壁或胸壁曲张的浅静脉，血流转向下方进入下腔静脉。下腔静脉阻塞时，脐以下的腹壁浅静脉血流方向转向上方进入上腔静脉。

**2. 普通伤口换药**

［操作前准备］

（1）清洗双手，戴好帽子、口罩。

（2）核对患者信息，复习病历，明确诊断与换药的目的。

（3）与患者进行床边交流，告知操作的目的，取得患者配合。

（4）根据操作目的及前次换药记录准备换药物品，包括一次性无菌换药包1个（内含弯盘2个、垫单1块、镊子2把、纱布及棉球若干、消毒剂等）、医用剪刀1把、医用胶带、医用绷带等。如换药伤口或切口面积较大，估计无菌换药包中的纱布、棉球及消毒剂数量不足时，另用无菌换药弯盘取适量干棉球、纱布及消毒剂做补充，严禁中断操作过程进行物品补充。

（5）特殊伤口在不增加患者痛苦的前提下，可事先查验伤口，以便根据需要另备无菌血管钳、无菌手术剪、生理盐水棉球、凡士林纱布及抗生素药物等。

［操作步骤与方法］

（1）根据病情及换药需要，给患者取恰当的体位，要求使患者舒适不易疲劳，不易发生意外污染事件，伤口暴露充分，采光良好，便于操作者及需要时有助手相助的操作，伤口部位尽量避开患者的视线。

（2）将一次性换药包打开，并将其他换药物品合理地放置在医用推车上，再一次查验物品是否齐全、能用且够用。

（3）操作开始，先用手取下外层敷料（勿用镊子），再用1把镊子取下内层敷料。揭除内层敷料应轻巧，一般应沿伤口长轴方向揭除；若内层敷料粘连在创面上，不可硬揭，可用生理盐水棉球浸湿后稍等片刻再揭去，以免伤及创面引起出血。

（4）双手执镊，右手镊子接触伤口，左手镊子保持无菌，从换药碗中夹取无菌物品传递给右手镊子，两镊不可碰触。

（5）无感染伤口，用0.75%吡咯烷酮碘（碘伏）或2.5%碘酊消毒，由伤口中心向外侧消毒伤口及周围皮肤，涂擦时沿切口方向单向涂擦，范围半径距切口3～5cm，连续擦拭2～3遍。如用2.5%碘酊消毒，待碘酊干后再用70%酒精涂擦2～3遍脱碘。

（6）伤口分泌物较多且创面较深时，先用干棉球及生理盐水棉球清除分泌物，然后按感染伤口方法消毒。

（7）消毒完毕，一般创面用消毒凡士林纱布覆盖，污染伤口或易出血伤口根据需要放置引流纱条。

（8）用无菌纱布覆盖伤口，覆盖范围应超过伤口边缘3cm以上，一般8～10层纱布，医用胶带固定，贴胶带的方向应与肢体或躯干长轴垂直。

**3. 粪便隐血试验阳性的临床意义**

［正常值］阴性。

［临床意义］阳性常见于消化性溃疡的活动期、胃癌、钩虫病，以及消化道炎症、出血性疾病等。消化性溃疡隐血试验呈间断阳性，消化道癌症呈持续阳性，故本试验对消化道出血的诊断及消化道肿瘤的普查、初筛和监测均有重要意义。服用铁剂，食用动物血或肝类、瘦肉及大量绿叶蔬菜时，可出现假阳性。口腔出血或消化道出血被咽下后，亦可呈阳性反应。

## 037号题

【题干】

1. 心尖搏动的触诊。
2. 防污染区脱非一次性隔离衣。
3. 高血压靶器官损害的并发症。

【答题要求】根据你抽取题号的要求，进行实践操作或口头答辩，时间20分钟。

【答案解析】

**1. 心尖搏动的触诊**

［检查方法］先用右手全手掌置于心前区，然后用手掌尺侧（小鱼际）或食指和中

指指腹并拢进行局部触诊，必要时也可用单指指腹触诊。通过触诊可以进一步确定心尖搏动的位置、范围、有无抬举性搏动等。

[临床意义]左心室肥厚时，心尖搏动有抬举感。见于高血压心脏病、肥厚型心肌病等。

**2. 防污染区脱非一次性隔离衣**

（1）解开腰带，在前面打一活结收起腰带。

（2）脱下一次性手套，掷于指定容器内。

（3）分别解开衣领、后背部系带，抓起衣袖分别将衣袖拉下，然后脱下隔离衣。

（4）左手抓住隔离衣衣领，右手将隔离衣两边对齐内面向外翻折，确保隔离衣清洁面（正面）完全被内面包裹住，防止发生清洁面污染，用夹子夹住衣领，挂在指定的安全位置。

**3. 高血压靶器官损害的并发症**

（1）心脏并发症：出现左心室肥大称为高血压心脏病，晚期常发生心力衰竭，是慢性左心衰竭的常见病因。并发冠心病时可出现心绞痛、心肌梗死后猝死。

（2）脑卒中：脑血管并发症是我国原发性高血压最常见的并发症。早期可有短暂性脑缺血发作（TIA），长期血压增高可并发腔隙性脑梗死、动脉硬化性脑梗死、脑出血等，短时间内血压显著升高可出现高血压脑病等，也可诱发蛛网膜下腔出血。

（3）慢性肾脏病：肾脏受累时可有蛋白尿，早期出现夜尿增多等肾小管功能异常的表现，晚期多并发慢性肾衰竭。

（4）血管并发症

1）视网膜动脉硬化：眼底改变与病情的严重程度和预后相关，根据眼底镜检查结果，Keith-Wagener眼底分级法分为4级：①Ⅰ级，视网膜小动脉轻度狭窄、硬化、痉挛和变细。②Ⅱ级，小动脉中度硬化和狭窄，出现动脉交叉压迫征，视网膜静脉阻塞。③Ⅲ级，动脉中度以上狭窄伴局部收缩，视网膜有棉絮状渗出、出血和水肿。④Ⅳ级，视神经乳头水肿。

2）主动脉夹层：一旦发生破裂引发大血管急症，预后凶险。

### 038 号题

【题干】

1. 肾区叩击痛。

2. 外科手消毒。

3. 慢性肺源性心脏病的主要并发症。

【答题要求】根据你抽取题目的要求，进行实践操作或口头答辩，时间20分钟。

**【答案解析】**

**1. 肾区叩击痛**

[检查方法] 患者取站立位、坐位或侧卧位，检查者用左手掌平放于患者的肾区，右手握拳用由轻到中等强度的力量向左手背进行叩击。

[临床意义] 正常时肾区无叩击痛。当有肾炎、肾盂肾炎、肾结石及肾周围炎时，肾区可有不同程度的叩击痛。

**2. 外科手消毒**

（1）洗手：①用流动水冲洗双手、前臂和上臂下 1/3。②取适量抗菌洗手液（约 3mL）涂满双手、前臂、上臂至肘关节以上 10cm 处，按"七步洗手法"清洗双手、前臂至肘关节以上 10cm 处。七步洗手法：手掌相对→手掌对手背→双手十指交叉→双手互握→揉搓拇指→指尖→手腕、前臂至肘关节以上 10cm 处。两侧在同一水平交替上升，不得回搓。③用流动水冲洗清洗剂，水从指尖到双手、前臂、上臂，使水从肘下流走，沿一个方向冲洗，不可让水倒流，彻底冲洗干净。④再取适量抗菌洗手液（约 3mL）揉搓双手，按照"七步洗手法"第二次清洗双手及前臂至肘关节以上 10cm。⑤用流动水冲洗清洗剂，水从指尖到双手、前臂、上臂，使水从肘下流走，沿一个方向冲洗，不可让水倒流，彻底冲洗干净。⑥抓取无菌小毛巾中心部位，先擦干双手，然后将无菌小毛巾对折呈三角形，底边置于腕部，直角部位向指端，以另手拉住两侧对角，边转动边顺势向上移动至肘关节以上 10cm 处，擦干经过部位水迹，不得回擦；翻转毛巾，用毛巾的另一面以相同方法擦干另一手臂。操作完毕将擦手巾弃于指定容器内。⑦保持手指朝上，将双手悬空举在胸前，自然晾干手及手臂。

（2）手消毒：①取适量外科手消毒液（约 3mL）于一手的掌心，将另一手指尖在消毒液内浸泡约 5 秒，搓搓双手，然后将消毒液环形涂抹于前臂直至肘上约 10cm 处，确保覆盖到所有皮肤。②以相同方法消毒另一侧手、前臂至肘关节以上 10cm 处。③取外科手消毒液（约 3mL），涂抹双手所有皮肤，按"七步洗手法"揉搓双手，直至消毒剂干燥。④整个涂抹揉搓过程约 3 分钟。⑤保持手指朝上，将双手悬空举在胸前，待外科手消毒液自行挥发至彻底干燥。

**3. 慢性肺源性心脏病的主要并发症**

（1）肺性脑病。

（2）酸碱平衡失调及电解质紊乱。

（3）心律失常：多表现为房性早搏及阵发性室上性心动过速，也可有房性扑动及心房颤动。

（4）休克：是肺心病较常见的严重并发症及致死原因之一。

（5）消化道出血。

（6）其他：如功能性肾衰竭、弥散性血管内凝血等。

## 039 号题

【题干】

1. 桡骨骨膜反射。
2. 胸外心脏按压。
3. 溃疡性结肠炎的严重并发症。

【答题要求】根据你抽取题目的要求,进行实践操作或口头答辩,时间 20 分钟。

【答案解析】

**1. 桡骨骨膜反射**

[检查方法] 医师左手托扶患者腕部,并使腕关节自然下垂,用叩诊锤轻叩桡骨茎突,正常时肱桡肌收缩,出现屈肘和前臂旋前。反射中枢在颈髓 5～6 节。

[临床意义]

(1) 深反射减弱或消失:一般是相应脊髓节段或所属脊神经病变,常见于末梢神经炎、神经根炎、脊髓灰质炎、脑或脊髓休克状态等。

(2) 深反射亢进:见于锥体束的病变,如急性脑血管病、急性脊髓炎休克期过后等。

**2. 胸外心脏按压**

[按压部位] 胸骨中下 1/3 处(少年儿童及成年男性可直接取两侧乳头连线的中点)。

[按压方法] 一手掌根部放置在按压点上紧贴患者的胸部皮肤,手指翘起脱离患者胸部皮肤。将另一手掌跟重叠在接触按压部位手掌根背部,手指紧扣向其掌心部,上半身稍向前倾,双侧肘关节伸直,双肩连线位于患者的正上方,保持前臂与患者胸骨垂直,用上半身的力量垂直向下用力按压,然后放松使胸廓充分弹起。放松时掌根不脱离患者胸部皮肤,按压与放松的时间比为 1∶1。

[按压要求] 成人按压时使胸骨下陷 5～6cm,按压频率为 100～120 次/分。连续按压 30 次后给予 2 次人工呼吸。有多位施救者分工实施心肺复苏术时,每 2 分钟或 5 个周期后,可互换角色,保证按压质量。

**3. 溃疡性结肠炎的严重并发症**

(1) 中毒性巨结肠:多发生在暴发型或重症溃疡性结肠炎患者,结肠病变广泛而严重,累及肌层与肠肌神经丛。肠壁张力减退,结肠蠕动消失,肠内容物与气体大量积聚,引起急性结肠扩张,一般以横结肠为最严重。常因低钾、钡剂灌肠、使用抗胆碱能药物或阿片类制剂而诱发。临床表现为病情急剧恶化,毒血症明显,有脱水与电解质平衡紊乱,出现鼓肠、腹部压痛,肠鸣音消失。血常规白细胞计数显著升高,X 线腹部平片可见结肠扩大,结肠袋形消失。预后差,易引起急性肠穿孔。

（2）直肠结肠癌变：多见于广泛性结肠炎、幼年起病而病程漫长者。经肠镜检查及组织学检查可诊断。

## 040 号题

【题干】
1. 胸膜摩擦感。
2. 胸外心脏按压。
3. 慢性肾小球肾炎的治疗。

【答题要求】根据你抽取题目的要求，进行实践操作或口头答辩，时间20分钟。

【答案解析】

**1. 胸膜摩擦感**

[检查方法]检查者用手掌轻贴胸壁，令被检查者反复做深呼吸，此时若有皮革相互摩擦的感觉，即为胸膜摩擦感，胸膜的任何部位均可出现，但以腋中线第5～7肋间隙最易触到。

[临床意义]见于急性胸膜炎。

**2. 胸外心脏按压**

[按压部位]胸骨中下1/3处（少年儿童及成年男性可直接取两侧乳头连线的中点）。

[按压方法]一手掌根部放置在按压点上紧贴患者的胸部皮肤，手指翘起脱离患者胸部皮肤。将另一手掌跟重叠在接触按压部位手掌根背部，手指紧扣向其掌心部，上半身稍向前倾，双侧肘关节伸直，双肩连线位于患者的正上方，保持前臂与患者胸骨垂直，用上半身的力量垂直向下用力按压，然后放松使胸廓充分弹起。放松时掌根不脱离患者胸部皮肤，按压与放松的时间比为1∶1。

[按压要求]成人按压时使胸骨下陷5～6cm，按压频率为100～120次/分。连续按压30次后给予2次人工呼吸。有多位施救者分工实施心肺复苏术时，每2分钟或5个周期后，可互换角色，保证按压质量。

**3. 慢性肾小球肾炎的治疗**

主要治疗目的是防止或延缓肾功能进行性恶化、改善缓解临床症状及防治严重并发症。

（1）饮食治疗：根据肾功能减退程度，控制蛋白摄入量，一般每天30～40g，以优质蛋白（牛奶、蛋、瘦肉等）为主。

（2）控制高血压，减少蛋白尿：高血压是加速病情进展的重要危险因素，尿蛋白＜1.0g/d时，血压应控制在＜130/80mmHg；尿蛋白≥1.0g/d者，血压应控制在＜125/75mmHg。首选ACEI或ARB，除具有降低血压作用外，还有减少尿蛋白和延缓肾功能恶化的肾脏保护作用。ACEI 或 ARB 通过扩张入球和出球小动脉，降低肾小球内高压力、高灌注，抑制细胞因子，减少尿蛋白和细胞外基质的蓄积等机制，起到减缓肾小球硬化的发展和肾脏保护作用，为治疗慢性肾炎高血压和（或）减少尿蛋白的首选药物。肾功能不全患者应用 ACEI 或 ARB 应监测血肌酐、血钾，防止高钾血症等副作用。降压治疗一般需联合用药，血压控制不达标时联合应用钙拮抗剂、β 受体阻滞剂和利尿剂等。

（3）抗凝和血小板解聚药物：可延缓病变进展，部分患者可减少蛋白尿。高凝状态明显者多见于易引起高凝状态的病理类型如膜性肾病、系膜毛细血管增生性肾炎。常用双嘧达莫、肠溶阿司匹林等。

（4）糖皮质激素和细胞毒药物：不作为常规应用。患者肾功能正常或仅轻度受损，肾脏体积正常，病理类型较轻（如轻度系膜增生性肾炎、早期膜性肾病等），尿蛋白较多者，如无禁忌证可试用。

（5）避免加重肾脏损害的因素：感染、劳累、妊娠及肾毒性药物（如氨基糖苷类抗生素、含马兜铃酸的中药等）均可能损伤肾脏，导致肾功能恶化，应予以避免。积极防治各种感染，禁用或慎用具有肾毒性的药物，积极纠正高脂血症、高血糖、高尿酸血症等。人工虫草制剂可辅助治疗。

## 041 号题

【题干】

1. 脊柱压痛与叩击痛检查。
2. 戴无菌手套。
3. 急性阑尾炎与急性胃肠炎的鉴别。

【答题要求】根据你抽取题目的要求，进行实践操作或口头答辩，时间 20 分钟。

【答案解析】

**1. 脊柱压痛与叩击痛检查**

［检查方法］检查有无脊柱压痛时，嘱被检者取端坐位，身体稍向前倾，医师以右手拇指从枕骨粗隆开始自上而下逐个按压脊椎棘突及椎旁肌肉，正常时每个棘突及椎旁肌肉均无压痛。检查叩击痛时，嘱被检查者取坐位，检查者可用中指或叩诊锤垂直叩击胸、腰椎棘突（颈椎位置深，一般不用此法）。也可采用间接叩击法，具体方法是检查者将左手掌置于被检者头部，右手半握拳，以小鱼际肌部位叩击左手背，了解检查者脊柱各部位有无疼痛。

［临床意义］胸、腰椎病变，如结核、椎间盘突出、外伤或骨折时，相应的脊椎棘突有压痛，椎旁肌肉有压痛，多为腰背肌纤维炎或劳损，叩击痛的部位即为病变部位。

**2. 戴无菌手套**

［操作前准备］

（1）着装符合手术室及相关操作工作间的管理要求。

（2）戴好帽子、口罩。

（3）按照操作要求已完成外科手消毒。

（4）查看无菌手套类型、号码是否合适、无菌有效期。

［操作步骤与方法］

（1）选取合适的操作空间，确保戴无菌手套过程中不会因为手套放置不当或空间不足而发生污染事件。

（2）撕开无菌手套外包装，取出内包装平放在操作台上。

（3）一手捏住两只手套翻折部分，提出手套，适当调整使两只手套拇指相对并对齐。

（4）右手（或左手）手指并拢插入对应的手套内，然后适当张开手指伸入对应的指套内，再用戴好手套的右手（或左手）的2～5指插入左手（或右手）手套的翻折部内，用相同的方法将左手（或右手）插入手套内，并使各手指到位。

（5）分别将手套翻折部分翻回盖住手术衣袖口。

（6）在手术或操作开始前，应将双手举于胸前，严禁碰触任何物品而发生污染事件。

**3. 急性阑尾炎与急性胃肠炎的鉴别**

急性阑尾炎有转移性右下腹疼痛。发病初期常伴胃肠道症状，有恶心、呕吐，呕吐物多为食物，多数伴有腹泻或便秘、食欲减退。急性胃肠炎多有饮食不洁史，临床表现与急性阑尾炎相似，腹部压痛部位不固定，肠鸣音亢进，无腹膜刺激征。便常规检查见脓细胞、未消化食物等有助于鉴别诊断。

## 042 号题

【题干】

1. 髌阵挛。

2. 颈部有损伤的气道开放。

3. 慢性左心衰的临床表现。

【答题要求】根据你抽取题目的要求，进行实践操作或口头答辩，时间20分钟。

【答案解析】

**1. 髌阵挛**

［检查方法］被检者取仰卧位，下肢伸直，检查者用拇指与食指持住髌骨上缘，用力向下快速推动数次，保持一定的推力。阳性反应为股四头肌节律性收缩使髌骨上下

运动。

[临床意义] 髌阵挛是深反射极度亢进的表现。深反射亢进见于锥体束的病变，如急性脑血管病、急性脊髓炎休克期过后等。

**2. 颈部有损伤的气道开放**

采用双手托颌法。患者平卧，抢救者用双手从两侧抓紧患者的双下颌并托起，使头后仰，下颌骨前移，即可打开气道。此法适用于颈部有外伤者，以下颌上提为主，不能将患者头部后仰及左右转动。注意，颈部有外伤只能采用双手托颌法开放气道，不宜采用仰头举颏法和仰头托颈法，以避免进一步损伤脊髓。

**3. 慢性左心衰的临床表现**

左心衰竭的症状与体征源于肺淤血及心排血量减少等病理生理改变，表现为：①劳力性呼吸困难：呼吸困难发生在重体力活动时，休息后可缓解。②夜间阵发性呼吸困难：与平卧睡眠后回心血量增加、副交感神经张力增加、膈肌抬高、肺活量减少有关。③端坐呼吸。④急性肺水肿（心源性哮喘）：是呼吸困难最严重的状态。另外有咳嗽、咳痰、咯血等症状。⑤心排血量不足的表现：有体能下降、乏力、疲倦、记忆力减退、焦虑、失眠、尿量减少等。⑥体征：随着病情由轻到重，肺部湿啰音可从局限于肺底部发展到全肺。病情严重出现心源性哮喘时，可闻及散在哮鸣音。心脏轻度扩大、心率加快、心音低钝，肺动脉瓣区第二心音亢进、心尖区可闻及舒张期奔马律和（或）收缩期杂音，可触及交替脉等。

## 043号题

【题干】

1. 鼻窦检查。

2. 屈肢加垫止血法。

3. 肺心病失代偿的表现。

【答题要求】根据你抽取题目的要求，进行实践操作或口头答辩，时间20分钟。

【答案解析】

**1. 鼻窦检查**

[检查方法] 检查额窦压痛时，一手固定被检查者枕部，另一手拇指置于眼眶上缘内侧，用力向后上方按压，两侧分别进行；或双手固定于被检查者双侧耳后，双手拇指分别置于两侧眼眶上缘内侧，向后上方按压。检查上颌窦压痛时，双手拇指置于被检查者颧部，其余手指分别置于被检查者的两侧耳后，固定其头部，双拇指向后方按压。检查筛窦压痛时，双手固定于被检查者两侧耳后，双拇指分别置于鼻根部与眼内眦之间，向后方按压。蝶窦因位置较深，不能在体表进行检查。

[临床意义] 鼻窦区压痛多为鼻窦炎。

**2. 屈肢加垫止血法**

［适应证］适用于肘、膝关节远端肢体受伤出血。

［操作方法］在肘、腘窝垫以棉垫卷或绷带卷，将肘关节或膝关节尽力屈曲，借衬垫物压住动脉，并用绷带或三角巾将肢体固定于屈曲位，以阻断关节远端的血流。

［注意事项］应用屈曲加垫止血法，必须先确定局部有无骨关节损伤，有骨关节损伤者禁用。

**3. 肺心病失代偿的表现**

（1）代偿期：以原发病表现为主，同时伴有肺动脉高压和右心室肥大体征，包括：①肺动脉瓣区 $S_2$ 亢进；②三尖瓣区出现收缩期杂音，剑突下触及心脏收缩期搏动；③可出现颈静脉充盈、肝淤血肿大等。

（2）失代偿期：多由急性呼吸道感染所诱发，除上述症状加重外，相继出现呼吸衰竭和心力衰竭的临床表现，甚至出现并发症。

1）呼吸衰竭：主要表现为缺氧和二氧化碳潴留症状。①低氧血症：除胸闷、心悸、心率增快和发绀外，严重者可出现头晕、头痛、烦躁不安、谵妄、抽搐和昏迷等症状。②二氧化碳潴留：头痛，多汗，失眠，夜间不眠，日间嗜睡，出现睡眠规律倒错。

2）心力衰竭：以右心衰竭为主。心悸、心率增快、呼吸困难及发绀进一步加重，上腹部胀痛、食欲不振、少尿。

3）并发症：肺性脑病、酸碱平衡失调和电解质紊乱、心律失常、休克、消化道出血和其他如功能性肾衰竭、弥散性血管内凝血。

## 044 号题

**【题干】**

1. 戈登征。

2. 口对口人工呼吸。

3. 再生障碍性贫血的诊断要点。

**【答题要求】** 根据你抽取题目的要求，进行实践操作或口头答辩，时间20分钟。

**【答案解析】**

**1. 戈登征**

［检查方法］医师用手以适当的力量握腓肠肌，如出现拇指背伸，其他各指向下呈扇形外展称戈登征阳性。

［临床意义］见于锥体束损伤。

**2. 口对口人工呼吸**

（1）在患者口部覆盖无菌纱布或一次性屏障消毒面膜（施救者戴着一次性口罩时不需要覆盖无菌纱布，可直接吹气）。

（2）施救者用左手拇指和示指堵住患者鼻孔，右手固定患者下颏，打开患者口腔；

（3）施救者张大口将患者口唇严密包裹住，稍缓慢吹气，吹气时用眼睛的余光观察患者胸廓是否隆起。

（4）每次吹气时间不少于1秒，吹气量500～600mL，以胸廓明显起伏为有效。

（5）吹气完毕，松开患者鼻孔，使患者的胸廓自然回缩将气体排出，随后立即给予第2次吹气。

（6）吹气2次后立即实施下一周期的心脏按压，交替进行。

（7）心脏按压与吹气的比例为30∶2。

**3. 再生障碍性贫血的诊断要点**

（1）典型再障的诊断标准：①全血细胞减少，网织红细胞百分数＜0.01，淋巴细胞比例增高。②一般无肝、脾肿大。③骨髓多部位增生减低，造血细胞减少，非造血细胞比例增高，骨髓小粒空虚。有条件者做骨髓活检，可见造血组织均匀减少。④除外引起全血细胞减少的其他疾病，如阵发性睡眠性血红蛋白尿、骨髓增生异常综合征、急性白血病等。⑤一般抗贫血治疗无效。

（2）不典型再障的诊断依据：需要进行动态观察慎重诊断，多次和多处骨髓穿刺，结合骨髓活检及核素扫描等综合诊断。

（3）重型再障的血象诊断标准：①网织红细胞百分比＜0.01，绝对值＜$15×10^9$/L。②中性粒细胞绝对值＜$0.5×10^9$/L。③血小板＜$20×10^9$/L。

## 045 号题

【题干】

1. 周围血管征。
2. 阑尾炎手术手术区消毒。
3. 急性心肌梗死的诊断。

【答题要求】根据你抽取题目的要求，进行实践操作或口头答辩，时间20分钟。

【答案解析】

**1. 周围血管征**

［检查方法］周围血管征包括头部随脉搏呈节律性点头运动、颈动脉搏动明显、毛细血管搏动征、水冲脉、枪击音与杜氏双重杂音。

［临床意义］它们都是由脉压增大所致，常见于主动脉瓣关闭不全、发热、贫血及甲状腺功能亢进症等。

**2. 阑尾炎手术手术区消毒**

［操作前准备］

（1）做好手术前皮肤准备，不同的手术对患者手术区域皮肤准备的要求不同。一般外科手术，如患者病情允许，要求患者在手术前一天下午洗浴。如皮肤上有较多油脂或胶布粘贴的残迹，先用松节油或 75% 酒精擦净，并进行手术区域除毛。

（2）基础着装符合手术室及相关操作工作间的管理要求。

（3）戴好帽子、口罩。

（4）按照操作要求已完成外科手消毒。

（5）核对手术患者信息、手术名称、手术部位及切口要求，确定消毒区域及范围。

（6）准备消毒器具及消毒剂。弯盘、卵圆钳、无菌纱布或无菌大棉球，消毒剂（0.75% 吡咯烷酮碘或 2.5% 碘酊，70% 酒精）。

[操作步骤与方法]

（1）将无菌纱布或消毒大棉球用消毒剂彻底浸透，用卵圆钳夹住消毒纱布或大棉球，由手术切口中心向四周稍用力涂擦，涂擦某一部位时方向保持一致，严禁做往返涂擦动作。消毒范围应包括手术切口周围半径 15cm 的区域，并应根据手术可能发生的变化适当扩大范围。

（2）重复涂擦 3 遍，第 2、3 遍涂擦的范围均不能超出上一遍的范围。

（3）使用过的消毒纱布或大棉球应按手术室要求处置。

**3. 急性心肌梗死的诊断**

（1）根据有冠心病危险因素的相关病史，典型的临床表现，典型的心电图改变以及血清肌钙蛋白和心肌酶的改变，一般可确立诊断。

（2）中老年人突发严重的心律失常、休克或心力衰竭，或突然出现持续而严重的胸闷，找不到合理的原因加以解释，均应立刻想到本病的可能。

## 046 号题

【题干】

1. 心脏震颤（猫喘）的触诊。
2. 外科手消毒。
3. 甲亢的实验室检查。

【答题要求】根据你抽取题目的要求，进行实践操作或口头答辩，时间 20 分钟。

【答案解析】

**1. 心脏震颤（猫喘）的触诊**

[检查方法] 先用右手全手掌置于心前区，然后用手掌尺侧（小鱼际）或食指和中指指腹并拢进行局部触诊，必要时也可用单指指腹触诊。

[临床意义] 心脏震颤（猫喘）是器质性心血管疾病的体征，临床意义见下表。

**常见心脏震颤的临床意义**

| 时期 | 部位 | 临床意义 |
| --- | --- | --- |
| 收缩期 | 胸骨右缘第2肋间 | 主动脉瓣狭窄 |
| | 胸骨左缘第2肋间 | 肺动脉瓣狭窄 |
| | 胸骨左缘第3、4肋间 | 室间隔缺损 |
| | 心尖部 | 重度二尖瓣关闭不全 |
| 舒张期 | 心尖部 | 二尖瓣狭窄 |
| 连续性 | 胸骨左缘第2肋间 | 动脉导管未闭 |

**2. 外科手消毒**

（1）洗手：①用流动水冲洗双手、前臂和上臂下1/3。②取适量抗菌洗手液（约3mL）涂满双手、前臂、上臂至肘关节以上10cm处，按"七步洗手法"清洗双手、前臂至肘关节以上10cm处。七步洗手法：手掌相对→手掌对手背→双手十指交叉→双手互握→揉搓拇指→指尖→手腕、前臂至肘关节以上10cm处。两侧在同一水平交替上升，不得回搓。③用流动水冲洗清洗剂，水从指尖到双手、前臂、上臂，使水从肘下流走，沿一个方向冲洗，不可让水倒流，彻底冲洗干净。④再取适量抗菌洗手液（约3mL）揉搓双手，按照"七步洗手法"第二次清洗双手及前臂至肘关节以上10cm。⑤用流动水冲洗清洗剂，水从指尖到双手、前臂、上臂，使水从肘下流走，沿一个方向冲洗，不可让水倒流，彻底冲洗干净。⑥抓取无菌小毛巾中心部位，先擦干双手，然后将无菌小毛巾对折呈三角形，底边置于腕部，直角部位向指端，以另手拉住两侧对角，边转动边顺势向上移动至肘关节以上10cm处，擦干经过部位水迹，不得回擦；翻转毛巾，用毛巾的另一面以相同方法擦干另一手臂。操作完毕将擦手巾弃于指定容器内。⑦保持手指朝上，将双手悬空举在胸前，自然晾干手及手臂。

（2）手消毒：①取适量外科手消毒液（约3mL）于一手的掌心，将另一手指尖在消毒液内浸泡约5秒，搓揉双手，然后将消毒液环形涂抹于前臂直至肘上约10cm处，确保覆盖到所有皮肤。②以相同方法消毒另一侧手、前臂至肘关节以上10cm处。③取外科手消毒液（约3mL），涂抹双手所有皮肤，按"七步洗手法"揉搓双手，直至消毒剂干燥。④整个涂抹揉搓过程约3分钟。⑤保持手指朝上，将双手悬空举在胸前，待外科手消毒液自行挥发至彻底干燥。

**3. 甲亢的实验室检查**

（1）血清甲状腺激素测定：血清甲状腺激素测定是发现与诊断甲亢的必查指标，并可以评估病情、随访治疗。①$TT_3$和$TT_4$：$TT_3$较$TT_4$更为灵敏，更能反映本病的程度与预后。②$FT_3$和$FT_4$：游离甲状腺激素是实现该激素生物效应的主要部分，且不受血中TBG浓度和结合力的影响，是诊断甲亢的首选指标。

（2）TSH 测定：TSH 是反映甲状腺功能最敏感的指标，也是反映下丘脑 – 垂体 – 甲状腺轴功能、鉴别原发性与继发性甲亢的敏感指标，尤其对亚临床型甲亢和甲减的诊断具有更重要意义。测定高敏 TSH 灵敏度更高。

（3）甲状腺自身抗体测定：甲状腺自身抗体测定是鉴别甲亢病因、诊断 GD 的指标之一，TRAb 中的 TSH 受体抑制性抗体（TSBAb）能反映自身抗体对甲状腺细胞的刺激功能。TRAb 阳性率 75%～96%，多数患者血中可检出 TGAb 和（或）TPOAb，如长期持续阳性，且滴度较高则提示可能进展为自身免疫性甲减。

（4）甲状腺摄 $^{131}$I 率：主要用于甲状腺毒症病因鉴别：甲状腺功能亢进类型的甲状腺毒症 $^{131}$I 摄取率增高；非甲状腺功能亢进类型的甲状腺毒症 $^{131}$I 摄取率减低。

（5）其他检查：超声、CT、MRI 等有助于甲状腺、异位甲状腺肿和球后病变性质的诊断。放射性核素扫描有助于诊断甲状腺自主高功能腺瘤。

## 047 号题

【题干】
1. 右侧腋窝及右滑车淋巴结触诊。
2. 腰椎损伤的搬运。
3. 血尿酸升高的临床意义。

【答题要求】根据你抽取题目的要求，进行实践操作或口头答辩，时间 20 分钟。

【答案解析】

**1. 右侧腋窝及右滑车淋巴结触诊**

［检查方法］检查右腋窝淋巴结时，检查者右手握被检查者右手，向上屈肘外展抬高约 45°，左手并拢，掌面贴近胸壁向上逐渐达腋窝顶部滑动触诊，然后依次触诊腋窝后壁、外侧壁、前壁和内侧壁。触诊腋窝后壁时应在腋窝后壁肌群仔细触诊，触。诊腋窝外侧壁时应将患者上臂下垂，检查腋窝前壁时应在胸大肌深面仔细触诊，检查腋窝内侧壁时应在腋窝近肋骨和前锯肌处进行触诊。

检查右侧滑车上淋巴结时，检查者以右手握被检查者右手腕，屈肘 90°，左手掌向上，小指抵在肱骨内上髁上，左手的食、中、无名指并拢，在肱二、三头肌间沟内滑动触诊。

［临床意义］上肢、胸壁及乳腺等部位的炎症常引起腋窝淋巴结肿大，乳腺癌常引起腋下淋巴结肿大。

**2. 腰椎损伤的搬运**

［操作方法］

（1）在搬动时，尽可能减少不必要的活动，以免引起或加重脊髓损伤。

（2）搬运一般需要由三人或四人共同完成，可求助于现场的成年目击者。进行搬运时一人蹲在伤者的头顶侧，负责托下颌和枕部，并沿脊柱纵轴略加牵引力，使颈部保持中立位,与躯干长轴呈一条直线,其他三人分别蹲在伤者的右侧胸部、右侧腰臀部及右下肢旁,由头侧的搬运者发出口令,四人动作协调一致并保持脊柱平直,将伤者平抬平放至硬质担架(或木板)上。

(3)分别在胸部、腰部及下肢处用固定带将伤者捆绑在硬质担架(或木板)上,保持脊柱伸直位。

[注意事项]

(1)禁止用软担架、被单或一人肩抬的方式搬运。

(2)搬运过程中始终保持脊柱伸直位,严禁脊椎发生弯曲或移动。

(3)转运过程中,需密切注意观察伤者的生命征和病情的变化,一旦发生心脏呼吸骤停,立即实施心肺复苏术。操作时应严密注意对伤处的保护,防止加重损伤引起不良后果。

**3. 血尿酸升高的临床意义**

[参考值]男性:268～488μmol/L;女性:178～387μmol/L(磷钨酸盐法)。

[临床意义]血清尿酸增高见于:①尿酸排泄障碍,如急慢性肾炎、肾结石、尿道梗阻等。②尿酸生成增加,见于痛风、慢性白血病、多发性骨髓瘤等。③进食高嘌呤饮食过多。④药物影响如吡嗪酰胺等。

## 048号题

【题干】

1. 触觉语颤。

2. 下肢弹性止血带止血法。

3. 气胸的X线表现。

【答题要求】根据你抽取题目的要求,进行实践操作或口头答辩,时间20分钟。

【答案解析】

**1. 触觉语颤**

[检查方法]检查者将两手掌或手掌尺侧缘平置于被检查者胸壁的对称部位,嘱其用同样强度重复拉长音发"yi"音,自上而下,从内到外,两手交叉,比较两侧相同部位语颤是否相同,注意有无增强或减弱。

[临床意义]

(1)语颤增强:见于:①肺实变,如肺炎链球菌肺炎、肺梗死、肺结核、肺脓肿及肺癌等。②压迫性肺不张。③较浅而大的肺空洞。

(2)语颤减弱或消失:主要见于:①肺气肿及支气管哮喘发作时。②阻塞性肺不张、气管内分泌物增多。③胸腔积液、气胸、胸膜高度增厚及粘连、胸壁水肿或高度肥厚、胸壁皮下气肿。④体质衰弱。

**2. 下肢弹性止血带止血法**

[操作方法] 扎止血带之前先抬高患肢以增加静脉回心血量。将三角巾、毛巾或软布等织物包裹在扎止血带部位的皮肤上，扎止血带时左手掌心向上，手背贴紧肢体，止血带一端用虎口夹住，留出长约 10cm 的一段，右手拉较长的一端，适当拉紧拉长，绕肢体 2～3 圈，然后用左手的食指和中指夹住止血带末端用力拉下，使之压在缠绕在肢体上的止血带的下面。精确记录扎止血带的时间并标记在垫布上。

[注意事项]

（1）首先判断伤者的生命征，如发生心脏骤停，应立即实施心肺复苏。

（2）正确选定扎止血带的部位：止血带应扎在伤口的近心端，避开可能伤及神经的部位。下肢出血：宜扎在大腿的下 1/3 处，不可扎在上 1/3 处，以防损伤股神经。

（3）弹性止血带捆扎的松紧度要适宜，止血带的松紧度以出血明显减少或终止，远端动脉搏动刚好消失为适宜，过松达不到止血效果，过紧有造成局部软组织及神经损伤的风险。

（4）扎止血带部位必须加衬垫，以免损伤皮肤。

（5）精确记录并标记扎止血带的日期、时间和部位，标记在垫布上或记录在标签上并挂在伤者醒目的部位。

（6）严格控制捆扎时间，持续扎止血带的时间不宜超过 3 小时，并应每 1 小时放松止血带 1 次，每次放松 2～3 分钟。松解止血带时，如果伤口出血量大，应用指压法暂时止血。

**3. 气胸的 X 线表现**

肺组织被气体压缩，于壁层胸膜与脏层胸膜之间形成无肺纹理的气胸区。少量气胸时，气胸区呈线状或带状无肺纹理区；大量气胸时，气胸区可占据肺野中外带。张力性气胸，可将肺完全压缩在肺门区，呈均匀的软组织影，可使纵隔向健侧移位，膈肌向下移位。

## 049 号题

【题干】

1. 髌阵挛。
2. 外科手消毒。
3. 急性肾小球肾炎尿液的特征。

【答题要求】根据你抽取题目的要求，进行实践操作或口头答辩，时间 20 分钟。

【答案解析】

**1. 髌阵挛**

[检查方法] 患者仰卧，下肢伸直，医师用拇指与食指捏住髌骨上缘，用力向下快

速推动数次,保持一定的推力,阳性反应为股四头肌节律性收缩使髌骨上下运动。

[临床意义]是深反射极度亢进的表现。见于锥体束的病变,如急性脑血管病、急性脊髓炎休克期过后等。

**2. 外科手消毒**

(1)洗手:①用流动水冲洗双手、前臂和上臂下 1/3。②取适量抗菌洗手液(约 3mL)涂满双手、前臂、上臂至肘关节以上 10cm 处,按"七步洗手法"清洗双手、前臂至肘关节以上 10cm 处。七步洗手法:手掌相对→手掌对手背→双手十指交叉→双手互握→揉搓拇指→指尖→手腕、前臂至肘关节以上 10cm 处。两侧在同一水平交替上升,不得回搓。③用流动水冲洗清洗剂,水从指尖到双手、前臂、上臂,使水从肘下流走,沿一个方向冲洗,不可让水倒流,彻底冲洗干净。④再取适量抗菌洗手液(约 3mL)揉搓双手,按照"七步洗手法"第二次清洗双手及前臂至肘关节以上 10cm。⑤用流动水冲洗清洗剂,水从指尖到双手、前臂、上臂,使水从肘下流走,沿一个方向冲洗,不可让水倒流,彻底冲洗干净。⑥抓取无菌小毛巾中心部位,先擦干双手,然后将无菌小毛巾对折呈三角形,底边置于腕部,直角部位向指端,以另手拉住两侧对角,边转动边顺势向上移动至肘关节以上 10cm 处,擦干经过部位水迹,不得回擦;翻转毛巾,用毛巾的另一面以相同方法擦干另一手臂。操作完毕将擦手巾弃于指定容器内。⑦保持手指朝上,将双手悬空举在胸前,自然晾干手及手臂。

(2)手消毒:①取适量外科手消毒液(约 3mL)于一手的掌心,将另一手指尖在消毒液内浸泡约 5 秒,搓揉双手,然后将消毒液环形涂抹于前臂直至肘上约 10cm 处,确保覆盖到所有皮肤。②以相同方法消毒另一侧手、前臂至肘关节以上 10cm 处。③取外科手消毒液(约 3mL),涂抹双手所有皮肤,按"七步洗手法"揉搓双手,直至消毒剂干燥。④整个涂抹揉搓过程约 3 分钟。⑤保持手指朝上,将双手悬空举在胸前,待外科手消毒液自行挥发至彻底干燥。

**3. 急性肾小球肾炎尿液的特征**

(1)少尿。

(2)血尿:常为首发症状,几乎全部患者均有血尿,约半数为肉眼血尿,持续 1~2 周后转为镜下血尿。

(3)蛋白尿:几乎均有尿蛋白,一般在 0.5~3.0g/d,常为非选择性蛋白尿。少数患者可在 3.5g/d 以上,甚至发展为肾病综合征。

(4)尿比重增高。

## 050 号题

【题干】

1. 水冲脉。

2. 开放性骨折的处理。

3. 肺炎链球菌肺炎的 X 线表现。

【答题要求】根据你抽取题目的要求，进行实践操作或口头答辩，时间 20 分钟。

【答案解析】

**1. 水冲脉**

［检查方法］检查时，用手紧握患者的手腕掌面，将其上肢高举过头，则水冲脉更易触知。

［临床意义］脉搏骤起骤降，急促而有力。常见于主动脉瓣关闭不全、甲状腺功能亢进症、严重贫血、动脉导管未闭等。

**2. 开放性骨折的处理**

（1）应先查验伤口情况，去除污染物及异物，有效止血、包扎破损处，再固定骨折肢体。

（2）有外露的骨折端等组织时不应还纳，以免将污染物带入深层组织，应用消毒敷料或清洁布类进行严密地保护性包扎。

（3）伴有血管损伤者，先行加压包扎止血后再行伤肢临时固定。加压包扎止血无效时，用弹性止血带或三角巾、绷带等代替止血。

**3. 肺炎链球菌肺炎的 X 线表现**

早期充血期无明显异常表现。实变期表现为大片状密度均匀的致密影，形态与肺叶或肺段轮廓一致，以叶间裂为界边界清楚，如仅累及肺叶的一部分则边缘模糊。消散期表现为实变阴影密度减低、范围缩小，呈散在小斑片状致密影，进一步吸收可遗留少量条索状影或完全消散。

## 051 号题

【题干】

1. 拉塞格征。

2. 穿手术衣。

3. 三度房室传导阻滞心电图的表现。

【答题要求】根据你抽取题目的要求，进行实践操作或口头答辩，时间 20 分钟。

【答案解析】

**1. 拉塞格征**

［检查方法］被检者取仰卧位，两下肢伸直，检查者一手压在被检者一侧膝关节上，使下肢保持伸直，另一手将该下肢抬起，正常可抬高 70° 以上，如不到 30° 即出现由上而下的放射性疼痛为阳性，以同样的方法再检查另一侧。

［临床意义］见于坐骨神经痛、腰椎间盘突出或腰骶神经根炎等。

**2. 穿手术衣**

［操作前准备］

（1）基础着装符合手术室及相关操作工作间的管理要求。

（2）戴好帽子、口罩。

（3）按照操作要求已完成外科手消毒。

（4）查看无菌手术衣的类型、号码是否合适、无菌有效期。

［操作步骤与方法］

（1）从已打开的无菌手术衣包内取出无菌手术衣一件，环视四周，选择较大的空间穿手术衣。

（2）提起手术衣两肩及衣领折叠处，将衣领展开，内面朝向自己，正面向外，轻轻将手术衣抖开。

（3）稍向上掷起手术衣，顺势将两手同时插入对应的衣袖内并尽量向前伸，将两手自袖口伸出。如双手未能完全伸出，可由巡回护士（或助手）在后面拉紧领部衣带将手伸出袖口。

（4）由巡回护士（或助手）在身后系好领部、背部系带。

（5）戴好无菌手套，然后一手提起腰带，传递给巡回护士（或助手），协助将腰带绕过后背至前侧部，并将手术衣的后面衣幅完全包盖住后背部，由本人自行系好腰带。

**3. 三度房室传导阻滞心电图的表现**

（1）P波与QRS波群毫无关系，呈完全性房室分离。

（2）心房率＞心室率。

## 052 号题

【题干】

1. 水银血压计测血压。

2. 气囊–面罩简易呼吸器的使用。

3. 肺结核抗结核药的使用原则。

【答题要求】根据你抽取题目的要求，进行实践操作或口头答辩，时间20分钟。

【答案解析】

**1. 水银血压计测血压**

（1）被检查者安静休息至少5分钟，采取坐位或仰卧位，裸露右上臂，伸直并外展45°，肘部置于与右心房同一水平（坐位平第4肋软骨，仰卧位平腋中线）。

（2）让受检者脱下该侧衣袖，露出手臂，将袖带平展地缚于上臂，袖带下缘距肘窝横纹2～3cm，松紧适宜。

（3）检查者先于肘窝处触知肱动脉搏动，将听诊器体件置于肱动脉上。

（4）轻压听诊器体件，然后用橡皮球将空气打入袖带，待动脉音消失，再将汞柱升高 20～30mmHg。

（5）开始缓慢（2～6mmHg/s）放气，听到第一个声音时所示的压力值是收缩压。

（6）继续放气，声音消失时血压计上所示的压力值是舒张压（个别声音不消失者，可采用变音值作为舒张压并加以注明）。

（7）测压时双眼平视汞柱表面，根据听诊结果读出血压值。

（8）间隔 1～2 分钟重复测量，取两次读数的平均值。

（9）血压测量完毕后将袖带解下、排气，平整地放入血压计盒内，将血压计汞柱向右侧倾斜 45°，使管中水银完全进入水银槽后，关闭汞柱开关和血压计。

**2. 气囊 – 面罩简易呼吸器的使用**

[操作前准备]检查气囊—面罩简易呼吸器各装置是否无破损，单向活瓣工作正常，管道通畅。

[操作步骤与方法]

（1）简易呼吸器连接氧气，氧流量 8～10mL/min。

（2）患者取去枕仰卧位，清除口腔分泌物，摘除假牙，头后仰打开气道。

（3）施救者站在患者头顶处或头部一侧，一手托起患者下颌，使患者头后仰以打开气道，将气囊面罩尖端向上罩在患者的口鼻部。

（4）一手以"CE"手法固定面罩（C法：拇指和示指将面罩紧扣于患者口鼻部，固定面罩，保持面罩密闭无漏气；E法：中指、无名指和小指放在患者下颌角处，向前上托起下颌，保持气道通畅），另一手用拇指与其余四指的对应力挤压简易呼吸器气囊，每次挤压时间大于 1 秒，潮气量为 8～12mL/kg，成人频率为 12～16 次/分，按压和放松气囊的时间比为 1:（1.5～2）。

**3. 肺结核抗结核药的使用原则**

早期、规律、全程、适量、联合。

## 053 号题

【题干】

1. 腹部叩诊音。

2. 戴无菌手套。

3. 总胆红素升高、结合胆红素偏高，请判断黄疸的类型。

【答题要求】根据你抽取题目的要求，进行实践操作或口头答辩，时间 20 分钟。

【答案解析】

**1. 腹部叩诊音**

[检查方法]多用间接叩诊法。被检者取仰卧位，一般从左下腹开始，按逆时针方

向叩至右下腹部，再到脐部。正常腹部除肝、脾所在部位叩诊呈浊音或实音外，其余部位均为鼓音。

［临床意义］鼓音明显，范围增大见于胃肠高度胀气、胃肠穿孔所致气腹和人工气腹。肝、脾或其他实质性脏器极度肿大，腹腔内大量积液或肿瘤时，鼓音区缩小，病变部位可出现浊音或实音。

**2. 戴无菌手套**

［操作前准备］

（1）着装符合手术室及相关操作工作间的管理要求。

（2）戴好帽子、口罩。

（3）按照操作要求已完成外科手消毒。

（4）查看无菌手套类型、号码是否合适、无菌有效期。

［操作步骤与方法］

（1）选取合适的操作空间，确保戴无菌手套过程中不会因为手套放置不当或空间不足而发生污染事件。

（2）撕开无菌手套外包装，取出内包装平放在操作台上。

（3）一手捏住两只手套翻折部分，提出手套，适当调整使两只手套拇指相对并对齐。

（4）右手（或左手）手指并拢插入对应的手套内，然后适当张开手指伸入对应的指套内，再用戴好手套的右手（或左手）的2～5指插入左手（或右手）手套的翻折部内，用相同的方法将左手（或右手）插入手套内，并使各手指到位。

（5）分别将手套翻折部分翻回盖住手术衣袖口。

（6）在手术或操作开始前，应将双手举于胸前，严禁碰触任何物品而发生污染事件。

**3. 总胆红素升高、结合胆红素偏高，请判断黄疸的类型**

总胆红素升高、结合胆红素均增高是阻塞性黄疸的表现。

## 054 号题

【题干】

1. 液波震颤。

2. 胸外心脏按压。

3. 游离性胸腔积液的X线特征。

【答题要求】根据你抽取题目的要求，进行实践操作或口头答辩，时间20分钟。

【答案解析】

**1. 液波震颤**

[检查方法]检查时患者平卧,医师以一手掌面贴于患者一侧腹壁,另一手四指并拢屈曲,用指端冲击患者另一侧腹壁,如有大量液体存在,则贴于腹壁的手掌有被液体波动冲击的感觉,即液波震颤(波动感)。为防止腹壁本身震动传至对侧,可让另一人将手掌尺侧缘压于脐部腹中线上。

[临床意义]用于 3000～4000mL 以上腹水的检查。

**2. 胸外心脏按压**

[按压部位]胸骨中下 1/3 处(少年儿童及成年男性可直接取两侧乳头连线的中点)。

[按压方法]一手掌根部放置在按压点上紧贴患者的胸部皮肤,手指翘起脱离患者胸部皮肤。将另一手掌跟重叠在接触按压部位手掌根背部,手指紧扣向其掌心部,上半身稍向前倾,双侧肘关节伸直,双肩连线位于患者的正上方,保持前臂与患者胸骨垂直,用上半身的力量垂直向下用力按压,然后放松使胸廓充分弹起。放松时掌根不脱离患者胸部皮肤,按压与放松的时间比为 1∶1。

[按压要求]成人按压时使胸骨下陷 5～6cm,按压频率为 100～120 次/分。连续按压 30 次后给予 2 次人工呼吸。有多位施救者分工实施心肺复苏术时,每 2 分钟或 5 个周期后,可互换角色,保证按压质量。

**3. 游离性胸腔积液的 X 线特征**

游离性胸腔积液最先积存在后肋膈角。①少量积液时,于站位胸片正位时,仅见肋膈角变钝。②中等量积液时,胸片可见渗液曲线,液体上缘呈外高内低边缘模糊的弧线样影,此为胸腔积液的典型 X 线表现。③大量积液时,患侧肺野呈均匀致密阴影,纵隔向健侧移位,肋间隙增宽,膈肌下移。

## 055 号题

【题干】

1. 脾肿大的测量。
2. 感染区穿非一次性隔离衣。
3. 慢性阻塞性肺疾病与支气管哮喘的鉴别。

【答题要求】根据你抽取题目的要求,进行实践操作或口头答辩,时间 20 分钟。

【答案解析】

**1. 脾肿大的测量**

[测量方法]当轻度脾肿大时只作甲乙线测量,甲点为左锁骨中线与左肋缘交点,乙点为脾脏在左锁骨中线延长线上的最下缘,两点间的距离以厘米(cm)表示。脾脏

明显肿大时，应加测甲丙线和丁戊线。甲丙线为左锁骨中线与左肋缘交点至最远脾尖（丙点）之间的距离。丁戊线为脾右缘（丁点）到前正中线的距离。如脾肿大向右未超过前正中线，测量脾右缘至前正中线的最短距离以"-"表示；超过前正中线则测量脾右缘至前正中线的最大距离，以"+"表示。

[临床意义]

（1）轻度脾肿大：见于慢性肝炎、粟粒型肺结核、伤寒、感染性心内膜炎、败血症和急性疟疾等，一般质地较柔软。

（2）中度脾肿大：见于肝硬化、慢性溶血性黄疸、慢性淋巴细胞白血病、系统性红斑狼疮、疟疾后遗症及淋巴瘤等，一般质地较硬。

（3）高度脾肿大：表面光滑者见于慢性粒细胞白血病、慢性疟疾和骨髓纤维化症等，表面不平而有结节者见于淋巴瘤等。

**2. 感染区穿非一次性隔离衣**

（1）戴好帽子及口罩，取下手表，卷袖过肘，洗手。

（2）手持衣领取下隔离衣，清洁面（内侧面）朝向自己；将衣领两端向外平齐对折并对齐肩缝，露出两侧袖子内口。

（3）右手抓住衣领，将左手伸入衣袖内；右手将衣领向上拉，使左手伸出袖口。

（4）换左手抓住衣领，将右手伸入衣袖内；左手将衣领向上拉，使右手伸出袖口。

（5）两手持衣领，由领子前正中顺着边缘向后将领子整理好并扣好领扣，然后分别扎好袖口或系好袖口扣子（此时手已污染）。

（6）松开收起腰带的活结，将隔离衣一边约在腰下5cm处渐向前拉，直到见边缘后捏住；同法捏住另一侧边缘的相同部位，注意手勿碰触到隔离衣的内面。然后双手在背后将边缘对齐，向一侧折叠，将后背完全包裹。一手按住折叠处，另一手将腰带拉至背后压住折叠处，将腰带在背后交叉，绕回到前面系好。

**3. 慢性阻塞性肺疾病与支气管哮喘的鉴别**

慢性阻塞性肺疾病（COPD）多于中年后起病，症状缓慢进展，逐渐加重，多有长期吸烟史或吸入有害气体史，气流受限基本为不可逆性；哮喘则多在儿童或青少年期起病，症状起伏大，常伴过敏性鼻炎等，部分患者有哮喘家族史，气流受限多为可逆性。

### 056号题

【题干】

1. 踝阵挛。

2. 卡扣式弹性止血带止血法。

3. 肾病综合征的诊断。

【答题要求】根据你抽取题目的要求，进行实践操作或口头答辩，时间20分钟。

【答案解析】

**1. 踝阵挛**

[检测方法]被检者取仰卧位,检查者用左手托住腘窝,使髋、膝关节稍屈曲,右手持其足掌前端,迅速用力将其足推向背屈,并保持适度的推力,阳性表现为腓肠肌节律性、连续性收缩使足出现交替性屈伸运动。

[临床意义]阵挛是深反射极度亢进的表现,见于锥体束的病变,如急性脑血管病、急性脊髓炎休克期过后等。

**2. 卡扣式弹性止血带止血法**

[操作方法]扎止血带之前先抬高患肢以增加静脉回心血量。将三角巾、毛巾或软布等织物包裹在扎止血带部位的皮肤上,将卡扣式弹性止血带卡扣打开,捆扎在止血部位后将卡扣卡上,然后拉紧止血带,以出血明显减少或刚好终止出血的松紧度为宜。精确记录扎止血带的时间并标记在垫布上。

[注意事项]

(1)首先判断伤者的生命征,如发生心脏骤停,应立即实施心肺复苏。

(2)正确选定扎止血带的部位:止血带应扎在伤口的近心端,避开可能伤及神经的部位。①前臂出血:宜扎在上臂上 1/3 处,不可扎在下 1/3 处,以防损伤桡神经。②下肢出血:宜扎在大腿的下 1/3 处,不可扎在上 1/3 处,以防损伤股神经。

(3)弹性止血带捆扎的松紧度要适宜,止血带的松紧度以出血明显减少或终止,远端动脉搏动刚好消失为适宜,过松达不到止血效果,过紧有造成局部软组织及神经损伤的风险。

(4)扎止血带部位必须加衬垫,以免损伤皮肤。

(5)精确记录并标记扎止血带的日期、时间和部位,标记在垫布上或记录在标签上并挂在伤者醒目的部位。

(6)严格控制捆扎时间,持续扎止血带的时间不宜超过 3 小时,并应每 1 小时放松止血带 1 次,每次放松 2～3 分钟。松解止血带时,如果伤口出血量大,应用指压法暂时止血。

**3. 肾病综合征的诊断**

(1)诊断标准:①尿蛋白超过 3.5g/d。②血浆白蛋白低于 30g/L。③水肿。④高脂血症。其中①②两项为诊断所必需。

(2)诊断内容:①确诊肾病综合征。②确认病因:首先排除继发性和遗传性疾病,才能确诊为原发性肾病综合征,最好进行肾活检,做出病理诊断。③判断有无并发症。

## 057 号题

【题干】

1. 肝脏叩诊。

2. 小腿闭合性骨折的固定。

3. 原发性支气管肺癌的实验室及辅助检查。

【答题要求】根据你抽取题目的要求,进行实践操作或口头答辩,时间20分钟。

【答案解析】

**1. 肝脏叩诊**

[检查方法]肝脏叩诊时用间接叩诊法,被检者取仰卧位。叩诊确定肝上界时,一般是沿右锁骨中线、右腋中线和右肩胛线,由肺区往下叩向腹部,当清音转为浊音时,即为肝上界,此处相当于被肺遮盖的肝顶部,故又称肝相对浊音界;再往下叩1~2肋间,由浊音转为实音时,此处肝脏不被肺遮盖,直接贴近胸壁,称肝绝对浊音界。确定肝下界时,由腹部鼓音区沿右锁骨中线或前正中线向上叩,当鼓音转为浊音处即是。体形匀称型者,正常肝上界在右锁骨中线上第5肋间,下界位于右季肋下缘,两者之间的距离为肝上下径,为9~11cm;在右腋中线上肝上界在第7肋间,下界相当于第10肋骨水平;在右肩胛线上,肝上界为第10肋间,下界不易叩出。瘦长型者肝上下界均可低一个肋间,矮胖型者则可高一个肋间。

[临床意义]病理情况下,肝浊音界向上移位见于右肺不张、右肺纤维化、气腹及鼓肠等;肝浊音界向下移位见于肺气肿、右侧张力性气胸等。肝浊音界扩大见于肝炎、肝脓肿、肝淤血、肝癌和多囊肝等;肝浊音界缩小见于急性重型肝炎、晚期肝硬化和胃肠胀气等;肝浊音界消失代之以鼓音者,多因肝表面有气体覆盖所致,是急性胃肠穿孔的一个重要征象,亦可见于人工气腹等。

**2. 小腿闭合性骨折的固定**

伤肢取伸直固定位,取两块夹板分别放置在伤肢的内外两侧,夹板长及大腿中部至脚踝部,然后用绷带或三角巾分别在膝关节上方、膝关节下方、脚踝上方捆绑固定;亦可用三角巾以相同方法将伤肢与健侧下肢捆绑固定在一起。

**3. 原发性支气管肺癌的实验室及辅助检查**

(1)影像学检查:是发现肺癌的重要方法之一。包括胸部透视,正、侧位胸部平片,高电压摄片,体层摄片及计算机体层扫描(CT)。

①中央型肺癌可见肺门增大及纵隔肿块,或阻塞性肺气肿、肺炎、肺不张等。

②周围型肺癌早期为较淡薄、边界不清的小圆形病灶;癌瘤增大呈类圆形或分叶状,密度较高,或呈毛刺放射状阴影。

(2)痰液脱落细胞检查:可直接发现癌细胞,是简单而重要的早期诊断方法之一,其阳性率可达 70%～80%，应取新鲜标本多次送检。

（3）纤维支气管镜检查：能直接窥视生长于大支气管中的癌瘤，对中央型肺癌诊断有帮助，并可取病变组织做病理检查或取分泌液做脱落细胞检查。

（4）活组织检查病理学检查：对肺癌的确诊和组织分型具有决定性意义。

（5）其他：放射性核素肺扫描、开胸探查等。

## 058 号题

【题干】

1. 肝脏触诊。

2. 口对口人工呼吸。

3. 血 $Ca^{2+}$ 4.28mmol/L 的临床意义。

【答题要求】根据你抽取题目的要求，进行实践操作或口头答辩，时间 20 分钟。

【答案解析】

**1. 肝脏触诊**

［检查方法］被检查者处于仰卧位，两膝关节屈曲，使腹壁放松，并做较深腹式呼吸以使肝脏上下移动。检查者立于患者右侧，将右手四指并拢，掌指关节伸直，以食指前端的桡侧或食指与中指指端对着肋缘，自髂前上棘连线水平，分别沿右锁骨中线、前正中线自下而上触诊，随患者呼气时，手指压向腹壁深部，吸气时，手指缓慢抬起，朝肋缘向上迎触下移的肝脏。如此反复进行，手指逐渐向肋缘移动，直到触及肝缘或肋缘为止。需在右锁骨中线上及前正中线上分别触诊肝缘，并在平静呼吸时分别测量其与肋缘或剑突根部的距离，以厘米表示。

［临床意义］正常成人的肝脏一般触不到，但腹壁松弛的瘦者于深吸气时可触及肝下缘，多在肋弓下 1cm 以内，剑突下如能触及肝左叶，多在 3cm 以内。2 岁以下小儿的肝脏相对较大，易触及。正常肝脏质地柔软，表面光滑，无压痛和叩击痛。触及肝脏后，应详细描述以下几点：大小、质地、表面形态及边缘、压痛。

**2. 口对口人工呼吸**

（1）在患者口部覆盖无菌纱布或一次性屏障消毒面膜（施救者戴着一次性口罩时不需要覆盖无菌纱布，可直接吹气）。

（2）施救者用左手拇指和示指堵住患者鼻孔，右手固定患者下颏，打开患者口腔；

（3）施救者张大口将患者口唇严密包裹住，稍缓慢吹气，吹气时用眼睛的余光观察患者胸廓是否隆起。

（4）每次吹气时间不少于 1 秒，吹气量 500～600mL，以胸廓明显起伏为有效。

（5）吹气完毕，松开患者鼻孔，使患者的胸廓自然回缩将气体排出，随后立即给予第 2 次吹气。

（6）吹气2次后立即实施下一周期的心脏按压，交替进行。

（7）心脏按压与吹气的比例为30∶2。

**3. 血 $Ca^{2+}$ 4.28mmol/L 的临床意义**

［参考值］总钙：甲基麝香草酚蓝比色法，成年人2.08～2.60mmol/L，儿童2.23～2.80mmol/L。邻-甲酚酞络合酮比色法，成年人2.03～2.54mmol/L，儿童2.25～2.67mmol/L。乙二胺四乙酸二钠滴定法，成年人2.25～2.75mmol/L，儿童2.50～3.00mmol/L。

［临床意义］血清钙增高常见于下列疾病：甲状腺功能亢进症、维生素D过多症、多发性骨髓瘤、结节病引起肠道过量吸收钙而使血钙增加。

## 059号题

【题干】

1. 提睾反射。

2. 外科手消毒。

3. 血清钠的参考值和血清钠降低的临床意义。

【答题要求】根据你抽取题目的要求，进行实践操作或口头答辩，时间20分钟。

【答案解析】

**1. 提睾反射**

［检查方法］嘱被检查仰卧，双下肢伸直，医师用钝头竹签，从下向上分别轻划两侧大腿内侧皮肤。正常时可出现同侧提睾肌收缩，睾丸上提。

［临床意义］双侧反射减弱或消失，见于腰髓1～2节和脊神经病损；一侧反射减弱或消失，见于锥体束损害；局部病变如腹股沟斜疝、阴囊水肿等也可影响提睾反射。

**2. 外科手消毒**

（1）洗手：①用流动水冲洗双手、前臂和上臂下1/3。②取适量抗菌洗手液（约3mL）涂满双手、前臂、上臂至肘关节以上10cm处，按"七步洗手法"清洗双手、前臂至肘关节以上10cm处。七步洗手法：手掌相对→手掌对手背→双手十指交叉→双手互握→揉搓拇指→指尖→手腕、前臂至肘关节以上10cm处。两侧在同一水平交替上升，不得回搓。③用流动水冲洗清洗剂，水从指尖到双手、前臂、上臂，使水从肘下流走，沿一个方向冲洗，不可让水倒流，彻底冲洗干净。④再取适量抗菌洗手液（约3mL）揉搓双手，按照"七步洗手法"第二次清洗双手及前臂至肘关节以上10cm。⑤用流动水冲洗清洗剂，水从指尖到双手、前臂、上臂，使水从肘下流走，沿一个方向冲洗，不可让水倒流，彻底冲洗干净。⑥抓取无菌小毛巾中心部位，先擦干双手，然后将无菌小毛巾对折呈三角形，底边置于腕部，直角部位向指端，以另手拉住两侧对角，边转动边顺势向上移动至肘关节以上10cm处，擦干经过部位水迹，不得回搓；翻转毛巾，用毛巾的另一面以相同方法擦干另一手臂。操作完毕将擦手巾弃于指定容器内。⑦保持手指朝上，将双手悬空举在胸前，自然晾干手及手臂。

（2）手消毒：①取适量外科手消毒液（约3mL）于一手的掌心，将另一手指尖在消毒液内浸泡约5秒，搓揉双手，然后将消毒液环形涂抹于前臂直至肘上约10cm处，确保覆盖到所有皮肤。②以相同方法消毒另一侧手、前臂至肘关节以上10cm处。③取外科手消毒液（约3mL），涂抹双手所有皮肤，按"七步洗手法"揉搓双手，直至消毒剂干燥。④整个涂抹揉搓过程约3分钟。⑤保持手指朝上，将双手悬空举在胸前，待外科手消毒液自行挥发至彻底干燥。

**3. 血清钠的参考值和血清钠降低的临床意义**

[参考值] 135～145mmol/L。

[临床意义] 血清钠降低临床上较常见，见于：①胃肠道失钠：如幽门梗阻、呕吐、腹泻、胃肠道、胆道、胰腺手术后造瘘、引流等。②尿钠排出增多：见于严重肾盂肾炎、肾小管严重损害、肾上腺皮质功能不全、糖尿病及应用利尿剂治疗等。③皮肤失钠：如大量出汗、大面积烧伤及创伤等。④抗利尿激素过多：如肾病综合征、肝硬化腹水及右心衰竭等。

## 060号题

【题干】

1. 桡骨骨膜反射。
2. 股骨闭合性骨折的简易固定。
3. 尿路感染的临床表现及血尿常规检查。

【答题要求】根据你抽取题目的要求，进行实践操作或口头答辩，时间20分钟。

【答案解析】

**1. 桡骨骨膜反射**

[检查方法] 医师右手左手托住被检查者腕部，并使腕关节自然下垂，右手用叩诊锤轻叩桡骨茎突，正常反应为肱桡肌收缩、屈肘、前臂旋前。反射中枢在颈髓5～6节

[临床意义]

（1）深反射减弱或消失：一般是相应脊髓节段或所属脊神经病变，常见于末梢神经炎、神经根炎、脊髓灰质炎、脑或脊髓休克状态等。

（2）深反射亢进：见于锥体束的病变，如急性脑血管病、急性脊髓炎休克期过后等。

**2. 股骨闭合性骨折的简易固定**

（1）夹板固定法：将伤肢放置伸直固定位，取长夹板置于伤肢外侧面，夹板长及伤侧腋窝至脚踝，另一夹板放置在伤肢内侧，然后用绷带取大腿上部、膝关节上方、脚

踝上方三处捆绑固定，搬运时可用绷带或三角巾将双下肢与担架固定在一起，加强固定作用。

（2）健肢固定法：无长夹板时，在膝、踝关节及两腿之间的空隙处加棉垫或折叠的衣服，用绷带或三角巾将双下肢分别在大腿上部、膝关节上方、脚踝上方三处捆绑在一起。

**3. 尿路感染的临床表现及血尿常规检查**

典型的尿路感染应有尿路刺激征、感染的全身症状及输尿管压痛、肾区叩击痛等体征，结合尿液改变和尿液细菌学检查，即可确诊。上尿路感染的判断依据：有全身（发热、寒战，甚至毒血症状）、局部［明显腰痛、输尿管点和（或）肋脊点压痛、肾区叩击痛］症状和体征，伴有以下情况可诊断：①膀胱冲洗后尿培养阳性。②尿沉渣镜检见白细胞管型，除外间质性肾炎、狼疮性肾炎等。③尿 N-乙酰-β-D-氨基葡萄糖苷酶（NAG）、$\beta_2$-MG 升高。④尿渗透压降低。

血液一般检查急性肾盂肾炎时，血白细胞及中性粒细胞可升高。尿液检查外观多混浊，尿沉渣镜检白细胞＞5/HP，诊断意义较大；部分患者可有红细胞，少数出现肉眼血尿。尿蛋白含量多为（±～＋）。如出现白细胞管型多提示为肾盂肾炎。